肾脏疾病

临床基础知识与诊治

SHENZANG JIBING LINCHUANG JICHU ZHISHI YU ZHENZHI

主编 王 萍 高志强 王世伟 郭丰彪 徐 炎 葛世杰

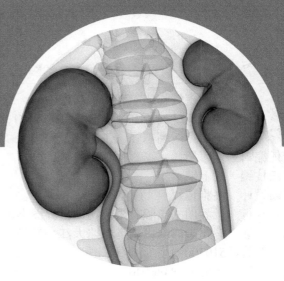

中国出版集团有限公司

世界图书出版公司
广州·上海·西安·北京

图书在版编目（CIP）数据

肾脏疾病临床基础知识与诊治 / 王萍等主编.
广州 : 世界图书出版广东有限公司, 2024. 11. -- ISBN
978-7-5232-1800-6

Ⅰ. R692

中国国家版本馆CIP数据核字第2024J6A716号

书　　名	肾脏疾病临床基础知识与诊治
	SHENZANG JIBING LINCHUANG JICHU ZHISHI YU ZHENZHI
主　　编	王　萍　高志强　王世伟　郭丰彪　徐　炎　葛世杰
责任编辑	刘　旭
责任技编	刘上锦
装帧设计	品雅传媒
出版发行	世界图书出版有限公司　世界图书出版广东有限公司
地　　址	广州市海珠区新港西路大江冲25号
邮　　编	510300
电　　话	（020）84460408
网　　址	http://www.gdst.com.cn
邮　　箱	wpc_gdst@163.com
经　　销	新华书店
印　　刷	广州小明数码印刷有限公司
开　　本	889 mm × 1 194 mm　1/16
印　　张	14
字　　数	396千字
版　　次	2024年11月第1版　2024年11月第1次印刷
国际书号	ISBN 978-7-5232-1800-6
定　　价	138.00元

编　委　会

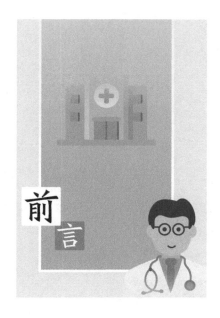

前言

肾脏是人体最重要的器官之一，通过排泄体内代谢废物，维持机体钠、钾、钙等电解质的稳定及酸碱平衡，担负着极其重要的生理功能。由于肾脏的各类疾病病因复杂，症状相对隐蔽，患者的病情常已进展却不自知，一旦发展到肾功能衰竭，患者的生命就会受到严重威胁。肾脏科医师只有不断学习，才能提高诊断水平，更好地诊治疾病，减轻患者病情，提高患者生活质量。

本书以临床常见肾脏疾病的诊治为主线，详细介绍了肾脏疾病的基础诊疗知识，以及常见肾病的诊断与治疗方法。本书内容从肾脏的生理学基础入手，然后引入肾脏疾病常见的主诉症状，接着介绍了诊断肾脏疾病常用的实验室检查和影像学检查方法及治疗肾脏疾病的常用治疗药物与技术，最后集中列举了临床上较为常见及多发的肾脏疾病，通过结合具体某一疾病的病因、发病机制、临床表现等，对其综合诊治方法进行了全面的论述。全书紧扣临床，内容丰富，既有多年临床工作者对肾脏疾病治疗的临床经验，又有最新的诊疗进展。希望本书能为肾脏科医务工作者，尤其是肾脏内科医师处理相关问题时提供参考，也可作为各基层医疗单位医务工作者和医学院校学生学习参考之用。

在我们的编写队伍中，集中着一批国内肾脏科专业领域的精英和后起之秀，他们临床经验丰富、学识渊博、思维活跃，对本书的编写给予了很大的支持和贡献。由于编者水平有限，难免有纰漏和不足之处，恳请广大读者予以批评指正。

编　者

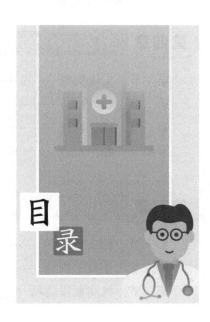

目录

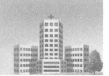

第一章　肾脏生理学基础

肾脏既是重要的排泄器官，也是内分泌器官。肾脏，一方面，通过尿液的生成和排泄实现排出机体内过多的水分和代谢终产物，调节水、电解质及酸碱平衡，调节体液渗透压和机体容量等功能；另一方面，可通过合成和分泌肾素、促红细胞生成素、1α-羟化酶参与调节动脉血压和钠、钾平衡，调节骨髓红细胞的生成，调节钙的吸收和血钙水平等。因此，正常的肾脏功能对维持机体内环境、保证机体正常的新陈代谢起着重要的作用。

第一节　肾脏功能学解剖

肾脏的结构和功能密切相关，因此，熟悉肾脏结构是理解肾脏功能的前提。

肾脏实质分为肾皮质和肾髓质两部分。皮质位于髓质表层，富含血管，主要由肾小体和肾小管构成；髓质位于皮质深部，血管较少，由肾锥体构成。在肾单位和集合管生成的尿液，经集合管在肾乳头处进入肾小盏，再进入肾大盏和肾盂，最终经输尿管进入膀胱。

一、肾单位

肾单位是肾脏的基本功能单位。人类每个肾脏约含有 120 万个肾单位，肾脏的肾单位破坏后不能再生新的肾单位。肾单位由肾小体和与之相连的肾小管构成，而肾小体又由肾小球和肾小囊构成。肾小球是位于入球小动脉和出球小动脉之间的彼此分支又再吻合的毛细血管网。肾小囊分为脏层和壁层，脏层和肾小球毛细血管共同构成滤过膜，壁层延续至肾小管。肾小管分为近端小管、髓袢和远端小管三个部分，髓袢按其走行又可分为降支和升支。髓袢降支包括近端小管的直段和髓袢降支细段，髓袢升支包括升支细段和升支粗段。远端小管通过连接小管与集合管相连，但集合管不属于肾单位的组成部分。

肾单位分为两种类型：皮质肾单位和近髓肾单位（图 1-1），人类皮质肾单位占肾单位总数的 80%~90%。皮质肾单位的肾小体位于外皮质层，髓袢较短，不能到达髓质层或只能到达外髓质层；其出球小动脉分支形成小管周围毛细血管网，围绕在自身肾单位和邻近肾单位的肾小管外面，此种毛细血管网可将氧和营养物质运输到肾小管，同时也是肾小管重吸收水和溶质的场所。近髓肾单位是靠近髓质内皮质层的肾单位，与皮质肾单位相比，近髓肾单位主要有以下两点不同：①髓袢更长，可深入到内髓质层，甚至可到达肾乳头。②出球小动脉分支形成两种小血管，一种为网状小血管，包绕在邻近的近曲小管和远曲小管周围，另一种为细长的 U 形直小血管；网状小血管有利于肾小管的重吸收，直小血管在维持髓质高渗中起重要作用。

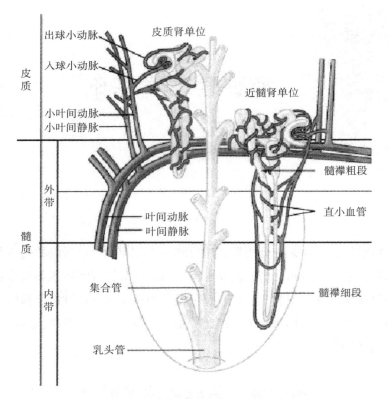

图 1-1　皮质肾单位和近髓肾单位

二、球旁器

　　球旁器由球旁细胞（也称颗粒细胞）、致密斑和球外系膜细胞三部分组成，主要分布于皮质肾单位。

　　球旁细胞是入球小动脉和出球小动脉中一些特殊分化的平滑肌细胞，细胞内含分泌颗粒，这些颗粒能合成、储存和分泌肾素。

　　致密斑是髓袢升支粗段的远端部一小块由特殊分化的高柱状上皮细胞构成的组织。致密斑穿过同一肾单位入球小动脉和出球小动脉间的夹角与球旁细胞和球外系膜细胞相接触。致密斑的主要功能是感受小管液中氯化钠浓度的改变，并通过某种形式的信息传递，调节颗粒细胞对肾素的分泌。

　　球外系膜细胞是位于入球小动脉、出球小动脉和致密斑之间的一群细胞，细胞聚集形成一锥形体，底面朝向致密斑。此种细胞具有吞噬和收缩等功能。

三、滤过膜

　　肾小球毛细血管内的血浆经滤过进入肾小囊，通过的结构称为滤过膜。滤过膜主要由毛细血管的内皮细胞、基膜和肾小囊脏层细胞即足细胞的足突构成。滤过膜的内层是毛细血管内皮细胞，细胞上有许多直径为 70~90 nm 的小孔，称为窗孔，小分子溶质和小分子量的蛋白质可自由通过，但血细胞不能通过；内皮细胞表面含有带负电荷的糖蛋白，可阻碍带负电荷的蛋白质通过。基膜层为非细胞结构，由基质和一些带负电荷的蛋白质构成。基膜上有直径 2~8 nm 的网孔，网孔的大小决定分子大小不同的溶质是否可以通过，也是阻碍血浆蛋白滤过的一个重要屏障。滤过膜的外层是肾小囊脏层上皮细胞，上皮细胞有很长突起，即足突，足突间相互交错对插，形成滤过裂隙膜，膜上有直径为 4~11 nm 的小孔，是滤过膜的最后一道屏障。正常人双侧肾脏全部肾小球的总滤过面积达 1.5 m² 左右，保持相对稳定。不同物质通过滤过膜的能力与被滤过物质的分子量大小及其所带电荷的性质有关。在病理情况下，滤过膜面积和通透性的改变均可影响肾小球的滤过。

四、肾脏的血管分布

肾脏主要由肾动脉供血，肾动脉由腹主动脉垂直分出，入肾脏后依次分支形成叶间动脉、弓状动脉、小叶间动脉、入球小动脉。入球小动脉分支相互吻合形成肾小球毛细血管网，然后再汇聚形成出球小动脉，出球小动脉在离开肾小体后再次分支形成肾小管周围毛细血管网或直小血管，最后汇入静脉。

肾脏血管分布的特点是有两组相互串联的毛细血管网，两者之间由出球小动脉相连。肾小球毛细血管内压力较高，为主动脉平均压的 40%~60%，有利于肾小球的滤过。由于出球小动脉口径小，阻力大，肾小管周围毛细血管内压力较低，且胶体渗透压高，有利于肾小管的重吸收。

五、肾脏的神经支配

肾脏由交感神经和副交感神经支配，并有内脏感觉神经。肾交感神经节前神经元胞体位于脊髓胸 12 至腰 2 节段的中间外侧柱，其纤维进入腹腔神经节和位于降主动脉、肾动脉部的神经节。节后纤维与肾动脉伴行，支配肾动脉（尤其是入球小动脉和出球小动脉的平滑肌）、肾小管和颗粒细胞。肾交感神经节后纤维末梢释放的递质是去甲肾上腺素和多巴胺，发挥调节肾血流量、肾小球滤过率、肾小管的重吸收和肾素的释放等功能。肾脏各种感受器的感觉信息可经肾传入神经纤维传入中枢（包括脊髓以及更高位的中枢），从而调节肾脏的功能。一般认为交感神经是支配肾脏的主要神经，副交感神经只分布在肾盂平滑肌等处。

（王　萍）

第二节　肾血流量及其调节

静息状态下，健康成人双侧肾脏每分钟的血流量约为 1 200 mL，占心排血量的 25% 左右，而肾脏仅占机体体重的 0.5% 左右，由此可见肾脏是机体供血最丰富的器官之一。肾脏在尿液生成过程中需要消耗能量，其氧耗约占机体基础氧耗量的 10%，因此，肾血流量远远超过其代谢需要。肾血流量的另一个特点是不同部位的供血不均，约 94% 的血流供应肾皮质，约 5% 供应外髓部，剩余不到 1% 的血流供应内髓部。

一、肾血流量的作用

肾血流有以下五个方面的作用：①间接影响肾小球滤过率。②调节近端小管水和溶质的重吸收。③参与尿液的浓缩和稀释过程。④运输氧、营养物质、激素等至肾单位，并将二氧化碳和重吸收的水及溶质运回至体循环。⑤运输机体代谢废物至肾脏，使其随尿液排出。

二、肾血流量的自身调节

肾脏血流量等于肾动脉压（灌注压）和肾静脉压之差除以肾血管阻力。由于入球小动脉、出球小动脉和小叶间动脉是肾脏的主要阻力血管，因此，这些血管决定了肾血管阻力的大小。与其他器官类似，当肾脏灌注压改变时，肾脏主要通过调节肾血管的阻力来保证肾脏的血流量（图1-2）。

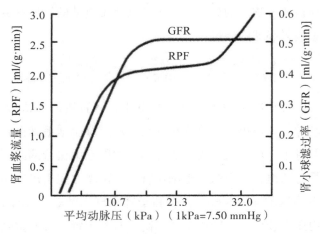

图1-2 肾血流量的自身调节

当肾动脉灌注压在一定范围内（80~180 mmHg）变化时，肾血流量能保持相对稳定。肾动脉灌注压降低时，肾血管阻力相应降低；反之，肾血管阻力则会相应增加，因而肾血流量能保持相对恒定，肾小球滤过率在该范围内也保持相对恒定。动脉血压在一定范围内变化时，肾血流量和肾小球滤过率能保持相对恒定的现象即称为肾血流量的自身调节。肾血流量自身调节的实现主要是通过肾血管阻力的改变，尤其是入球小动脉的阻力的改变。关于肾血流量自身调节的机制有肌源性机制（也称为压力敏感性机制）和管-球反馈两种学说。

1. 肌源性机制　肌源性机制与血管平滑肌的内在性质相关：血管平滑肌受到牵张刺激时倾向于收缩。当肾血管的灌注压升高时，肾入球小动脉血管平滑肌因压力升高而受到的牵张刺激加大，使平滑肌的紧张性加强，阻力增加；反之，当动脉血压降低时，肾入球小动脉平滑肌受到的牵张刺激减小，血管平滑肌随之舒张，阻力降低。因此，当肾动脉灌注压在一定范围内变化时肾血流量能保持相对恒定。但是，当动脉血压低于80 mmHg时，血管平滑肌达到舒张极限；当动脉血压高于180 mmHg时，平滑肌达到收缩极限，因此，血压低于80 mmHg或者高于180 mmHg时，肾血流量随血压的改变而变化。

2. 管-球反馈　管-球反馈机制是一种负反馈机制，这种机制与球旁器的致密斑感知小管液中氯化钠浓度的改变（或者其他因素，如致密斑细胞的细胞质成分的改变，致密斑周围间质液成分的改变，或者细胞代谢的改变等）相关。球旁器能够传递一种影响入球小动脉阻力的信号，进而影响肾血流量和肾小球滤过率。当肾血流量和肾小球滤过率增加时，到达远曲小管致密斑的小管液的流量增加，Na^+、Cl^-、K^+等离子的转运速率增加，致密斑将传递缩血管信息并反馈至肾小球，使入球小动脉和出球小动脉收缩，结果是肾血流量和肾小球滤过率恢复正常；反之，当肾血流量和肾小球滤过率减少时，流经致密斑的小管液流量下降，反馈调节使肾血流量和肾小球滤过率增加至正常水平。这种影响肾血流量和肾小球滤过率的信号主要是通过改变入球小动脉的阻力，但这种效应的具体机制仍未完全清楚，可能与肾素-血管紧张素系统有关，也可能与肾脏局部产生的腺苷、腺苷三磷酸（ATP）、一氧化氮（NO）、前列腺素（PG）等相关。

三、肾血流量的神经和体液调节

除上述肾血流量的自身调节作用之外，交感神经、血管紧张素Ⅱ、前列腺素、一氧化氮、内皮素、缓激肽、腺苷等多种因素和物质对肾血流量（RBF）和肾小球滤过率（GFR）均可产生重要影响。

1. 交感神经　入球和出球小动脉血管平滑肌受交感神经支配，交感神经通过释放去甲肾上腺素与主要分布在入球小动脉上的 α_1 肾上腺素受体结合，引起入球小动脉收缩，从而降低 RBF 和 GFR。有效循环血量正常时，交感神经的张力最低，有效循环血量的降低或强烈的精神刺激如恐惧、疼痛等都可引起交感神经兴奋，从而使 RBF 减少，GFR 降低。

2. 血管紧张素Ⅱ　血管紧张素Ⅱ可同时收缩入球小动脉和出球小动脉，从而减少 RBF 和降低 GFR，但其对入球小动脉和出球小动脉的敏感性不同。出球小动脉较入球小动脉对血管紧张素Ⅱ更敏感。因此，在血管紧张素Ⅱ浓度低时，出球小动脉收缩占优势，在血管紧张素Ⅱ浓度高时，入球和出球小动脉可同时收缩，降低 RBF 和 GFR。

3. 前列腺素　健康人在安静状态时，前列腺素并不影响 RBF 或 GFR，但在病理状态下，如失血时，肾脏局部可产生前列腺素（PGI_2、PGE_2）从而增加 RBF，但不改变 GFR。前列腺素主要是通过降低交感神经和血管紧张素Ⅱ的缩血管作用而增加 RBF，这种作用可预防或避免严重的肾血管收缩和肾脏缺血。

4. 一氧化氮　一氧化氮是一种重要的血管扩张剂，可拮抗血管紧张素Ⅱ和儿茶酚胺引起的缩血管作用。血管内皮细胞受到的牵张刺激增大，乙酰胆碱、组胺、缓激肽、ATP 均可促进一氧化氮的产生，从而舒张肾入球小动脉和出球小动脉。

5. 内皮素　内皮素是由肾血管内皮细胞、肾小球系膜细胞、远端小管细胞产生的一种重要的缩血管物质。它可引起肾入球小动脉和出球小动脉强烈收缩而减少 RBF 和降低 GFR。健康人在安静状态时，内皮素对 RBF 和 GFR 无明显影响，但在病理状态下，如糖尿病肾病时，内皮素明显升高。

6. 缓激肽　缓激肽是由肾脏产生的激肽释放酶裂解激肽原产生的一种血管扩张剂。它可通过刺激一氧化氮的释放和前列腺素的产生扩张血管，从而增加 RBF 和 GFR。

7. 腺苷　腺苷在肾脏合成并可导致入球小动脉收缩，进而降低 RBF 和 GFR。同时，腺苷在管-球反馈中起着重要的作用。

8. 心房利钠肽（ANP）　高血压和细胞外液体增加时可导致心脏分泌 ANP 增加。ANP 可导致入球小动脉舒张和出球小动脉收缩，从而一定程度地增加 GFR 而对 RBF 影响较小。

9. 其他　ATP、糖皮质激素、组胺、多巴胺等均可通过影响肾脏血管阻力等机制对 GFR 和 RBF 产生影响。

（王　萍）

第三节　尿液的生成、排泄与调节

一、尿液的生成

正常人双侧肾血流量为每分钟 1 000~1 200 mL，其中血浆流量为每分钟 600~700 mL。单位时间内肾小球滤过的血浆量称为肾小球滤过率，正常成人每分钟在 120 mL 左右。双侧肾每天从肾小球滤过的血浆达 150~180 L，所滤过的这部分血浆称原尿。原尿经肾小管及集合管，约 99% 被重吸收，因此，排出体外的尿液仅有 1 500~1 800 mL。

机体在代谢过程中所产生的代谢产物，如尿素、尿酸、肌酸等由肾小球滤过后通过肾小管排出体

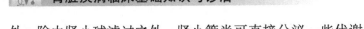

外。除由肾小球滤过之外，肾小管尚可直接分泌一些代谢产物，如肌酐、H^+、K^+等，而在排泄分泌的过程中，尚有重吸收过程，如对葡萄糖、小分子蛋白质、氨基酸及HCO_3^-等能全部重吸收。

尿液生成过程包括肾小球滤过、肾小管和集合管的重吸收和分泌。

1. 肾小球滤过　与GFR有关，主要取决于有效滤过压和滤过系数。

（1）有效滤过压：肾小球滤过的动力是有效滤过压。与其他组织液生成的机制类似，肾小球有效滤过压＝（肾小球毛细血管压+囊内液胶体渗透压）－（血管内胶体渗透压+肾小囊内压）。由于肾小囊内的滤过液中蛋白质浓度较低，其胶体渗透压几乎可忽略不计。因此，肾小球毛细血管压是滤出的唯一动力，而血浆胶体渗透压和囊内压则是滤出的阻力。

肾小球的毛细血管压较其他器官的毛细血管压高。皮质肾单位的入球小动脉粗而短，血管阻力小，而出球小动脉细而长，血管阻力大。用微穿刺法测得肾小球毛细血管压平均值为45 mmHg，且由入球小动脉到出球端，压力几乎相等；肾小囊内压与近曲小管内压力相近，约为10 mmHg；肾小球毛细血管入球端的胶体渗透压为25 mmHg左右。因此，在入球端，有效滤过压＝45－（10+25）＝10（mmHg）。

由于肾小球毛细血管内的血浆胶体渗透压不是固定不变的，在血液流经肾小球毛细血管时，不断生成滤过液，血液中血浆蛋白浓度逐渐增加，血浆胶体渗透压也逐渐增加，因此，有效滤过压也逐渐下降，当有效滤过压下降至零时，就达到滤过平衡。并不是肾小球毛细血管全段都有滤过作用，只有从入球小动脉端至滤过平衡这一段才有滤过作用。滤过平衡越靠近入球小动脉端，有效滤过的毛细血管长度就越短，有效滤过压和面积就越小，GFR就低，相反，滤过平衡越靠近出球小动脉端，GFR越高。

（2）滤过系数：滤过系数（Kf）是指在单位有效滤过压的驱动下，单位时间内经过滤过膜滤过的液体量。Kf是k与S的积，k是滤过膜的有效通透系数，S为滤过面积。凡能影响滤过膜通透系数及滤过面积的因素都将影响GFR。

不同物质通过肾小球滤过膜的能力决定于被滤过物质的分子大小及其所带的电荷。一般来说，分子有效半径小于2.0 nm的中性物质可以被自由滤过（如葡萄糖）；有效半径大于4.2 nm的物质（如血浆蛋白）则不能滤过；有效半径在2.0~4.2 nm的各种物质，随有效半径的增加，滤过量逐渐降低。此外，滤过膜各层含有许多带负电荷的物质，主要为糖蛋白。这些带负电荷的物质排斥带负电荷的血浆蛋白，限制它们的滤过，在某些病理情况下，肾小球滤过膜上带负电荷的糖蛋白减少或消失，就会导致带负电荷的血浆蛋白滤过量增加，从而出现蛋白尿。

正常情况下，人体双肾的肾小球滤过面积可以保持稳定，但在急性肾小球肾炎时，由于肾小球毛细血管管腔变窄或完全阻塞，以致有滤过功能的肾小球数量减少，有效滤过面积减少，肾小球滤过率降低，结果出现少尿甚至无尿。

2. 肾小管与集合管的重吸收与分泌　血浆在肾小球处发生超滤，是生成尿液的第一步；肾小管内的液体还要经过重吸收和分泌的过程，最后成为尿液。重吸收是指肾小管和集合管上皮将小管液中水分和各种溶质重新转运回血液；分泌则是相反的过程，即血液中的某些溶质被转运入小管液。因此，重吸收和分泌都是指跨肾小管和集合管上皮的物质转运过程，是肾小管上皮细胞的不同功能。

一般来说，成人每天经双肾的超滤液总量约180 L，如果一天的尿量为1.5 L，则最终的尿量不到超滤量的1%。可见，肾小球超滤液中的水分，在经过肾小管和集合管后，99%以上被重吸收，其他溶质也发生不同程度的重吸收和分泌，因此，最终形成的尿液成分和血浆成分有很大不同。肾小管和集合管的这种功能，在维持机体体液的总量、渗透压、pH，以及各种溶质成分的相对稳定中起重要作用。

3. 尿液的稀释和浓缩　尿液的渗透浓度可以随机体容量的改变而出现大幅度的变化。当体内缺水时，机体将排出渗透浓度明显高于血浆渗透浓度的高渗尿，即尿液浓缩。而体内水过剩时，将排出渗透浓度低于血浆渗透浓度的低渗尿。正常人尿液的渗透浓度可在 50~1 200 mOsm/L 波动，根据尿的渗透浓度可以了解肾脏的浓缩能力。

（1）尿液的稀释：尿液的稀释主要发生在远端小管和集合管。在髓袢升支粗段末端，小管液是低渗的。如果机体水过多，血浆晶体渗透压下降，可抑制抗利尿激素的释放。远曲小管和集合管对水的通透性很低，水不能被重吸收，而小管液中的氯化钠继续被重吸收，特别是髓质部的集合管，故小管液的渗透浓度进一步降低，形成低渗尿。正常情况下，血浆中有一定水平的抗利尿激素，一天的尿量约 1 500 mL，尿液的渗透压在 300~800 mOsm/L；在某些病理情况下，如下丘脑中与合成血管升压素的神经核发生病变时，抗利尿激素明显缺乏，一天的尿量可增加到 20 L 以上，而尿液的渗透压可低至 60 mOsm/L，即为尿崩症。

（2）尿液的浓缩：尿液的浓缩也发生在远端小管和集合管，是由于小管液中的水被继续吸收而溶质仍留在小管液中造成的。同其他部位一样，肾脏对水的重吸收方式是渗透，其动力来自肾小管和集合管内外（髓质）的渗透浓度梯度，因此，水的重吸收要求小管周围组织液是高渗的，肾髓质的渗透浓度梯度（图1-3）是尿液浓缩的必备条件。

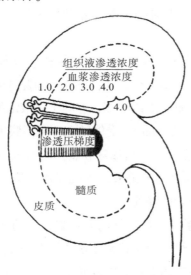

图1-3　肾髓质的渗透浓度梯度

髓袢的形态和功能特性是形成肾髓质渗透浓度梯度的重要条件。由于髓袢各段对水和溶质的通透性和重吸收机制不同，髓袢的 U 形结构和小管液的流动方向，可通过逆流倍增机制建立从外髓部至内髓部的渗透浓度梯度。在肾髓质组织液中，形成渗透压最主要的溶质是氯化钠和尿素，其他溶质如 K^+、NH_4^+ 等起的作用很小。

二、尿液生成的调节

尿液生成的调节包括对肾小球滤过量的调节和肾小管及集合管重吸收、分泌的调节。

肾小球滤过量的调节包括对有效滤过压及滤过膜的通透性和滤过面积的影响，前已阐述，这里主要讲述影响肾小管和集合管重吸收及分泌的因素，包括自身调节、神经和体液调节。

1. 肾内自身调节　包括小管液中溶质浓度对肾小管功能的调节、球-管平衡和管球反馈。

（1）小管液中溶质的浓度：小管液中溶质所呈现的渗透压，是对抗肾小管重吸收水分的力量。如果小管液溶质浓度高，渗透压大，就会妨碍肾小管特别是近曲小管对水的重吸收，小管液中的 Na^+ 被稀释而浓度下降，小管液与细胞内的 Na^+ 浓度差变小，Na^+ 重吸收减少，因此，不仅尿量增多，Na^+ 排出也增多。

（2）球-管平衡：研究表明，不论肾小球滤过率增加或减少，近曲小管对肾小球滤过液均为定比重吸收，即近曲小管的重吸收率始终占 65%~75%，这种现象称为球-管平衡。球-管平衡的生理意义在于使尿中排出的溶质和水不会因肾小球滤过率的增减而出现大幅度的变动，从而保持尿量和尿钠的相对稳定。

（3）管球反馈：管球反馈是肾血流量和肾小球滤过率自身调节的重要机制之一。当肾血流量和肾小球滤过率增加时，到达远曲小管致密斑的小管液的流量增加，致密斑发出反馈信息，影响入球小动脉的内径，使肾血流量和肾小球滤过率恢复至正常，反之亦然，这种小管液流量变化影响肾血流量和肾小球滤过率的现象称为管球反馈。

2. 神经和体液调节

（1）肾交感神经：肾交感传出神经不仅支配入球小动脉、出球小动脉和球旁细胞，也支配近球小管、髓袢升支粗段、远曲小管和集合管。肾交感神经末梢释放去甲肾上腺素，可以促进肾小管对 Na^+ 的重吸收。在循环血量变化时，肾交感神经参与钠排出的调节。当循环血量增加时，肾交感神经活动降低，可减少肾小管对钠和水的重吸收，增加排钠量与尿量，从而促进循环血量恢复正常；当循环血量降低时，肾交感神经活动增强，可以促进肾小管对钠、水的重吸收，减少钠、水的排出，有利于循环血量恢复正常。

（2）抗利尿激素：抗利尿激素是下丘脑视上核和室旁核细胞所分泌的激素，可增加远曲小管和集合管对水的通透性，促进水的重吸收，使尿量减少；还能增加髓袢升支粗段对氯化钠的主动重吸收和内髓集合管对尿素的通透性，提高肾髓质的渗透浓度，有利于尿液浓缩。

ADH 可与远曲小管和集合管管周膜上的 V_2 受体结合，激活膜内的腺苷酸环化酶，使细胞内环磷酸腺苷（cAMP）增加，进而激活蛋白激酶 A，增加管腔膜上的水通道，提高对水的通透性，从而促进水的重吸收。ADH 缺乏时，管腔膜上的水通道消失，水就无法通透。血浆晶体渗透压增加、循环血量减少和动脉血压降低都可促进抗利尿激素的释放。

（3）肾素-血管紧张素-醛固酮系统：肾素是球旁细胞分泌的蛋白水解酶，能将血浆中的血管紧张素原降解成血管紧张素 I。后者在肺组织中血管紧张素转换酶的作用下，降解成血管紧张素 II。血管紧张素 II 有很强的缩血管作用，还有一定的促肾上腺皮质球状带分泌醛固酮的作用。

醛固酮由肾上腺皮质球状带所分泌。醛固酮进入远曲小管和集合管的上皮细胞后，与胞质内的受体结合成激素-受体复合物，后者进入细胞核，调节 mRNA 转录，合成多种醛固酮诱导蛋白。该蛋白的作用包括：增加管腔膜 Na^+ 通道的数量；增加线粒体 ATP 的生成；增强基侧膜 Na^+ 泵的活性，从而增加 Na^+ 的重吸收，相应也增加了水的重吸收。同时使细胞内 K^+ 浓度提高和小管腔内负电位增强，从而有利于 K^+ 的分泌。因此，醛固酮可具有排 K^+、保 Na^+、保水的作用。

（4）心房利钠肽（ANP）：ANP 是心房肌合成的激素，有较强的促进排 Na^+ 和排水的作用。当循环血量增加时，心房容积扩大，心房肌细胞受到牵张而释放 ANP。ANP 在循环血量增加时，调节钠、水排出的作用机制包括：①抑制集合管对氯化钠的重吸收。②使入球小动脉和出球小动脉（尤其是前者）舒张，增加肾血浆流量和肾小球滤过率。③抑制肾素、醛固酮和抗利尿激素的分泌。反之，当循环血量显著减少时，ANP 释放减少，ANP 的利尿与排钠作用降低，同时肾素-血管紧张素-醛固酮系统的活性增强，肾小管对钠的重吸收增加，有利于循环血量的恢复。

（高志强）

第四节 肾脏的内分泌功能

肾脏能产生某些激素类的生物活性物质，有的主要作用于肾脏本身以调节肾功能，如前列腺素、血管紧张素、激肽系统等，有的则参与机体功能活动的调节，如肾素、促红细胞生成素、1,25-二羟维生素 D_3 等。此外，肾脏还是许多激素的靶器官，如甲状腺素、醛固酮、抗利尿激素等，影响肾脏功能。同时，肾脏又是一些激素的代谢器官，许多激素经由肾脏降解，如甲状旁腺素、胰岛素、生长激素等，经肾小球滤过后，可在肾小管管腔内、肾小管上皮细胞内、肾小管重吸收时以及进入肾小管周围毛细血管后被破坏或降解。

一、肾素

肾素是一种蛋白水解酶，分子量为 42 000 Da，可使肝脏产生的血管紧张素原的肽链水解，形成血管紧张素 Ⅰ，再在血管紧张素转换酶作用下，转化为血管紧张素 Ⅱ，经氨基肽酶水解，继续转化为血管紧张素 Ⅲ。血管紧张素 Ⅲ 亦可由血管紧张素 Ⅰ 经脱氨基酶、转换酶的作用而生成。肾素血管紧张素系统的效应主要是调节循环血量、血压及水、电解质的平衡。

95% 以上肾素来自肾小球旁器，后者是肾素合成、贮存、释放场所；另有 2%～5% 来源于致密斑、间质细胞和出球小动脉内皮细胞。肾素的分泌受交感神经、压力感受器和体内钠含量的调节。肾小球旁器具有 α、$β_2$ 肾上腺素能受体，当交感神经兴奋时，末梢释放儿茶酚胺，通过 $β_2$ 受体，激活腺苷酸环化酶，产生 cAMP，促进肾素分泌。肾小球旁器本身具有压力感受器，可感受肾小球小动脉内压力和血容量的变化；当全身有效循环血量减少时，肾内灌注压降低，入球小动脉压力下降，则可刺激肾小球旁器的压力感受器，促进肾素分泌。致密斑则为肾内钠感受器，体内钠含量减少时，流经致密斑的钠量减少，亦可刺激肾素分泌。此外，肾素分泌尚可受血管紧张素、醛固酮和抗利尿激素水平的反馈调节；高血钙、高血镁、低血钾等亦可刺激肾素的分泌。

醛固酮的分泌除了受血管紧张素调节外，血 K^+ 浓度升高和血 Na^+ 浓度降低，可直接刺激肾上腺皮质球状带增加醛固酮的分泌，导致保 Na^+ 排 K^+，从而维持了血 K^+ 和血 Na^+ 浓度的平衡；醛固酮的分泌对血 K^+ 浓度的升高十分敏感，血 K^+ 仅升高 0.5～1.0 mmol/L 就能引起醛固酮分泌，而血 Na^+ 浓度必须降低很多才能引起同样的反应。

二、缓激肽

缓激肽是多肽类组织激素。它是由缓激肽释放酶作用于血浆 $α_2$ 球蛋白（缓激肽原）而生成。缓激肽释放酶 90% 来自近端小管细胞。肾脏中亦存在缓激肽酶，可使缓激肽激活，因此，缓激肽是一种起局部作用的组织激素。其主要作用：①对抗血管紧张素及交感神经兴奋，使小动脉扩张。②抑制抗利尿激素对远端肾小管的作用，促进水、钠排泄，从而能使血压降低。肾脏缓激肽释放酶的产生、分泌受细胞外液量、钠含量、醛固酮、肾血流量等因素调节，其中醛固酮调节最为重要，它可促进缓激肽分泌。低血钾可抑制醛固酮分泌，而减少缓激肽释放酶，高血钾则反之。

三、前列腺素

前列腺素（PG）是由 20 个碳原子组成的不饱和脂肪酸（称为前列腺烷酸），根据其结构可分为 A、

E、F、H 等多种类型。肾小球主要产生 PGF_2、PGE_2。PG 合成是由 PG 前体及花生四烯酸在 PG 合成酶作用下生成，最终经肺、肝、肾皮质内 PG 分解酶灭活。PG 经环氧化酶及血栓素 A_2 合成酶催化下可转变为血栓素 A_2（TXA_2）。肾内产生的 PG 主要起局部作用。PG 具有很强的扩血管效应，对血压及体液调节起重要作用，亦可刺激环磷酸腺苷的形成，对抗 ADH，引起利尿排钠，使动脉压下降。肾内 PG 分泌受多种因素影响，缓激肽可直接刺激肾髓质乳头间质产生 PG，血管紧张素亦可促进 PG 分泌。

四、促红细胞生成素

促红细胞生成素（EPO）是一种调节红细胞生成的多肽类激素，90% 由肾脏产生，其余 10% 在肝、脾等产生。肾毛细血管丛、肾小球旁器、肾皮质、髓质均能产生促红细胞生成素，它是一种糖蛋白，定向与红系祖细胞的特殊受体相结合，加速骨髓幼红细胞成熟、释放，并促使骨髓网织红细胞进入循环，使红细胞生成增加。EPO 的合成与分泌主要受组织氧的供求比例来调节，减少氧供或增加组织氧需，可使非活性蛋白激酶活化而促进 EPO 的分泌。EPO 可通过反馈机制抑制 EPO 生成，使机体红细胞维持在正常水平。由于肾有 EPO 的生成与调节的双重作用，一旦肾脏 EPO 分泌功能异常，将导致红细胞生成的异常。

五、1,25-二羟维生素 D_3

体内生成或摄入的维生素 D_3 需经肝内 25-羟化酶的催化作用而形成具有高度生物活性的 1,25-二羟维生素 D_3。其主要生理作用：①促进肠道对钙、磷的吸收。1,25-二羟维生素 D_3 可经血液转运至小肠黏膜上皮细胞的胞质内与受体蛋白结合，进入细胞核，促进 DNA 转录 mRNA，促使细胞合成钙结合蛋白，1 分子钙结合蛋白可结合 4 分子 Ca^{2+}，促进 Ca^{2+} 浓集、转运。②促进骨中钙、磷吸收及骨盐沉积。1,25-二羟维生素 D_3 可促进破骨细胞的活动，增强甲状旁腺素对破骨细胞的敏感性，促进骨溶解，使钙从骨中游离出来；其又可促进软骨细胞的成熟与钙化，形成浓集钙质颗粒软骨细胞，促进新骨的钙化，使骨质不断更新。1,25-二羟维生素 D_3 受血钙、血磷的调节，并受甲状旁腺素和降钙素的控制。低血钙和低血磷可促进 1,25-二羟维生素 D_3 生成，反之则减少。甲状旁腺素可激活肾 1-羟化酶，促进 1,25-二羟维生素 D_3 生成，降钙素则抑制 1-羟化酶，使 1,25-二羟维生素 D_3 生成减少。当血钙降低，甲状旁腺素分泌增加，1-羟化酶活性增强，促进 1,25-二羟维生素 D_3 生成，使血钙升高；反之则血钙降低，从而维持了血钙相对恒定。1,25-二羟维生素 D_3 的生成还受自身反馈的调节。肾脏疾病时，1-羟化酶生成障碍，使 1,25-二羟维生素 D_3 生成减少，可诱发肾性佝偻病、骨营养不良及骨质疏松症。

六、心房利钠肽

心房利钠肽（ANP）是心房肌合成的激素。循环中的 ANP 是由 28 个氨基酸残基组成的。它有促进 Na^+ 和水排出的作用，其作用机制可能包括：①抑制集合管对 Na^+ 的重吸收。ANP 与集合管上皮细胞基侧膜上的 ANP 受体结合，激活鸟苷酸环化酶，使细胞内 cGMP 含量增加，后者使管腔膜上的 Na^+ 通道关闭，抑制 Na^+ 重吸收，增加 Na^+ 的排出。②使入球小动脉、出球小动脉，尤其是入球小动脉舒张，增加肾血浆流量和肾小球滤过率。③抑制肾素的分泌。④抑制醛固酮的分泌。⑤抑制抗利尿激素的分泌。

（高志强）

第二章　肾脏疾病常见的临床症状

第一节　水肿

由各类原发性或继发性肾脏疾病导致体内水钠潴留引起的水肿，称为肾性水肿。这种水肿多发于人体疏松组织及身体下垂部位。其初期表现为晨起眼睑水肿，病情进展可出现下肢水肿甚至全身水肿。

一、分类及临床表现

1. 肾病性水肿　主要因为排出大量蛋白尿而导致低蛋白血症，降低了人体内血浆胶体渗透压，使进入人体组织间隙的水分增多，造成水肿。这种水肿常常从下肢部位开始。

2. 肾炎性水肿　主要因肾小球的滤过作用及肾小管的重吸收能力失去平衡，导致人体内水钠潴留。这种水肿常从眼睑、颜面部向全身发展。

二、病因

多种因素可造成肾性水肿，但其中疾病因素为主要原因。造成肾性水肿的常见肾病分为原发性或继发性。

（一）原发性肾病

1. 肾病综合征　由于大量蛋白尿（>3.5 g/d）及低蛋白血症（血浆白蛋白<30 g/L）导致血浆胶体渗透压下降，进入人体组织间隙的水分增多，从而出现水肿，这是肾病综合征出现水肿的主要原因。该病的典型症状为出现大量蛋白尿、低蛋白血症、水肿及高脂血症。

2. 急性肾小球肾炎　是一组起病急，表现为急性肾炎综合征的疾病。急性肾小球肾炎的患者会出现轻、中度的蛋白尿，严重者甚至会像肾病综合征一般出现大量蛋白尿，形成水钠潴留。眼睑及下肢在晨起时出现水肿为其典型表现。

3. 急进性肾小球肾炎　是一组病情发展急剧，表现有蛋白尿、血尿、高血压，病情迅速发展为无尿或少尿的急性尿毒症。由于肾脏病变较重，钠水不能有效排泄，可出现严重水肿，而且利尿效果不好。

4. 慢性肾小球肾炎　是以蛋白尿、血尿、高血压和水肿为基本表现的疾病，严重者可发展成为肾衰竭。但由于其病程长，发展持续且缓慢，因此水肿时有时无。

5. 慢性肾衰竭　是多种慢性肾脏病长期发展至后期，出现以代谢产物异常的积聚潴留、酸碱平衡失衡及水电解质紊乱伴有全身各系统症状为表现的一组临床综合征。由于慢性肾脏病造成了肾小球滤过率下降，导致出现水、钠代谢紊乱及蛋白尿等，因此随着疾病的发展，会出现不同程度的水肿。

（二）继发性肾病

糖尿病肾病是糖尿病常见的并发症之一。其中 2 型糖尿病肾病的Ⅳ、Ⅴ期常出现水肿，这是因为该分期常伴出现大量蛋白尿，而且肾功能不断减退，导致水钠潴留，形成水肿。

三、鉴别诊断

1. 心源性水肿　心源性水肿多从下肢开始向上缓慢发展至全身，但颜面部少出现水肿且水肿较为坚硬，移动性欠佳，常对称出现。肾源性水肿与心源性水肿的伴随症状亦不同。肾源性水肿多有血压、肾功能及尿液检查的异常表现，除非水肿非常严重，一般不会出现呼吸困难。而心源性水肿则有心脏增大，出现心脏杂音，伴随静脉回流受阻等表现，而且即使水肿不太严重时也可出现胸闷、呼吸困难等。

2. 肝源性水肿　肝源性水肿在早期主要出现下肢轻度水肿，首先发生于足踝部，逐渐向上蔓延，但不殃及颜面及上肢，严重时出现腹腔积液、胸腔积液。各种慢性肝病病史以及肝功能损害的体征和实验室指标等均为诊断的依据。

3. 营养不良性水肿　营养不良性水肿多为足部开始渐渐蔓延至全身，发生前多伴有体重下降。随着皮下组织脂肪的减少，出现组织松弛加重水液潴留。这种水肿是因为慢性消耗性疾病导致长期营养不良、重度烧伤、蛋白丢失性胃肠病造成低蛋白血症或维生素 B_1 缺乏症造成的。

4. 妊娠性水肿　妊娠性水肿是大部分妇女在妊娠后期出现的程度不一的水肿，这种水肿是因为在妊娠过程中出现水钠潴留，血浆胶体渗透压下降，静脉及淋巴回流受阻造成的，多为生理性水肿，分娩后能自行消退。

5. 功能性水肿　功能性水肿是指由于环境、体位或体质等因素且无引起水肿的器质性疾病所造成的一类水肿。例如高温环境引起的水肿、肥胖性水肿、老年性水肿、旅行者水肿、久坐性水肿。

（王世伟）

第二节　腰痛

在泌尿内科疾病中通常所说的腰部疼痛是指肾区疼痛。因为肾实质没有感觉神经分布，所以受损害时没有疼痛感，但 T_{10} 至 L_1 段的感觉神经分布在肾被膜、输尿管和肾盂上，当肾盂、输尿管内张力增高或被膜受牵扯时刺激到感觉神经，可发生肾区疼痛。

一、临床表现

根据疼痛性质可分为两类。

（一）肾绞痛

表现为腰背部间歇性剧烈绞痛，常向下腹、外阴及大腿内侧等部位放射。疼痛可突然发生，伴有恶心、呕吐、面色苍白、大汗淋漓，普通止痛药不能缓解。常由输尿管内结石、血块或块死组织等阻塞引起。梗阻消失疼痛即便缓解。常伴肉眼或镜下血尿。

（二）肾区钝痛及胀痛

1. 肾病所致疼痛　疾病导致肾肿大，肾被膜被牵撑引起疼痛。常见于急性肾炎、急性肾盂肾炎、肾静脉血栓、肾盂积水、多囊肾及肾癌等。

2. 肾周疾病所致腰痛 如肾周围脓肿、肾梗死并发肾周围炎、肾囊肿破裂及肾周血肿。肾区疼痛较重，患侧腰肌紧张，局部明显叩压痛。

3. 肾下垂也可致腰痛。

4. 脊柱或脊柱旁疾病 脊柱或脊柱旁软组织疾病也可引起腰部疼痛。此外胰、胆及胃部疼痛也常放射腰部。

二、鉴别诊断

（一）肾绞痛

肾绞痛发作时常伴血尿。腹部 X 线平片可见结石。尿路造影及 B 型超声波检查可见透 X 线结石。

（二）肾病所致的腰痛

急性肾盂肾炎除腰痛外，尚有膀胱刺激症状，以及畏寒、高热等全身表现。患侧腰区叩痛，尿白细胞增多，细菌培养阳性。肾小球疾病腰痛一般都较轻，并且不是患者来就诊的主要原因。

（三）肾周围脓肿所致腰痛

腰痛明显，畏寒、高热等全身中毒症状。体检患侧腰部肌肉紧张，局部压痛、叩痛。实验室检查外周血白细胞增多并出现核左移。腹部 X 线平片示肾外形不清，腰大肌阴影消失。B 型超声波发现肾周暗区。

（四）肾梗死所致腰痛

突然发生，患侧腰部剧痛，伴恶心、呕吐及发热、血尿。体格检查患侧肾区叩痛，外周血白细胞增多，血清谷草转氨酶升高，尿乳酸脱氢酶升高，放射性核素肾血管造影对诊断有意义。

（王世伟）

第三节 血尿

血尿分为镜下血尿和肉眼血尿，肉眼血尿是指尿液颜色呈洗肉水色或者鲜血的颜色，肉眼可见。镜下血尿是指尿色肉眼观察正常，经显微镜检查，离心沉淀后的尿液镜检每高倍视野有红细胞 3 个以上。二者都属于血尿。

血尿是泌尿系统疾病最常见的症状之一，大多数由泌尿系统疾病引起，也可能由全身性疾病或泌尿系统邻近器官病变所致。尿的颜色，如为红色应进一步了解是否进食引起红色尿的药品或食物，是否为女性的月经期间，以排除假性血尿；血尿出现在尿程的哪一段，是否全程血尿，有无血块；是否伴有全身或泌尿系统症状；有无腰腹部新近外伤和泌尿道器械检查史；过去是否有高血压和肾炎史；家族中有无耳聋和肾炎史。

一、临床表现

（一）尿颜色的表现

血尿的主要表现是尿颜色的改变，除镜下血尿其颜色正常外，肉眼血尿根据出血量多少而尿呈不同颜色。尿液呈淡红色像洗肉水样，提示每升尿含血量超过 1 mL。出血严重时尿可呈血液状。外伤性肾出血时，尿与血混合均匀，尿呈暗红色；膀胱或前列腺出血尿色鲜红，有时有血凝块。

尿液红色不一定是血尿。如尿呈暗红色或酱油色，不浑浊无沉淀，镜检无或仅有少量红细胞，见于血红蛋白尿。棕红色或葡萄酒色，不浑浊，镜检无红细胞见于卟啉尿。服用某些药物如大黄、利福平或进食某些红色蔬菜也可排红色尿，但镜检无红细胞。

（二）分段尿异常

将全程尿分段观察颜色。尿三杯试验是用 3 个清洁玻璃杯分别留起始段、中段和终末段尿。如果起始段血尿提示病变在尿道；终末段血尿提示出血部位在膀胱颈部，三角区或后尿道的前列腺和精囊腺；三段尿均呈红色为全程血尿，提示血尿来自肾或输尿管。

（三）镜下血尿

尿颜色正常，用显微镜检查可判断是肾源性或非肾源性血尿。

1. 新鲜尿沉渣相差显微镜检查　变形红细胞血尿为肾小球源性，均一形态正常红细胞尿为非肾小球源性。因红细胞从肾小球基膜漏出，通过具有不同渗透梯度的肾小管时，化学和物理作用使红细胞膜受损，血红蛋白溢出而变形。如镜下红细胞形态单一，与外周血近似，为均一型血尿。提示血尿来源于肾后，见于肾盂、肾盏、输尿管、膀胱和前列腺病变。

2. 尿红细胞容积分布曲线　肾小球源性血尿常呈非对称曲线，其峰值红细胞容积小于静脉峰值红细胞容积；非肾小球源性血尿常呈对称性曲线，其峰值红细胞容积大于静脉峰值红细胞容积。

（四）症状性血尿

血尿的同时伴有全身或局部症状。而以泌尿系统症状为主，如伴有肾区钝痛或绞痛提示病变在肾脏，如有尿频、尿急和排尿困难提示病变在膀胱和尿道。

（五）无症状性血尿

未有任何伴随的血尿见于某些疾病的早期，如肾结核、肾盂或膀胱癌早期。

二、常见原因

（一）泌尿系统疾病

肾小球疾病如急、慢性肾小球肾炎、IgA 肾病、遗传性肾炎和薄基膜肾病。间质性肾炎、尿路感染、泌尿系统结石、结核、肿瘤、多囊肾、尿路憩室、息肉和先天性畸形等。

（二）全身性疾病

1. 感染性疾病　败血症、流行性出血热、猩红热、钩端螺旋体病和丝虫病等。

2. 血液病　白血病、再生障碍性贫血、血小板减少性紫癜、过敏性紫癜和血友病。

3. 免疫和自身免疫性疾病　系统性红斑狼疮、结节性多动脉炎、皮肌炎、类风湿关节炎、系统性硬化症等引起肾损害时。

4. 心血管疾病　亚急性感染性心内膜炎、急进性高血压、慢性心力衰竭、肾动脉栓塞和肾静脉血栓形成等。

（三）尿路邻近器官疾病

急、慢性前列腺炎，精囊炎，急性盆腔炎或宫颈癌，阴道炎，急性阑尾炎，直肠和结肠癌等。

（四）化学物品或药品对尿路的损害

如磺胺类药、吲哚美辛、甘露醇，汞、铅、镉等重金属对肾小管的损害；环磷酰胺引起的出血性膀胱炎；抗凝药如肝素过量也可出现血尿。

（五）功能性血尿

平时运动量小的健康人，突然加大运动量可出现运动性血尿。

三、伴随症状

1. 血尿伴肾绞痛是肾或输尿管结石的特征。
2. 血尿伴尿流中断见于膀胱和尿道结石。
3. 血尿伴尿流细和排尿困难见于前列腺炎、前列腺癌。
4. 血尿伴尿频、尿急、尿痛见于膀胱炎和尿道炎，同时伴有腰痛，高热畏寒常为肾盂肾炎。
5. 血尿伴有水肿、高血压、蛋白尿见于肾小球肾炎。
6. 血尿伴肾肿块，单侧可见于肿瘤、肾积水和肾囊肿，双侧肿大见于先天性多囊肾，触及移动性肾脏见于肾下垂或游走肾。
7. 血尿伴有皮肤黏膜及其他部位出血，见于血液病和某些感染性疾病。
8. 血尿并发乳糜尿见于丝虫病、慢性肾盂肾炎。

（王世伟）

第四节 尿频、尿急、尿痛

尿频、尿急和尿痛合称为膀胱刺激征。尿频是指在一定时间内排尿次数增多。正常成年人白天排尿4~6次，夜间0~2次，尿急是指患者有尿意后难以控制，需要迫不及待地排尿。尿痛是指排尿时感觉耻骨上区、会阴部和尿道内疼痛以及烧灼感。

一、临床表现

（一）尿频

1. 生理性尿频　因精神紧张、气候寒冷时，或者饮水过多导致排尿次数增多。这种情况属正常现象。特点是每次尿量不少，也不伴有随尿频、尿急等其他症状。

2. 病理性尿频

（1）多尿性尿频：全日总尿量增多。排尿次数增多，每次尿量无明显变化。多见于糖尿病、尿崩症、精神性多饮和急性肾衰竭的多尿期。

（2）炎症性尿频：每次尿量少，伴有尿急和尿痛等膀胱刺激症状。尿液镜检可见炎性细胞。多见于膀胱炎、尿道炎、前列腺炎和尿道旁腺炎等。

（3）神经性尿频：尿频而每次尿量少，不伴尿急、尿痛。尿液镜检无炎性细胞。见于中枢及周围神经病变如神经源性膀胱、癔症。

（4）膀胱容量减少性尿频：为持续性尿频，每次尿量少。药物治疗难以缓解。多见膀胱占位性病变。妊娠子宫增大或卵巢囊肿等压迫膀胱也引起持续性尿频。膀胱结核、坏死物质持续刺激尿路引起尿频甚至膀胱纤维性缩窄。

（5）尿道口周围病变：尿道口息肉、处女膜伞和尿道旁腺囊肿等刺激尿道口引起尿频。

（二）尿急

1. 炎症　急性膀胱炎、尿道炎，特别是膀胱三角区和后尿道炎症，尿急症状特别明显；急性前列腺炎常有尿急，慢性前列腺炎因伴有腺体增生肥大，故有排尿困难、尿线细和尿流中断。

2. 结石和异物　膀胱和尿道结石或异物刺激黏膜产生尿频。

3. 肿瘤　膀胱癌和前列腺癌。

4. 神经源性　精神因素和神经源性膀胱。

5. 高温环境下尿液高度浓缩，酸性高的尿可刺激膀胱或尿道黏膜产生尿急。

（三）尿痛

引起尿急的病因几乎都可以引起尿痛。疼痛部位多在耻骨上区、会阴部和尿道内，尿痛性质可为灼痛或刺痛。尿道炎多在排尿开始时出现疼痛，尿道炎、膀胱炎和前列腺炎常出现终末性尿痛。

二、伴随症状

1. 尿频伴有尿急和尿痛见于膀胱炎和尿道炎，膀胱刺激征存在但不剧烈而伴有双侧腰痛见于肾盂肾炎；伴有会阴部、腹股沟和睾丸胀痛见于急性前列腺炎。

2. 尿频、尿急伴有血尿、午后低热与乏力盗汗见于膀胱结核。

3. 尿频不伴尿急和尿痛，但伴有多饮多尿和口渴见于精神性多饮、糖尿病和尿崩症。

4. 无痛性血尿伴尿频、尿急见于膀胱癌。

5. 老年男性尿频伴有尿线细和进行性排尿困难见于前列腺增生、肥大。

6. 尿频尿急尿痛伴有尿流突然中断，见于膀胱结石堵住出口或后尿道结石嵌顿。

（郭丰彪）

第五节　少尿、无尿、多尿

正常成年人 24 小时尿量为 1 000~2 000 mL。如 24 小时尿量少于 400 mL，或每小时尿量少于 17 mL 称为少尿。24 小时尿量少于 100 mL 或 12 小时完全无尿称为无尿。如 24 小时尿量超过 2 500 mL 称为多尿。

一、病因与临床表现

（一）少尿或无尿

1. 肾前性

（1）有效血容量减少：多种原因引起的休克、重度失水、大出血和肝肾综合征，大量水分渗入组织间隙和浆膜腔，血容量减少，肾血流减少。

（2）心脏排血功能下降：各种原因所致的心功能不全，严重的心律失常，心肺复苏后体循环功能不稳定。血压下降所致肾血流减少。

（3）肾血管病变：肾血管狭窄或炎症、肾病综合征、狼疮性肾炎、长期卧床不起所致的肾动脉栓塞或血栓形成；高血压危象、妊娠期高血压疾病等引起肾动脉持续痉挛、肾缺血导致急性肾衰竭。

2. 肾性

（1）肾小球病变：重症急性肾炎，急进性肾炎和慢性肾炎因严重感染，血压持续增高或肾毒性药物作用引起肾功能急剧恶化。

（2）肾小管病变：包括药物性和感染性间质性肾炎、生物毒或重金属及化学毒所致的急性肾小管坏死、严重的肾盂肾炎并发肾乳头坏死。

3. 肾后性

（1）各种原因引起的机械性尿路梗阻：如结石、血凝块、坏死组织阻塞输尿管、膀胱进出口或后尿道。

（2）尿路外的压迫：如肿瘤、腹膜后淋巴瘤、特发性腹膜后纤维化、前列腺肥大。

（3）其他：输尿管手术后、结核或溃疡愈合后瘢痕挛缩、肾严重下垂或游走肾所致的肾扭转、神经源性膀胱等。

（二）多尿

1. 暂时性多尿　短时内摄入过多水、饮料和含水分过多的食物；使用利尿药后，可出现短时间多尿。

2. 持续性多尿

（1）内分泌代谢障碍：①垂体性尿崩症，因下丘脑-垂体病变使抗利尿激素（ADH）分泌减少或缺乏，肾远曲小管重吸收水分下降，排出低比重尿，量可达到 5 000 mL/d 以上。②糖尿病，尿内含糖多引起溶质性利尿，尿量增多。③甲状旁腺功能亢进症，血液中过多的钙和尿中高浓度磷需要大量水分将其排出而形成多尿。④原发性醛固酮增多症，引起血中高浓度钠，刺激渗透压感受器，摄入水分增多，排尿增多。

（2）肾病：①肾性尿崩症，肾远曲小管和集合管存在先天性或获得性缺陷，对抗利尿激素反应性降低，水分重吸收减少而出现多尿。②肾小管浓缩功能不全，见于慢性肾炎、慢性肾盂肾炎、肾小球硬化、肾小管酸中毒及药物、化学物品或重金属对肾小管的损害。也可见于急性肾衰竭多尿期等。

3. 精神因素　精神性多饮患者常自觉烦渴而大量饮水引起多尿。

二、伴随症状

（一）少尿

1. 少尿伴肾绞痛见于肾动脉血栓形成或栓塞、肾结石。

2. 少尿伴心悸气促、胸闷不能平卧见于心功能不全。

3. 少尿伴大量蛋白尿、水肿、高脂血症和低蛋白血症见于肾病综合征。

4. 少尿伴有乏力、食欲缺乏、腹腔积液和皮肤黄染见于肝肾综合征。

5. 少尿伴血尿、蛋白尿、高血压和水肿见于急性肾炎、急进性肾炎。

6. 少尿伴有发热腰痛、尿频、尿急、尿痛见于急性肾盂肾炎。

7. 少尿伴有排尿困难见于前列腺肥大。

（二）多尿

1. 多尿伴有烦渴多饮、排低比重尿见于尿崩症。

2. 多尿伴有多饮多食和消瘦见于糖尿病。

3. 多尿伴有高血压、低血钾和周期性瘫痪见于原发性醛固酮增多症。

4. 多尿伴有酸中毒、骨痛和肌麻痹见于肾小管性酸中毒。

5. 少尿数天后出现多尿可见于急性小管坏死恢复期。

6. 多尿伴神经症症状可能为精神性多饮。

（郭丰彪）

第六节　蛋白尿

一、概述

蛋白尿是慢性肾脏病的重要临床表现，并参与了肾脏损伤。蛋白尿不仅是反映肾脏损伤严重程度的重要指标，也是反映疾病预后、观察疗效的重要指标。

一、尿蛋白生理

每日经过肾脏循环的血清蛋白有 10～15 g，但 24 小时中只有 100～150 mg 的蛋白质从尿中排泄，肾小球毛细血管壁的主要作用是滤过蛋白质，近端肾小管则重吸收大部分滤过的蛋白质。正常情况下，60%的尿蛋白来源于血浆，其他 40%则来源于肾脏和尿路。

正常尿蛋白主要包括：①来源于血浆的蛋白，如清蛋白（10～20 mg）、低相对分子质量球蛋白以及大量的多肽类激素。②来源于肾脏和尿路的蛋白，如由髓袢升支合成的 Tamm－Horsfall 蛋白（约有 80 mg，但其作用尚未知）、分泌性 IgA、尿激酶等。

二、蛋白尿的定量和定性检查方法

（一）半定量法

半定量法即试纸法，是最常用的蛋白尿的筛查手段，但无法检测出尿中的免疫球蛋白轻链。

（二）尿蛋白定量

测定 24 小时的尿蛋白，其中包含了几乎所有的尿蛋白（包括免疫球蛋白的轻链）。但大量血尿或脓尿有可能影响尿蛋白的定量结果。肉眼血尿（而非镜下血尿）也可能导致大量蛋白尿。

（三）尿清蛋白检测

主要包括尿清蛋白特异性试纸、24 小时尿清蛋白排泄率（urinary albumin excretion，UAE）、尿清蛋白/肌酐比值（ACR）和 24 小时尿清蛋白定量，其中 UAE 和 ACR 目前已广泛应用于临床。UAE 可采用 24 小时尿量或 12 小时尿标本测定，ACR 的检测以清晨第一次尿取样比较正规，随意尿样亦可，该比值校正了由脱水引起的尿液浓度变化，但女性、老年人肌酐排泄低，则结果偏高。

（四）尿蛋白电泳

通常用醋酸纤维素膜测定，可以对尿蛋白进行定性测定，对检测蛋白的来源十分有用。

1. 选择性蛋白尿　清蛋白比例大于 80%。一般见于光镜下肾小球无明显损伤的肾病（微小病变所致的肾病综合征）。

2. 非选择性蛋白尿　清蛋白比例低于 80%。通常包含各种类型的血清球蛋白。所有的肾脏病都可能引起这种类型的蛋白尿。

3. 尿中 β 或 γ 单株峰的增高　意味着单克隆免疫球蛋白轻链的异常分泌。尿本-周蛋白的特征是在 50℃ 左右时可以积聚，而温度更高时则会分解。

4. 小管性蛋白尿　主要包括低相对分子质量的球蛋白，用聚丙烯酰胺胶电泳能根据不同的相对分子质量区分不同的蛋白。

三、临床表现

（一）微量清蛋白尿

所谓微量清蛋白尿（MAU），是指 UAE 20~200 μg/min 或 ACR 10~25 mg/mmol，即尿中清蛋白含量超出健康人参考范围，但常规尿蛋白试验阴性的低浓度清蛋白尿。MAU 是一个全身内皮细胞损伤的标志，也是心血管疾病发病和死亡的危险因素。通过微量清蛋白尿的检测而早期发现肾脏病，这将有利于及时治疗和延缓疾病进程。K/DOQI 指南推荐对于糖尿病、高血压和肾小球疾病引起的 CKD，尿清蛋白是一个比总蛋白更为敏感的指标。近年来 MAU 作为 CKD 的早期检测指标逐渐得到重视。

（二）间歇性蛋白尿

往往见于某些生理性或病理性的状态，如用力、高热、尿路感染、右心力衰竭、球蛋白增多症、直立性蛋白尿等。

直立性蛋白尿多见于青春期生长发育较快、体型较高的年轻人，而在青春期结束时可突然消失，年龄大多小于 20 岁。诊断直立性蛋白尿必须要证实平卧后蛋白尿可消失（收集平卧 2 小时后的尿样）。直立性蛋白尿患者不伴有血尿或肾外体征，不存在任何病理改变，静脉肾盂造影结果正常。

（三）持续性蛋白尿

病因诊断取决于蛋白尿的量和组成。

1. 出现大量蛋白尿而没有肾病综合征的表现，可能是由于尿蛋白主要由 IgG 的轻链组成或是见于新发的肾小球病变。

2. 当肾小球滤过率低于 50 mL/min 时，尿蛋白量也往往随之减少。但对于糖尿病肾病或肾脏淀粉样变的患者仍会有大量蛋白尿，且肾脏体积不缩小。

3. 肾小球病变可能会伴发肾小管或肾血管病变（如肾血流量减少引起的玻璃样变性）。

一般情况下，大多数的肾脏病伴有蛋白尿，但应排除以下情况：①某些新发的肾脏病，需通过肾组织活检确诊。②某些间质性肾病，特别是代谢原因引起的。③不伴有蛋白尿的肾衰竭需考虑流出道梗阻。

（徐　炎）

第七节　肾绞痛

一、概述

肾绞痛是肾区或肋腹部突然发作的间歇或持续性、阵发性加剧的剧烈绞痛和放射痛（向下腹、外阴及大腿内侧等部位放射）。典型肾绞痛时患者辗转不安，面色苍白伴恶心呕吐，大汗淋漓，继之伴肉眼或镜下血尿。绞痛以病侧肾为主，少数可双侧性（肾-肾反射）。一旦病因解除，疼痛突然缓解。

二、病因

（一）尿路结石

结石在肾盏、肾盂、输尿管内移动而引起收缩、痉挛、急性梗阻，或通过反射性健侧疼痛。常有活动—疼痛—血尿的规律。

（二）血凝块或坏死组织块

肾肿瘤、结核、肾乳头坏死脱落的组织、肾活检后血块，或输尿管息肉引起堵塞，造成剧烈蠕动、痉挛而产生疼痛。

（三）梗死

肾动、静脉或其主分支发生梗死或血栓形成，如肾病综合征高凝、SBE 栓子脱落，使肾急性血流循环障碍引起的肾绞痛，往往是突然发生而又持续性疼痛。

（四）游走肾和肾下垂

游走肾是一种少见的泌尿系统疾病，属肾下垂的一种，可无明显症状，也可表现为腰痛、腹部活动性包块、腹胀、恶心、呕吐等。腰痛多为牵拉痛或钝痛，与体位有关，久坐、久站或行走时加重，平卧位时消失。严重时可出现肾蒂或输尿管扭转，表现为剧烈肾绞痛。

三、诊断

典型的绞痛不难诊断，不典型者需与下列疾病区别。

（一）是肾绞痛还是其他腹部外科疾病

如腹绞痛、肠绞痛、急性胰腺炎、胃肠穿孔、异位阑尾炎、肠梗阻、卵巢囊肿扭转、嵌顿疝、腹型紫癜、腹型癫痫、卟啉病、铝中毒、糖尿病酮症酸中毒、遗传性血管神经水肿、宫外孕。

（二）寻找肾绞痛的病因

一旦病因解除疼痛即缓解，一般结石往往先绞痛后血尿，肾肿瘤为先血尿后绞痛，从 X 线、B 超、全身体检可帮助寻找病因。

（徐　炎）

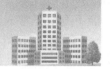

第三章　肾脏疾病的实验室检查

第一节　尿液检查

一、尿液种类和收集

尿液标本种类的选择和收集取决于临床医师的送检目的、患者的状况和检查要求。临床常用尿液标本种类如下。

1. 晨尿　清晨起床后，在未进餐和做其他运动之前排泄的尿液，称为首次晨尿。住院患者最适宜收集此类标本。若采集后 2 小时内不能进行分析的，可采取防腐措施。晨尿常用于筛查、直立性蛋白尿检查和细胞学检查。

2. 随机尿　随时排泄，无须患者做任何准备的尿液，称为随机尿，适用于常规及急诊筛查，但是，如摄入大量液体或剧烈运动后将直接影响尿液成分，从而不能准确反映患者疾病状况。

3. 计时尿　收集一段时间内的尿液标本，如治疗后、进餐后、24 小时内全部尿液等。计时尿常用于定量测定和细胞学研究。

收集尿液时的注意事项：①使用清洁有盖、一次性容器，体积大于 50 mL。②容器上应贴上标记，内容包括患者的全名、可识别患者的标本特异性编码和标本采集时间。③婴幼儿尿液标本的收集，可用粘贴剂将收集袋粘贴于婴幼儿的阴部皮肤。④尿液标本应避免经血、白带、精液、粪便等污染，以及烟灰、糖纸等异物混入。⑤标本留取后，应在 2 小时内送检，以免细菌繁殖、细胞溶解等。

二、尿液外观

正常尿液因含有尿色素可呈淡黄色。尿液浓缩时，颜色可呈深黄色，并受某些食物及药物的影响。病理性尿色较复杂，如尿色深红如浓茶样见于胆红素尿；红色见于血尿、血红蛋白尿；紫红色见于卟啉尿；棕黑色见于高铁血红蛋白尿、黑色素尿；绿蓝色见于胆绿素尿和尿蓝母；乳白色可能为乳糜尿、脓尿。

三、尿比重和渗透压

尿少时，尿比重可升高，见于急性肾炎、高热、心功能不全、脱水等；尿量增多时尿比重增加，常见于糖尿病。尿比重降低时，见于慢性肾小球肾炎、肾功能不全、尿崩症等。连续测定尿比重比一次测定更有价值，慢性肾功能不全呈现持续低比重尿。常用的测定方法是试带法和折射计法。

尿渗透压是反映尿中具有渗透活性粒子（分子或离子等）数量的一种指标，是评价肾脏浓缩功能较理想的指标。尿液渗透压一般为 600 ~ 1 000 mOsm/（kg·H$_2$O），24 小时内最大范围为 40 ~ 1 400 mOsm/（kg·H$_2$O），血浆渗透压为 275 ~ 305 mOsm/（kg·H$_2$O），尿与血浆渗透压比值为（3.4~4.7）：1.0。禁水 12 小时，尿渗透压>800 mOsm/（kg·H$_2$O），若低于此值，表示肾的浓缩功能不全。正常人禁水 12 小时后，尿渗透压与血浆渗透压之比应>3。急性肾小管功能障碍是尿与血浆渗透压之比<1.2，且尿 Na$^+$>20 mmol/L。

四、尿 pH

正常尿液可呈弱碱性，但因饮食种类不同，pH 波动范围可为 4.5~8.0。肉食者多为酸性，食用蔬菜水果可致碱性。测定尿液酸碱反应时，标本必须新鲜，久置腐败尿或尿路感染、脓血尿均可呈碱性。磷酸盐、碳酸盐结晶见于碱性尿；尿酸盐、草酸盐、胱氨酸结晶多见于酸性尿。酸中毒及服用氯化铵等酸性药物时尿可呈酸性。尿液 pH 测定的方法目前有试带法、指示剂法和 pH 计法。

五、尿红细胞

正常人尿液中红细胞<3/HP。当发现血尿时，首先要在普通光镜下与血红蛋白尿、肌红蛋白尿相区别。

正常人尿液中血红蛋白阴性。当血型不合输血、急性溶血性疾病等引起体内大量溶血时，血液中游离血红蛋白（Hb）超过 1.35 g/L，即出现血红蛋白尿，为透明鲜红色（含氧血红蛋白）或暗红色（含高铁血红蛋白），严重者呈浓茶色或酱油色。尿沉渣中无红细胞，隐血试验呈阳性，可与血尿区别。肌红蛋白（Mb）和 Hb 一样，分子中含有血红素基团。肌红蛋白能溶于 80% 饱和度的硫酸铵溶液中，而血红蛋白则不能，可以此来进行鉴别。肌红蛋白尿可见于下列疾病：①遗传性肌红蛋白尿。磷酸化酶缺乏、未知的代谢缺陷，可伴有肌营养不良、皮肌炎或多发性肌炎等。②散发性肌红蛋白尿。当发生肌肉组织变性、炎症、广泛性损伤及代谢紊乱时，大量肌红蛋白自受损的肌肉组织中渗出，从肾小球滤出而形成肌红蛋白尿。

血尿确定后，需明确为上尿路来源还是下尿路来源。来源于肾的血尿常伴有管型和明显的蛋白尿，一般为 1.0~3.0 g/L（++~+++），反映了肾小球和肾小管间质病变。离心后尿液红细胞形态也有助于鉴别血尿来源。多应用相差显微镜观察，源于肾小球的红细胞变形显著，而源于肾小管或其他部位的血尿红细胞形态基本无变化。

六、尿白细胞及亚硝酸盐

尿白细胞酯酶定性试验阳性提示尿路感染，表明尿液中白细胞数量>20/μl。试带法原理是利于粒细胞的酯酶能水解吲哚酚酯，生成吲哚酚和有机酸，进一步氧化是呈靛蓝色。正常人阴性。阴道分泌物污染尿液标本时可致假阳性结果。尿蛋白质浓度（>5 g/L）增高、葡萄糖浓度（>30 g/L）增高或比重降低可致假阴性结果。

正常人尿亚硝酸盐定性试验阴性。当尿路感染，如大肠埃希菌属、克雷伯杆菌属、变形杆菌属和假单胞菌属感染者可呈阳性。亚硝酸盐定性试验时尿液必须新鲜，阳性结果与致病菌数量没有直接关系。试带法灵敏度约为 0.5 mg/L，相当于微生物含量>1×10^5/mL；高浓度维生素 C 可致假阴性结果。

七、尿病原微生物检查

（一）尿液培养标本的留取

正常人尿液是无菌的。为了避免尿道外口周围细菌对培养尿液的污染，应注意标本收集：①女性患者先用肥皂水或 1：1 000 高锰酸钾水溶液冲洗外阴部及尿道口；男性患者应翻转包皮冲洗，用 2% 红汞或 1：1 000 苯扎溴铵（新洁尔灭）消毒尿道口，再用无菌纱布或干棉球拭干后排尿。②用无菌试管收集排尿过程中间段尿液 10~15 mL，立即加塞盖后送检。③做结核分枝杆菌培养的尿液标本，应收集 24 小时全部尿液，并将沉淀部分盛于洁净瓶内送检。

（二）尿液细菌培养

尿液经处理后接种在不同培养基上，3~7 天后观察菌落形成情况。正常情况下，尿液是无细菌生长。如大肠埃希菌菌落数 >100 000/mL 称为真性菌尿，<10 000/mL 为尿标本细菌污染。妇女一次清洁中段尿培养菌数 >100 000/mL 者，对尿路感染诊断的准确性为 80%，两次不同时间的中段尿培养结果，菌数均 >100 000/mL，且为同一菌株，其准确性达 95%。对于男性，其菌数 >10 000/mL 也提示尿路感染。若尿培养球菌数 >10 000/mL 也可诊断为真性菌尿。

尿液中培养、鉴定出致病菌后，一定要进行药物敏感试验。由于广泛使用/滥用抗生素，逐渐导致耐药菌株不断出现。细菌抗生素敏感实验的目的是筛选有效的抗生素，提示所需剂量，帮助临床医师选用最佳药物及剂量，治疗感染性疾病，也可以进行流行病学调查，了解耐药菌株的流行情况，为抗菌药物的合理应用提供依据。

（三）尿液真菌检查

泌尿道致病真菌包括新型隐球菌、曲霉菌种、组织胞浆菌、芽生菌等，多与导管置放有关。检查方法包括直接检查（包括不染色直接涂片镜检法、负染色法、革兰染色法、荧光染色法）和真菌培养，需要新鲜尿液标本。涂片找到真菌菌丝和孢子时，提示真菌感染。真菌培养可以提高真菌检出率，同时鉴定菌种，便于选择敏感药物。

（四）尿抗酸杆菌检查

尿抗酸杆菌检查的阳性率一般为 70%~75%。留 24 小时尿或新鲜尿液（最好是晨尿），经沉淀后做涂片抗酸染色检查。前一种方法能收集 1 天内所排出的细菌，缺点是时间较长，特别是强酸性尿对结核分枝杆菌的生存不利；后一种方法能获得新鲜尿，结核分枝杆菌不受破坏。对诊断困难的病例，应重复检查或采用结核分枝杆菌培养或动物接种，后两者的阳性率可达 90%。

尿抗酸杆菌检查呈阳性时，有约 12% 的假阳性，主要由包皮阴垢杆菌、非结核性分枝杆菌等所致。如果培养出结核分枝杆菌或 PCR 技术检测 TB-RNA 阳性即可确诊为结核病。荧光定量 PCR 技术尽管有少数假阴性与假阳性结果，但与常规细菌学方法互补使用可提高阳性检出率。

八、蛋白尿

蛋白尿分为功能性、体位性、偶然性和病理性蛋白尿，后者见于肾炎、肾病综合征等。试带法仅适用于正常人及肾病筛查，不适用于肾病患者疗效观察、预后判断及病情轻重的估计。强碱性尿液可致试带法呈假阳性结果。

尿蛋白定量测定值参考区间为（46.5±18.1）mg/L，方法包括丽春红 S 法和双缩脲法，能准确反映尿中蛋白排泄量。

本-周蛋白又称凝溶蛋白，是一种免疫球蛋白的轻链或其聚合体。肾淀粉样变、慢性肾盂肾炎及恶性淋巴瘤患者等，也可以出现本-周蛋白。检测方法一般采用热沉淀反应法和对甲苯磺酸法，确诊试验为电泳免疫分析法。

九、尿糖和尿酮体

尿葡萄糖定性试验有班氏定性法和试带法，目前常用试带法。尿液标本应新鲜，服用大量维生素 C 或汞利尿药后可呈假阴性。强氧化剂或过氧化物污染尿液时可致假阳性结果。当尿中含高浓度酮体时，可降低试带法的灵敏度。

正常尿液中不含酮体。尿液检测必须新鲜。糖尿病酸中毒患者酮体可呈强阳性反应。妊娠剧烈呕吐、长期饥饿、营养不良、剧烈运动后可呈阳性反应。

十、尿胆原和胆红素

尿胆红素定性试验采用 Harrison 法和试带法。水杨酸盐、阿司匹林可引起假阳性反应。在肝实质性及阻塞性黄疸时，尿中均可出现胆红素。在溶血性黄疸患者尿中，一般不见胆红素。

尿胆原定性试验常采用改良 Ehrlich 法和试带法。尿胆原定性试验必须采用新鲜尿液，久置后尿胆原氧化为尿胆素，呈假阴性反应。正常人尿胆原定性试验为阳性反应。尿胆原阴性见于完全阻塞性黄疸。尿胆原增加常见于溶血性疾病及肝实质性病变。

十一、乳糜尿

乳糜尿是指乳糜微粒与蛋白质混合，致使尿液呈现乳化状态的浑浊。脂肪尿是指尿液中混有脂肪。尿乳糜定性试验原理就是因为脂肪可以溶解于乙醚中，而脂肪小滴可通过染色识别。正常人乳糜试验为阴性。

胸导管阻塞和腹部淋巴管阻塞会导致乳糜液不能进入乳糜池，乳糜液进入泌尿系淋巴管中则产生乳糜尿，多见于丝虫病。

十二、尿细胞学检查

尿细胞学检查就是在光镜下观察尿液标本中有无来自泌尿系的恶性肿瘤细胞。正常情况下不能找到肿瘤细胞。细胞学检查适用于普查及初步诊断，但观察不到组织结构。本检查报告为"找到肿瘤细胞"，约 95% 为移行上皮细胞癌。

与尿液相比，膀胱灌洗液可提高细胞学检查的敏感性。尿细胞学检查结果可报告为正常（阴性）、非典型或可疑、恶性（阳性）。当尿细胞学检查证实有癌细胞时，假阳性率较低；当尿细胞学检查结果为阳性，其总的敏感度接近 60%。对分级较低的肿瘤，尿细胞学检查不敏感，而对分级较高的肿瘤，其敏感度却很高（G_3 肿瘤和原位癌接近 80%）。

十三、尿肿瘤标志物检测

近几年来，经尿液检测肿瘤标记物诊断膀胱癌的肿瘤标志物包括膀胱肿瘤抗原（BTA）系列、NMP22 和 FDP，正处于评估阶段的肿瘤标志物包括端粒酶、微卫星灶、细胞分裂周期蛋白-6（CDC-6）等。这些肿瘤标记物有助于检测出临床隐匿性膀胱癌并延长膀胱镜检查的时间。由于没有一种肿瘤标志物同时有着不同的敏感性和特异性，因而在临床应用时应根据不同目的选择不同肿瘤标志物。

（一）膀胱肿瘤抗原检测

膀胱肿瘤抗原（bladder tumor，BTA）是膀胱肿瘤上分离下来的基膜复合物，一种独特的高分子量水解降解复合物，由特定的16 kD和165 kD多肽组成，在肿瘤增殖过程中可在尿液里出现。BTA尿液检测法对膀胱癌复发的诊断比尿液细胞学检查更敏感，且特异性高达95.7%；对低度膀胱癌的诊断也比尿细胞学敏感。

目前有3种不同的BTA试验。最初的BTA试验检测的是基底膜复合物，随后发现了一种新的检测抗原（人类补体因子H家族蛋白中的一员）。这种抗原是新的BTA stat试验和BTA TRAK试验的基础，与最初的BTA试验无关。前者为定性试验，后者则为定量试验。BTA stat试验明显优于细胞学检查，敏感性分别为72%和28%。而且，BTA TRAK试验比BTA试验更敏感。

（二）有核丝分裂蛋白

有核丝分裂蛋白（nuclear mitotic protein，NMP）是支持细胞核的一种网状结构蛋白，在DNA复制、转录及基因表达过程中起重要作用。其中，NMP22是膀胱癌的诊断、术后复发有效的肿瘤标志物，通过双抗体夹心ELISA法检测。NMP22对膀胱癌复发者有很高的预测性，敏感性为73%，特异性为78.2%，准确性为76.9%，阳性预测率58.6%，阴性预测率87.8%。

（三）透明质酸及透明质酸酶

透明质酸是一种葡聚糖，是细胞外间质的一种主要成分，在人类肿瘤细胞中明显升高，参与肿瘤的浸润、转移，还能降解透明质酸，促进血管形成。尿中透明质酸对膀胱癌症的诊断敏感性为91.9%，特异性92.8%。

（葛世杰）

第二节　血液检查

血液检查肾功能是肾脏疾病常用的检查项目，一般包括肌酐、尿素、尿酸、胱抑素C、β_2微球蛋白指标。其中肌酐和尿素是临床最常用的反映肾功能的指标，当出现肾功能不全的时候，肌酐、尿素水平升高出现异常。

一、肾小球滤过率

肾小球滤过率（GFR）为单位时间内肾脏将血浆中某种物质清除出体外的能力，是评估肾脏功能最主要的检测指标。目前临床上广泛采用的美国肾脏疾病及透析的临床实践诊疗指南（K/DOQI）及全球肾脏疾病预后改善组织（KDIGO）发布的对慢性肾脏病疾病严重程度分期指南主要是基于GFR进行的。评估GFR最准确、最经典的方法是检测51铬-乙二胺四乙酸、125I-碘酞酸盐、99m锝-二乙三胺五乙酸或菊粉清除率测定等，其中菊粉清除率测定是评价GFR的"金标准"。上述这些方法均比较复杂且费时，需要核素操作和患者的积极配合，难以在临床上常规应用。因此，临床上常通过检测某些内源性物质如血肌酐（SCr）或血胱抑素C（Cys C）来间接估算GFR。

准确地检测与估算肾功能是慢性肾脏病诊断的重要评价因素，对疾病的干预和危险分层均有重要影响；因此，临床上形成了多种估算肾小球滤过率（eGFR）的估算方法。最常用的为血肌酐的肾脏病饮食改良研究（MDRD）简化公式、慢性肾脏病流行病学合作研究（CKD-EPI）公式及我国学者开发的适于中国人的简化 MDRD 公式等，以及基于 Cys C 或 SCr 联合 Cys C 为基础的 GFR 评估公式。

（一）常用估算方法

1. CKD-EPI 基于 SCr 的 eGFR 估算法

eGFR［mL／（min·1.73 m^2）］＝141×（SCr/k）a×0.993^{年龄}，如果是女性×1.018^{年龄}。SCr 单位为 mg/dL；女性 k 为 0.7、男性为 0.9；女性：SCr≤0.7 mg/dL，a 为-0.329，SCr>7 mg/dL，a 为-1.209；男性：SCr≤0.9 mg/dL，a 为-0.411，SCr>0.9 mg/dL，a 为-1.209。

2. CKD-EPI 基于 Cys C 的 eGFR 估算法

eGFR［mL／（min·1.73 m^2）］＝133×（Cys C/0.8）-k×0.996^{年龄}，如果是女性×0.932^{年龄}。Cys C 单位为 mg/L；Cys C≤0.8 mg/L，k=-0.499；Cys C>0.8 mg/L，k=-1.328。

（二）参考区间

GFR 的参考区间：（100±20）mL／（min·1.73 m^2）。

（三）临床意义

（1）GFR 在慢性肾脏病的临床筛检、分级和治疗决策中具有关键作用，根据 GFR 的降低程度，KDIGO 和 K/DOQI 将慢性肾脏病分为六期，如表 3-1。

表 3-1　慢性肾脏病的临床分期

分期	描述	eGFR［mL／（min·1.73m^2）
G1	GFR 正常或 GFR 增加	≥90
G2	GFR 轻度下降	60~89
G3a	GFR 轻、中度下降	45~59
G3b	GFR 中重度下降	30~44
G4	GFR 重度下降	15~29
G5	肾衰竭	<15

（2）指导急性肾损伤分级，国际急性透析质量倡议组（ADQI）提出了基于 GFR 和尿量的 RIFLE 分级诊断标准，即危险、损伤、衰竭和2个预后级别：肾功能丧失、终末期肾病。

（3）GFR 降低常见于急、慢性肾衰竭，肾小球损伤，肾动脉硬化等各种肾脏疾病。

（4）GFR 升高见于肢端肥大症、妊娠等。

（5）对于一些经肾小球滤过肾脏廓清的药物，如地高辛、氨基糖苷类、利尿药、某些降压药等，指导合理用药。

（6）以 SCr 或 Cys C 为基础的 eGFR 对慢性肾脏病患者不良预后的预测和管理。

（四）临床评价和局限性

（1）CKD-EPI 公式对于糖尿病和肥胖患者肾功能的估算比实际值低；而对于肾移植、低体重、60~90岁的女性肾功能的估算比实际值高。

（2）肾脏滤过功能受运动、体位、血压变化、妊娠、血糖控制程度、急性或慢性肾脏疾病等一系列因素的影响。

（3）GFR 与年龄相关，新生儿正常值较低；成人在 50 岁以后随年龄增加而降低，年龄每增加 10 岁，GFR 下降约 13 mL/（min·1.73 m²）；女性降低幅度大于男性。GFR 与体表面积有关，计算时需要校正体表面积。

（4）长期低蛋白摄入者 GFR 比正常人值低，高蛋白饮食者 GFR 升高。

（5）GFR 随昼夜变化而改变，凌晨最低、下午最高，相差可达 10% 或以上。

（6）尽管目前血肌酐或血胱抑素 C 测定国际上均有标准物质，用于校正不同检测系统间的差异。然而，不同检测系统间的差异对基于血肌酐或血胱抑素 C 计算的 eGFR 的影响，应该受到临床的关注。

二、血肌酐

肌酐是由肌肉组织代谢产生的，包括外源性和内源性两种。外源性肌酐是肉类食物在机体代谢后产生，约占 10%；内源性肌酐主要是由肌细胞产生的肌酸代谢产生，一般生成量比较稳定（每 20 g 肌肉每天产生约 1 mg 肌酐）。在外源性肌酐摄取比较恒定的条件下，血液中肌酐的浓度变化主要取决于肾小球滤过功能。由于肌酐不能被肾小管重吸收，几乎全部经过肾小球滤过进入尿液排出体外；所以，当肾小球滤过功能受损时，尿肌酐的排出量减少，血肌酐浓度就会升高。

（一）常用检测方法

1. Jaffe 反应法（苦味酸法）　肌酐与碱性苦味酸溶液反应生成橘红色化合物，可在 510 nm 波长光照下做比色定量检测。该方法简便，但特异性低，易产生假性肌酐升高。

2. 肌氨酸氧化酶法　反应体系中加入肌酐酸酶使肌酐分解为肌酸，再在肌酸酶和肌氨酸过氧化物酶作用下肌酸生成过氧化氢；过氧化氢、4-氨基安替比林与过氧化物酶发生 Trinder 反应产生有色物质，通过测定其吸光度的变化，得出肌酐的含量。

（二）参考区间

SCr 的参考区间：

男性（20~59 岁）：57~97 μmol/L；男性（60~79 岁）：57~111 μmol/L。

女性（20~59 岁）：41~73 μmol/L；女性（60~79 岁）：41~81 μmol/L。

（三）临床意义

1. 急性肾衰竭　急性肾衰竭是指血肌酐突然上升至超过原来的 3 倍或肾小球滤过率（GFR）下降>5% 或血肌酐>40 mg/L，急性增加≥5 mg/L，可伴有少尿或无尿、氮质血症、高钾血症和代谢性酸中毒。血肌酐是反映肾小球滤过率功能常用的指标，可以判断肾小球滤过功能损害和程度。血肌酐持续升高，表示存在肾小球损害，血尿素氮/肌酐比值≤10 是器质性肾衰竭的重要诊断指标。

2. 慢性肾衰竭　慢性肾衰竭是指各种原因引起的慢性肾功能实质性损害，可有水电解质代谢紊乱，代谢产物潴留为伴随症状。根据肾功能损害的不同，可将慢性肾衰竭可分为四个阶段：肾衰竭代偿期（血肌酐浓度为 133~177 μmol/L），肾衰竭失代偿期（血肌酐浓度为 186~442 μmol/L），肾衰竭期（血肌酐浓度为 451~707 μmol/L），尿毒症期（血肌酐浓度>707 μmol/L）。

3. 引起血肌酐浓度变化的其他疾病和情况

（1）升高常见原因：①肾小球滤过率降低或肾血流量减少：急进性肾小球肾炎、重度充血性心力衰竭、IgA 型肾病、急慢性间质性肾炎、肾静脉血栓形成；肝肾综合征、泌尿系统感染晚期或梗阻出现肾小球功能障碍等，均可致血肌酐升高。②肌肉量增大：巨人症、肢端肥大症。

（2）血肌酐降低常见原因：①清除增多：尿崩症、妊娠等。②产生减少：如肌肉萎缩、肌营养不良、蛋白质热营养不良、老年人、活动减少等。

4. 妊娠期血肌酐　由于妊娠妇女的肾血流量升高，而肌酐生成速度不变，因此正常妊娠期血肌酐平均水平较非妊娠妇女要低，一旦血肌酐>70.4 μmol/L即应考虑是否肾功能出现异常。

（四）临床评价

1. 引起血肌酐个体差异大的原因

（1）肌肉质量的不同：内源性肌酐主要由肌肉代谢产生，肌肉发达的人肌酐水平可较参考区间高一些，而老年人或消瘦者肌酐水平会偏低。

（2）肉类摄取的不同：肌酐水平与摄入食物中肉类含量相关，肉类食物中肌酸增加会使肌酐升高。

2. 检测方法不同对检测结果的影响

（1）Jaffe反应法：是测定血肌酐常用的方法，但是检测易受非肌酐色素原（葡萄糖、蛋白质、维生素C、头孢菌素类抗生素等药物）干扰，所以该法测定的血肌酐值偏高。优点是操作简单、费用低廉，适合于各种仪器。

（2）酶法：特异性高，适用于自动化分析；不易受非肌酐色素原的干扰，检测结果比较可靠。国际临床化学学会已提出，全球应将肌酐的检测方法统一为酶法，并建立全球通用的肌酐参考区间。

3. 胆红素干扰　可以干扰Jaffe反应法检测，胆红素被氧化为胆绿素使得肌酐的检测结果偏低；对酶法干扰较小。

4. 溶血和脂血的干扰　由于相当数量的假肌酐存在于红细胞中，因此用Jaffe反应法测定肌酐时溶血标本会造成肌酐升高。严重脂血标本对酶法及Jaffe反应法检测均有影响。因此，患者在检测前应正常饮食。

5. 药物干扰　羟苯磺酸钙是一种微血管保护剂，常用于糖尿病性微血管病变及肾小球硬化症等治疗。羟苯磺酸钙对酶法肌酐检测有明显干扰，造成结果假性降低。在服用此药物时，可以用Jaffe反应法复检或采血检测肌酐前停止服用此药物。

三、内生肌酐清除率

肌酐是肌酸在机体内代谢产生的终产物，在肾小管内不被重吸收几乎全部从尿中排出。在严格控制摄入的外源肌酐后，血浆中内源性肌酐的水平比较恒定。仅需要检测血和尿中的肌酐浓度，根据每分钟尿量就可按下列公式计算内生肌酐清除率（Ccr）。该方法是目前临床上常用的评价肾功能的实验之一，大致可以代表GFR。

（一）计算公式

Ccr代表在单位时间内，肾脏把血浆中的内生肌酐全部清除出去（尿肌酐）与正常人内生肌酐（血肌酐）的比值。

Ccr（mL/min）=尿肌酐浓度×每分钟尿量（mL/min）/血肌酐浓度

为消除因肾脏大小不同及排尿能力差异等引起的个体差异，可按受试者的体表面积进行校正：

Ccr=Ccr×1.73 m²/受试者体表面积（m²）

（二）参考区间

成人：80~120 mL/（min·1.73 m²）；老年人随年龄增加逐渐降低，女性降低幅度大于男性。

（三）临床意义

1. 较早反映肾功能的损伤 Ccr 是判断肾小球损害的敏感指标，可较早判断肾小球损害。急性肾小球肾炎等出现肾功能损伤时，患者血清肌酐和尿素氮水平尚在正常范围，Ccr 就可低于参考区间 80% 以下；严重者可出现 Ccr 进行性下降。IgA 肾病，急、慢性间质性肾炎均可有 Ccr 降低；慢性肾小球肾炎因尿液稀释浓缩功能障碍，血肌酐明显升高，内生肌酐清除率下降。

2. 判断肾脏功能损害程度的指标 用 Ccr 评估肾小球滤过功能，可判断肾脏功能的损害程度。Ccr 小于参考区间 80% 以下，则表示肾小球滤过功能减退，肾脏功能受损。

3. 临床治疗和用药指导 $Ccr < 70 \ mL/（min·1.73 \ m^2）$ 时用药应十分谨慎，特别是主要由肾脏排泄的药物，尤其慎用具有明显肾毒性的化疗药物。要根据 Ccr 的下降程度及时调节药物剂量及用药间隔时间。

4. 可判定肾移植术是否成功 Ccr 逐步回升提示移植成功，否则提示移植失败；若发生移植排斥反应，则 Ccr 上升后又下降。

5. Ccr 与尿肌酐成正比而与血肌酐成反比 在尿量固定情况下，尿肌酐水平越高，血肌酐水平越低，Ccr 就越高。因此，Ccr 不仅反映肾小球的滤过功能，还提示肾小管的浓缩功能。

（四）临床评价和局限性

（1）具有内源性、低成本、比血肌酐和尿素氮对肾功能的评价更敏感。

（2）要定时收集尿液，及时送检或将尿液冷藏，减少尿肌酸转化成尿肌酐的机会，防止 Ccr 假性升高。

（3）重复性差，日间变异>25%。

（4）肾功能严重受损，GFR 较低时，肾小管不成比例分泌尿肌酐，会使 Ccr 高于实际水平。

四、血清尿素

尿素在肝脏合成，是人体蛋白质代谢的终末产物。正常情况下，尿素全部从肾小球滤过，约 40%～60% 被肾小管和集合管重吸收回血液。肾小球滤过功能受损时，血中尿素含量升高。当血清尿素升高时，称为氮质血症；依据病因不同，将其分为肾前性、肾性和肾后性。尿素的生成不仅与饮食中蛋白质摄入量有关，还与组织蛋白分解代谢及肝功能情况相关，因此血清尿素水平升高并不一定是肾小球功能受损所致。

（一）检查适应证

临床出现以下症状或其他辅助检查提示可能存在肾小球损害或其他引起血清尿素增高的疾病，可以申请血清尿素检测。

（1）急性或慢性肾衰竭的辅助诊断和治疗监测；可根据尿素/肌酐比，鉴别肾前性或肾后性氮质血症。

（2）在慢性肾衰竭晚期，患者出现的消化道症状往往与血清中尿素浓度的升高相关。

（3）对于血液透析患者，血清尿素水平可反映蛋白质降解和代谢的状况。

（二）常用检测方法

尿素的测定方法主要有酶法和化学法。

1. 酶法 为目前临床上主要采用的方法。用尿素酶将尿素分解为氨，再用谷氨酸脱氢酶法测定反应过程中其辅酶的减少量，以测定氨的含量，酶法检测是间接测定法。

2. 化学法　尿素与二乙酰一肟的乙酰基发生缩合反应，生成色原二嗪，为直接测定法，较难实现自动化，临床上少用。

（三）参考区间

男性（20~59 岁）：3.1~8.0 mmol/L。

男性（60~79 岁）：3.6~9.5 mmol/L。

女性（20~59 岁）：2.6~7.5 mmol/L。

女性（60~79 岁）：3.1~8.8 mmol/L。

（四）临床意义

1. 血清尿素增高

（1）生理性增高：高蛋白饮食、口服类固醇药物。

（2）病理性增高：①肾前因素：各种原因导致的肾血流量减少，肾小球滤过率降低均可使尿素在血液中滞留，如脱水、腹泻、严重感染、上消化道出血、烧伤、充血性心力衰竭等。肾前性氮质血症尿素氮升高，肌酐往往升高不明显。②肾性因素：急性肾小球肾炎、肾衰竭、慢性肾盂肾炎、中毒性肾、肝肾综合征等。急进性肾炎血清中尿素呈进行性增高；肺出血肾炎综合征，大多数患者较重，出现进行性肾功能损害，50%~70%的病例伴有血尿素升高；溶血尿毒综合征可导致轻重不同的急性肾损伤，在短时间内血清尿素水平呈轻至中度升高。③肾后性因素：尿路梗阻，血液中尿素含量升高，如：尿路结石、尿道狭窄、前列腺肥大、膀胱肿瘤等。

2. 血清尿素降低

（1）生理性降低：妊娠期、蛋白质摄入不足。

（2）病理性降低：严重的肝脏疾病。

（五）临床评价和局限性

（1）由于儿童处于生长发育阶段，对蛋白质有较高需求，蛋白质分解代谢减少，故血清尿素水平比成人低。胎儿发育对蛋白质需求的不断增长及肾脏灌流的增加，故妊娠妇女血清尿素水平往往较低。

（2）血清尿素水平易受饮食、年龄、性别及多种疾病的影响，故不易作为早期肾功能损害的指标。只有当 GFR 降低 25% 以上，血清尿素水平才会高于正常参考上限。

（3）常见干扰因素：溶血可使血清尿素测定值升高，标本采集及处理过程应尽量避免溶血。血氨升高时，血清尿素测定结果可能偏高。

（葛世杰）

第三节　肾穿刺活检

肾穿刺活检又称为经皮肾活检，是指进行局部麻醉后，通过 B 超或 CT 定位，对肾脏进行穿刺，取出肾脏活体组织检测，经电子显微镜、光镜及免疫荧光检查做出肾脏病理诊断的方法，是一种创伤性检查，也是目前判断肾脏病理类型最重要的方法。

一、肾穿刺活检术

（一）适应证

（1）肾移植术后排斥反应的诊断。

（2）各种弥漫性肾小球病变、某些肾小管间质疾病及某些原因不明的急性肾衰竭的患者，若临床诊断不清或制订治疗方案、判断疾病预后需要，为确定诊断及进行病理分型。

（二）操作要点

（1）患者俯卧位（肾移植患者取仰卧位），腹部垫以 8~10 cm 厚的沙袋。

（2）常用 B 超及 CT 引导定位，确定穿刺点。

（3）嘱患者深吸气后屏气，穿刺枪从穿刺点刺入肾脏，针头进入肾囊时有突破感，并见针尾随呼吸运动呈上下摆动。

（4）再次经 B 超或 CT 确定穿刺位置，扣动穿刺枪后将其拔出，推出针芯见所取的条形肾组织。

（三）注意事项

（1）穿刺时一定要患者深吸气屏气，防止肾脏损伤。

（2）穿刺部位多选择在肾脏下极，以避免肾蒂及胸膜损伤。

（四）术后处理

（1）局部压迫数分钟后穿刺点放置一小沙袋，再用腹带扎紧，以利压迫止血。

（2）沙袋压迫 6 小时，绝对卧床 24 小时。

（3）观察血压、脉搏、尿量及尿色变化，有无腰痛、腹痛等。

（4）术后应用抗生素 2~3 天。

二、肾活检病理检查的常见病变

（一）肾小球的常见病变

1. 肾小囊常见病变　肾小囊是肾小球最外层结构，由基底膜、壁层上皮细胞、肾小囊腔和脏层上皮细胞组成，与肾小管相通。

（1）肾小囊基底膜增厚：用过碘酸六胺银（PASM）染色可见正常肾小囊基底膜呈细线状，当其呈现宽的条带状时，为基底膜增厚。见于萎缩的肾小球和球周纤维化。

（2）肾小囊基底膜断裂：用 PASM 染色可清楚地呈现，肾小囊基底膜是肾小球与肾间质间的屏障，它的断裂使肾小囊内原尿外溢，刺激间质细胞增生，细胞外基质增多，间质成分侵入肾小囊形成新月体。常见于新月体形成的各种肾小球肾炎、新月体肾小球肾炎、间质性肾炎。

（3）肾小囊扩张：正常肾小囊腔呈裂隙状，含蛋白成分极低的原尿，不被染色，呈空的裂隙。肾小囊腔变为腔隙，腔内充满浅染的蛋白性液体或少许红细胞，毛细血管襻被挤压至血管极，称肾小囊扩张。见于各种原因导致的肾小管阻塞、肾小球毛细血管襻缺血皱缩等。

（4）球囊粘连：肾小球毛细血管襻部分或全部与肾小囊基底膜融合称为球囊粘连。与纤维性新月体鉴别，前者将毛细血管拉向基底膜，后者将毛细血管向内挤压。见于各种肾小球肾炎和肾小球病。

（5）肾小球周围纤维化：肾小囊基底膜周围出现宽厚的胶原纤维称为肾小球周围纤维化或球周纤

维化。用 Masson 染色显示肾小球周围呈蓝染或绿染，大量Ⅲ型胶原增生。见于慢性间质性肾炎和各种原因导致的间质纤维化。

（6）新月体形成：肾小球毛细血管受到各种严重损伤、毛细血管壁断裂，血液流入肾小囊内并凝固，导致肾小囊壁层上皮细胞、足细胞增生、单核-巨噬细胞浸润，促纤维化细胞因子的产生，促使壁层上皮细胞向肌成纤维细胞转分化，纤维母细胞增生、纤维化，形成新月体。根据新月体大小，分大新月体（体积占肾小囊的 50% 以上）和小新月体（体积占肾小囊的 50% 以下），一般所称的新月体即大新月体。根据新月体的组成成分，分细胞性新月体，以上皮细胞（肾小囊上皮细胞、足细胞）增生和炎细胞（单核-巨噬细胞、血液中的白细胞）浸润的细胞成分为主，增生和浸润的细胞在两层以上；细胞性新月体内出现胶原纤维时，称为细胞纤维性或硬化性新月体。细胞性、细胞纤维性新月体显示病变的新旧程度。根据切面，通过肾小球血管极正切面显示的新月体结构，称为新月体；偏离肾小球血管极，毛细血管丛周围形成新月体结构，称环状体；仅显示部分新月体结构而无毛细血管，称盘状体。主要见于各型新月体肾小球肾炎、有新月体形成的各种肾小球肾炎。

新月体的形成除肾小球毛细血管壁损伤断裂原因外，肾间质炎症细胞浸润、炎症因子释放，导致肾小囊基底膜破裂，炎症细胞、间质细胞侵入，也可形成新月体，这种新月体中以Ⅲ型胶原为主，与前几种新月体中的Ⅳ型胶原不同。

2. 足细胞常见病变　足细胞是肾小球滤过屏障的一部分，与肾小球毛细血管壁的通透性密切相关。

（1）足细胞空泡变性和肿胀：足细胞通过胞饮，内质网扩张，吞噬泡、溶酶体增多，导致细胞肿胀，体积增大，细胞质空泡状。见于以大量蛋白尿和肾病综合征为主的肾小球肾炎和肾小球病，细胞型局灶节段性肾小球硬化症时，足细胞不但肥大和变性，尚可见增生。法布里病（Fabry 病）因先天缺乏神经酰胺三己糖苷 α-半乳糖苷酶，导致足细胞胞质呈泡沫状。

（2）足细胞足突融合：电镜下足细胞足突消失或呈微细绒毛状变性，称足细胞足突融合，这是由于足细胞表面负电荷减少或消失造成的。常见于微小病变和以大量蛋白尿或肾病综合征为主的肾小球肾炎的肾小球病。

（3）足细胞增生：足细胞增多并松散地分布于肾小囊内，形成假新月体状。见于细胞型局灶节段性肾小球硬化症。

3. 基底膜常见病变　肾小球基底膜是肾小球滤过屏障的重要组成部分，是肾小球疾病最常受累的结构。用 PASM 染色、过碘酸雪夫染色（PAS）和马松染色（Masson）均可观察基底膜，其中 PASM 染色法最精确。

（1）基底膜空泡变性：正常的足细胞借助足突与基底膜相接触，与基底膜保持一定距离，用 PASM 染色标本中基底膜呈细线状，当足细胞空泡变性和足突弥漫融合时，足细胞则匍匐予基底膜上，使基底膜失去正常的细线状而呈缎带状，且有空泡的表现。多见于有大量蛋白尿和肾病综合征的各种肾小球肾炎和肾病。

（2）基底膜增厚

1）基底膜均质增厚：基底膜增厚无免疫复合物或其他特殊物质沉积，多由于代谢障碍导致的糖蛋白等细胞外基质增多造成的。多见于糖尿病肾小球病、移植性肾小球病等。

2）基底膜非均质增厚：①免疫复合物沉积导致的基底膜增厚：免疫复合物沉积于基底膜各部位，刺激基底膜增生，上皮下沉积可出现基底膜钉突状增厚，基底膜内沉积或吸收溶解使基底膜的假双轨状或链环状增厚，内皮下沉积可出现白金耳状增厚。多见于原发性和继发性膜性肾病。②系膜插入导致的基底膜增厚：系膜细胞和系膜基质弥漫重度增生，向内皮下插入时，系膜基质或基底膜样物质添加于原基底膜内，基底膜呈双轨或多轨状增厚。多见于原发性和继发性膜增生性肾小球肾炎。③殊物质增多和沉积导致的基底膜增厚：如指甲–髌骨综合征、Ⅲ型胶原肾小球病、淀粉样变性性肾病、冷球蛋白血症等，基底膜内大量Ⅲ型胶原增生、淀粉样蛋白沉积、特殊的结晶物质沉积，均可使基底膜增厚。④基底膜内疏松层增厚：基底膜内疏松层水肿、纤维蛋白或电子致密颗粒沉积致基底膜增厚。多见于妊娠性肾病、移植肾的慢性排异反应以及血栓性微血管病。

3）基底膜撕裂或网化：先天性Ⅳ型胶原发育异常，导致基底膜撕裂或网化。见于眼–耳–肾综合征（Alport综合征）。

4）基底膜皱缩：基底膜呈屈曲状，使肾小球毛细血管襻缩小，肾小囊扩张。见于肾小球缺血。

5）基底膜菲薄：先天发育异常，导致基底膜变薄，可相当于正常同龄人的 1/3～1/2，见于薄基底膜肾病、Alport综合征。

6）基底膜断裂：各种损伤严重时均可导致基底膜断裂，血液流入肾小囊内，出现新月体。多见于局灶坏死性肾小球肾炎、新月体性肾小球肾炎、伴有新月体形成的各种肾小球疾病。

4. 内皮细胞常见病变　肾小球内皮细胞对各种刺激的反应：变性、脱落和增生。

（1）内皮细胞变性：常见内皮细胞空泡变性，可与内皮细胞增生同发生。多见于各种肾小球肾炎和肾小球病。

（2）内皮细胞增生：单纯内皮细胞增生常见于妊娠性肾小球病或病毒感染等造成的内皮细胞病以及其他的血栓性微血管病；各种原发和继发的毛细血管内增生性肾小球肾炎常伴有系膜细胞增生。

5. 肾小球毛细血管内微血栓和血栓样物质形成　各种损伤因素、代谢异常及凝血障碍，均可导致毛细血管内血栓形成或血栓样物质沉积。

（1）毛细血管襻坏死及微血栓形成：见于肾小球毛细血管壁纤维素样坏死伴发的微血栓、抗磷脂抗体性微血栓、冷球蛋白血症、血栓性微血管病、弥散性血管内凝血等。

（2）毛细血管内血栓样物质沉积：见于脂蛋白肾病、巨球蛋白血症等。

6. 肾小球毛细血管扩张、淤血　肾小球的血流动力学改变，使部分毛细血管腔产生血管瘤样扩张，多见于糖尿病肾小球病。

7. 系膜组织的常见病变

（1）系膜增生：炎症刺激可导致系膜细胞和基质增生（一个系膜区>3个系膜细胞），根据分布情况分为弥漫性增生和局灶性增生、球性增生和节段性增生。根据严重度分轻、中、重度增生。多见于各种原发和继发的系膜增生性肾小球肾炎。

（2）系膜结节状硬化：多种蛋白沉积或系膜基质过度增生，使肾小球呈分叶状，称肾小球系膜结节状硬化。见于结节性糖尿病肾小球硬化症、淀粉样变肾小球病、轻链肾病、纤连蛋白肾病、膜增生性肾小球肾炎晚期等。

8. 肾小球内细胞浸润　各种原因导致原发性和继发性肾小球肾炎可见炎症细胞浸润，多种多形核白细胞和单核细胞浸润。

9. 肾小球毛细血管纤维素样坏死　各种强烈的刺激因素可导致毛细血管坏死，伴有纤维蛋白沉积，可伴发微血栓形成。多见于各种原发性和继发性肾小球肾炎。

（二）肾小管常见病变

1. 肾小管上皮细胞颗粒变性和滴状变性　肾小管上皮细胞缺血缺氧，吸收蛋白增多，致线粒体肿胀，胞质呈细颗粒状，称为颗粒变性。吸收大量蛋白，蛋白滴和溶酶体增多，胞质内呈玻璃滴状，称为滴状变性。多见于以蛋白尿和肾病综合征为主的病例。

2. 肾小管上皮细胞空泡变性　肾小管上皮细胞缺血缺氧、吸收蛋白等物质增多，导致吸收空泡增多，呈细密空泡或大空泡状。多见于蛋白尿、短时大量输入高张性物质、中毒及低钾血症等。

3. 肾小管管型　尿中的异常物质在肾小管内浓缩凝固形成。有透明蛋白管型、红细胞管型、细胞管型、尿酸或尿酸盐管型等。

4. 急性肾小管炎　急性间质性肾炎、移植肾急性细胞性排斥反应时，可见 CD8 淋巴细胞在肾间质、肾小管上皮细胞间浸润。

5. 肾小管上皮细胞刷状缘脱落　光镜下见肾小管管腔扩张，上皮细胞扁平，电镜下可见肾小管上皮细胞的微绒毛脱落消失。

6. 急性肾小管坏死　肾小管上皮细胞重度空泡和颗粒变性、细胞崩解、裸基底膜形成等。

7. 肾小管萎缩　肾小管上皮细胞体积缩小、基底膜增厚、管腔狭窄，有阻塞时管腔扩张，伴有周围的淋巴和单核细胞浸润、纤维化。

（三）肾间质常见病变

1. 肾间质水肿　肾间质水肿，肾小管之间的间隙加大，呈疏松状态。多见于急性肾小管重度损伤、肾静脉血栓形成。

2. 肾间质炎症细胞浸润　分为局灶性（<总面积 25%）、多灶性（占总面积 25%～50%）、大片状（占总面积 50%～75%）及弥漫性（占总面积 75% 以上）。浸润细胞为中性多形核白细胞、淋巴和单核细胞、浆细胞、泡沫细胞等。

3. 肾间质肉芽肿　以上皮样细胞为主的肉芽肿样结构，见于肾结核病、结节病、非特异性肉芽肿等。

4. 肾间质纤维化　肾间质胶原纤维增生，以Ⅲ型胶原为主。可为局灶性（<总面积的 25%）、多灶性（占总面积 25%～50%）、大片状（占总面积 50%～75%）及弥漫性（占总面积 75% 以上）。

（四）肾血管常见病变

1. 细动脉硬化和玻璃样变性　入球小动脉管壁均质增厚，管腔狭窄，失去弹性。多见于原发性、继发性和肾性高血压。

2. 小动脉硬化　弓状动脉和小叶间动脉内膜增厚，管腔狭窄。多见于原发性、继发性和肾性高血压，动脉粥样硬化症，小动脉坏死恢复期等。

3. 小动脉内膜葱皮状增厚　多见于恶性高血压病、溶血性尿毒症综合征、产后性急性肾衰竭、系统性硬化症等血栓性微血管病、移植肾的慢性血管性排异反应等。

4. 小动脉纤维素样坏死　小动脉管壁坏死、纤维蛋白沉积。见于坏死性小动脉炎。

5. 小动脉血栓形成　常为小动脉坏死伴发小动脉管腔内凝血形成。见于小动脉炎。

6. 小静脉血栓形成　血凝状态异常，导致肾静脉血栓，多见于肾病综合征患者。

（徐一力）

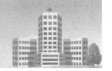

第四章 肾脏疾病的影像学检查

第一节 X 线检查

肾脏在进行普通 X 线检查时缺乏自然对比，因此常规 X 线检查——腹部平片难以显示其结构及病理改变。腹部平片主要用于泌尿系结石、钙化的诊断及肾脏大小、位置、轮廓改变的观察。肾具有排泄含碘对比剂的能力，尿道又与外界相通，因而适于排泄性和逆行性等泌尿系统碘剂造影检查。造影前必须根据临床提出的要求，熟悉患者的临床资料，特别注意有无造影禁忌证，出、凝血时间是否正常，严格进行造影剂及麻醉剂过敏试验，并注意局部血管、皮肤等情况。造影前 3~4 天禁用金属药物、钡剂等，造影前 6~8 小时禁食。并取得患者配合。

一、腹部平片

腹部平片（kidney ureter bladder，KUB）是泌尿系统结石常用的初查方法，目前其在诊断泌尿系统复杂疾病时作用有限。

检查方法：常规摄取仰卧前后位片，照片应包括上至双肾上腺区下至膀胱和前列腺。摄片前一天晚上服缓泻剂番泻叶 9 g 清洁肠道。

正常表现：前后位片上，于脊柱两侧可见双侧肾轮廓。正常肾边缘光滑，密度均匀。肾影长 12~13 cm，宽 5~6 cm，位于第 12 胸椎至第 3 腰椎之间，一般右肾略低于左肾。

KUB 在发现泌尿系结石方面有帮助，而且是一经济的随访方法。假阴性结果是有可能的，特别是结石与骶骨和髂骨翼重叠，或者结石是透 X 线的。存在血管钙化和静脉石时可能出现假阳性结果。体外震波碎石前 KUB 检查尤为重要，如果看不到结石，则不应选择用 X 线定位的碎石机行体外震波碎石。KUB 对碎石前后结石粉碎情况亦可对比观察。腹部平片在判断肾引流管、输尿管支架、导管方面也有一定价值。

异常表现：肾区内高密度结石、钙化影及肾轮廓的改变。前者主要为肾盂结石，后者见于肾结核、肾癌或肾囊肿。肾轮廓改变：肾影增大或部分增大并局部外突，主要见于肾盂积水、肾肿瘤或肾囊肿；肾轮廓局部凹陷，常为瘢痕所致；肾影消失，见于肾周病变，例如肾周脓肿或血肿。

二、静脉尿路造影

静脉性肾盂造影（intravenous urography，IVU）又称排泄性尿路造影（excretory urography），其应用依据是有机碘化物的水溶液（如非离子型造影剂）注入于静脉后，几乎全部由肾小球滤过而排入肾盏和肾盂内，如此不但能显示肾盏、肾盂、输尿管及膀胱内腔，且可大致了解两肾的排泄功能。

IVU 检查前首先应行碘过敏试验，过敏试验阴性者方可考虑该项检查，并注意检查过程中及检查完毕后过敏反应的表现并做出处理。对造影剂存在风险的患者，可以使用低渗非离子型造影剂（LOCM），并避免大剂量应用造影剂。与高渗造影剂（HOCM）相比，LOCM 发生心血管毒性、肾毒性反应的风险低。

1. 造影剂反应及处理

（1）造影剂反应发生的高危因素：①甲状腺功能亢进患者。②心肺功能不全的患者。③有过敏倾向者，如哮喘、荨麻疹、枯草热患者和有药物及食物过敏史者。④肝肾功能损害，尤其是中度损害以上者。⑤急性尿路感染。⑥有造影剂过敏史者。⑦妊娠、骨髓瘤、糖尿病患者。⑧各种因素导致的体质严重虚弱、脱水者。

（2）造影剂反应的临床表现：较轻的有全身或局部发热、局部疼痛、喷嚏、恶心、呕吐、头痛、腹痛、荨麻疹、流泪、结膜充血等。严重的有喉头水肿、支气管痉挛、肺水肿、抽搐、血压下降、休克、昏迷甚至呼吸心跳停止。

（3）造影剂反应的预防：①检查室必须装备必要的各种抢救用药品，同时配备氧气瓶（或管道）、吸痰器随时备用。如遇严重反应，在自己抢救的同时要尽快通知有关科室医师前来协助抢救。②造影前准备工作要做好，首先详细了解有关病史、药物过敏史，及早发现造影剂反应的高危因素，采取对应措施。③应用造影剂前一定要做碘过敏试验，以静脉法为宜。需要注意的是部分患者在做过敏试验时即可发生严重不良反应，要有充分准备。

（4）造影剂反应的处理：发生造影剂反应后的处理原则：①轻度反应：不必采取措施，但要留患者观察 10 余分钟，以免反应加重便于及时处理。②中度反应及重度反应：要立即停止对比剂的注射，保持静脉通道，并首先静脉注射地塞米松 10~30 mg，同时根据不同形式的反应立即采取必要的抢救措施，抢救措施的原则基本是对症治疗。

2. 检查方法 ①首先了解有无应用造影剂的禁忌证，检查前还需行碘过敏试验并备好急救药物。②清除肠管内气体和粪便，并限制饮水。③取仰卧位，先摄取腹部平片。④下腹部应用压迫带，暂时阻断输尿管后，于静脉内注入 60% 泛影葡胺。对比剂 60% 泛影葡胺用量：成人 20 mL，体重过重者可用40 mL，儿童剂量以 0.5~1 mL/kg 体重计算。必要时可采用非离子型造影剂，如碘普胺等。⑤注入对比剂后 5~7 分钟、15 分钟、25~30 分钟分别摄取双肾至膀胱区影像（一般共 3 张）。

特殊情况下需要加拍更多的片子。侧位片能够帮助鉴别在常规前后位片上重叠的肾盏系统充盈缺损。俯卧位可以使输尿管位置相对固定，有助于使输尿管扩张后充分显示。立位片能够发现肾下垂，严重肾积水还能显示造影剂的分层。

如果常规法即静脉注入法显影不满意可采取静脉滴注法，其主要优点是尿路显影清楚，肾盂、肾盏显影时间长，方法是用 60% 泛影葡胺 2 mL/kg 的剂量加等体积 5% 葡萄糖或生理盐水，5~10 分钟滴完。

3. 正常表现 注入对比剂后 1~2 分钟，肾实质显影，密度均匀；3~5 分钟后肾盏和肾盂开始显影；15~30 分钟肾盏和肾盂显影最浓。静脉肾盂造影时肾实质首先显影，肾小盏、肾大盏、肾盂相继显影。一般每侧肾有 7~8 个肾小盏，2~3 个肾小盏合并形成 1 个肾大盏，2~3 个肾大盏合并形成肾盂。肾盂一般呈三角形或漏斗形，有时呈分支型，肾盂上缘外凸，下缘内凹，肾盂向内下方变细移行于输尿管上端，亦可见壶腹型肾盂，表现为肾盂呈壶腹形扩大，但肾盏形态正常，此点与肾积水鉴别。

4. 异常表现 ①肾盂和肾盏受压、变形、移位，凡肾实质内肿物如肾囊肿、肿瘤、血肿或脓肿等均可引起这种改变。②肾盂、肾盏破坏，表现为肾盂、肾盏边缘不规整乃至正常结构完全消去，主要见于肾结核、肾盂癌和侵犯肾盂、肾盏的肾癌。③肾盂、肾盏或输尿管内充盈缺损，显示病变区内无对比剂充盈，为突入腔内病变或腔内病变所致，包括肾盂、肾盏或输尿管肿瘤、肾实质肿瘤、结石、血块和气泡等。④肾盂、肾盏和输尿管扩张积水，常为梗阻所致，原因多而复杂，包括肿瘤、结石、血块、先天性狭窄、外在性压迫等。

三、逆行性尿路造影

逆行性尿路造影，也称逆行肾盂造影（RP），是在行膀胱镜检查时，将导管插入输尿管并经导管注入造影剂使上尿路显影的侵袭性检查方法。插入导管一般用 4~5F 导管。此法不受肾功能影响，用于不适合行 IVP 的患者，如心、肝、肾功能差或 IVP 显示肾盂、肾盏不满意者。在行膀胱镜检查时，有时会根据病情需要而行 RP，而不是再单独采用 IVU 检查，这样经济、省时。逆行肾盂造影作为集合系统的解剖指引，也可与肾、输尿管腔镜操作联合进行。

但对下尿路感染者不宜此检查。

1. 禁忌证　尿道狭窄及其他不宜膀胱镜检查者；肾绞痛及严重血尿；泌尿系感染；一般情况差。

2. 造影剂　每侧肾盂常用 10%~30%泛影葡胺 5~10 mL。

3. 造影前准备　摄尿路平片。不必做碘过敏试验。

正常肾盏、肾盂表现同排泄性尿路造影。肾实质不显影。逆行或排泄造影时由于肾盂、肾盏内压力过高可发生造影剂反流入管腔及肾组织，常见有肾盂肾窦反流、淋巴管反流、静脉周围反流、肾小管反流及肾反流。

四、顺行性上尿路造影

顺行性尿路造影包括经皮穿刺肾盂造影、经肾造瘘管造影等。经皮穿刺肾盂造影系指经皮直接穿刺至肾盂内注入造影剂显示肾集合系统的方法。主要适用于急性尿路梗阻和肾盂积水、IVP 显影不良或因输尿管狭窄、膀胱镜检查失败等原因而不能进行逆行性尿路造影检查的患者。可选择在超声引导下或 CT 引导下进行经皮穿刺肾盂造影。常用造影剂为泛影葡胺，浓度常用 10%~30%，剂量以满意显示肾盏肾盂而定。经皮肾镜取石术后可经肾造瘘管造影检查有无残留结石。经肾造瘘管造影还可帮助确认输尿管梗阻、输尿管瘘的情况，以决定是否可以拔除肾造瘘管。

五、血管造影

1. 腹主动脉造影与选择性肾动脉造影　腹主动脉造影多数在选择性肾动脉造影前进行，有助于大动脉及肾血管病变的诊断。但由于 CTA 及 MRA 的应用，这两种检查在单纯肾脏实质及血管疾病诊断方面已很少采用，在行肾动脉栓塞或成形等介入性治疗时需行选择性肾动脉造影。

腹主动脉造影一般采用 Seldinger 技术经皮股动脉穿刺插管的技术，将"猪尾"导管头置于腹腔动脉开口下方，用高压注射器快速注射 40~50 mL 的 76%泛影葡胺或其他非离子造影剂并连续摄片。选择性肾动脉造影时，将导管插入肾动脉后，快速注入 10~15 mL 的 76%泛影葡胺或其他非离子造影剂并连续摄片。

肾动脉造影正常表现：两侧肾动脉起自腹主动脉，一般左侧稍高，约平 L_1 下缘至 L_2 上缘，右肾动脉起点低约半个椎体。正常肾动脉平均直径约 6 mm，范围为 4.6~9.7 mm。肾动脉在肾门处或进入肾实质分为前后两支，后支较细供应肾的后段与部分下段，前段较粗，分为上段、上前段、下前段与下段动脉，供应相应区域，肾段动脉的分支穿行于肾柱内称叶间动脉，叶间动脉在皮髓交界再分为弓形动脉，向皮质发出放射状小叶间动脉，小叶间动脉发出输入动脉进入肾小球。

腹主动脉造影与选择性肾动脉造影主要用于检查肾血管病变，特别是各种原因造成的肾动脉狭窄与闭塞，确定其部位和范围并行介入性治疗。造影检查也可发现肾动脉瘤和肾动静脉畸形。此外，还用于观察肾肿瘤的血供情况及行化疗和（或）栓塞等介入性治疗。

2. 下腔静脉造影与肾静脉造影　由于 CT 及 MRI 的广泛应用，下腔静脉造影与肾静脉造影已很少应用。

（1）下腔静脉造影：用于肾癌向下腔静脉浸润，下腔静脉受到肿瘤外压、浸润及下腔静脉后输尿管的诊断。下腔静脉内肿瘤血栓时，显示下腔静脉充盈缺损像。如果完全闭塞，可看到奇静脉等侧支循环。诊断下腔静脉后输尿管时，需同时在右输尿管留置导管，可见导管前行横过下腔静脉左侧，再通向右肾。

（2）肾静脉造影：用于对肾细胞癌肾静脉浸润的判断，以及对肾静脉瘤、肾静脉血栓症、肾静脉畸形和 Nutcracker Syndrome 的诊断。肾细胞癌时，可见静脉阻断、挤压、充盈缺损像、侧支循环的增生。肾静脉血栓症时，可看到肾静脉的闭塞像和肾肿大。

肾静脉造影是为弥补肾动脉造影的不足所选择的造影方法。一般方法是经皮穿刺股静脉或大隐静脉将导管进入肾静脉后固定并连接高压注射器，快速注入 76% 泛影葡胺 30 mL 并连续摄片。此外，经过大隐静脉将导管插入下腔静脉作腔静脉造影，对腹膜后肿瘤、腔静脉内癌栓等也有诊断价值。

（何玲慧）

第二节　CT 检查

一、检查方法

（一）CT 平扫

注意平扫时不要做对比剂试验，以免把肾盂内的对比剂误认为是结石，扫描层厚不宜超过 5 mm。非增强期扫描可用于评估尿石症、显示肾实质和血管钙化，能对肾轮廓进行总体观察。

（二）增强 CT 扫描

肾脏增强 CT 扫描对确定肾肿物的位置很有意义，因为肾脏病变不可能出现在某一特定时相，所以需要多时相扫描。增强扫描是指通过静脉血管内注射碘对比剂后进行的扫描，在肾动脉供血时相内的扫描称为肾动脉期扫描。在肾静脉供血时相内的扫描称为肾静脉期扫描。延迟扫描是指肾盏及肾盂内充盈对比剂后进行的 CT 扫描，常可检出肾盂内小的病灶，并可在此期进行三维重建。非增强期（造影前期）、皮髓质期、肾实质显像期和肾盂显像期的肾脏造影可以充分观察、发现肾脏病变。注射造影剂后约 30 秒进入皮髓质期，可以区分肾脏皮质和髓质。大约 100 秒后进入肾实质显像期，此期肾实质均匀增强，肾脏肿瘤在肾实质显像期更容易发现。当造影剂充盈集合系统时则进入肾盂显像期或称排泄期。

肾静脉容易显影，肾动脉位于肾静脉后方且较细，有时难以看到。CT 检查还可以显示肾毗邻的器官，了解肾与它们的关系。

（三）CT 尿路成像（CTU）

即 CT 泌尿系造影，是对 CT 强化后延迟扫描的轴位图像利用 CT 后处理软件进行三维重建的泌尿系检查方法。能立体直观地显示泌尿系腔道的整体，有利于诊查泌尿系积水的原因，常用于输尿管疾病的诊断。检查时要求在排泄晚期从螺旋扫描仪中截获传统的断层图像，将这些图像重建就可以得到 CT 尿路成像。CT 尿路成像可以通过造影剂增强重建输尿管图像。在评估血尿方面，CTU 可以取代 IVU 和超声。

（四）CT 血管造影（CTA）

是一种显示血管的微创方法，不需要采取直接穿刺大血管的方式，通过快速注入造影剂在动脉期行螺旋 CT 扫描成像。需避免口服造影剂。获得图像后用工作站将软组织和骨骼图像清除，然后进行三维重建。适用范围包括诊断肾动脉狭窄、准备供肾切除前评估肾血管及确定肾盂输尿管连接部狭窄患者有无迷走血管。

（五）三维重建

图像后处理技术包括再现技术获得的三维立体图像和仿真内镜显示技术。常用的三维重建方法包括表面遮蔽显示（surface shaded display，SSD）、最大密度投影（maximum intensity projection，MIP）和容积演示（volume rendering，VR）。

SSD 是将像素值大于某个确定域值的所有像素连接起来的一个三维的表面数学模型，然后用一个电子模拟光源在三维图像上发光，通过阴影体现深度关系。SSD 图像能较好地描绘出复杂的三维结构，尤其是在有重叠结构的区域。此重建方法是 CTU 常用的重建方法之一。

MIP 是把扫描后的若干层图像迭加起来，把其中的高密度部分做一投影，低密度部分则删掉，形成这些高密度部分三维结构的二维投影，可从任意角度做投影，亦可做连续角度的多幅图像在监视器上连续放送，给视者以立体感。

VR 亦是三维重建技术之一，首先确定扫描容积内的像素密度直方图，以直方图的不同峰值代表不同组织，然后计算每个像素中的不同组织百分比，继而换算成不同的灰阶，以不同的灰阶（或色彩）及不同的透明度三维显示扫描容积内的各种结构。现在已经设计出智能化的 VR 软件，操作者只需选择不同例图，就可以自动重建出需要显示的图像。此重建方法亦是 CTU 常用的重建方法之一。

二、肾结石

CT 平扫已经成为评估尿石症的主要影像学检查方法，于单侧或双侧肾盂、肾盏内见单发或多发斑点状、类圆形、鹿角形、桑葚形或不规则形高密度影，CT 值在 100 Hu 以上，病灶边界锐利清楚。CT 检查也可以用于判断结石伴发的肾积水、输尿管周围和肾周围炎症，当结石引发梗阻时，可见高密度结石影以上部位肾盂肾盏明显扩张，肾实质变薄。CT 增强和延迟扫描，可进一步确定病灶位于肾盂肾盏内，如发生肾积水时并出现肾功能异常时，肾脏强化弱，延迟扫描肾盂肾盏内对比剂浓度低或无对比剂出现。如果不存在结石 CT 可以帮助确定泌尿系统以外的病因。在诊断结石方面 CT 可以取代 IVU。

三、肾结核

当病灶位于肾皮质内表现为微小肉芽肿时，CT 难以发现。随病情发展肾实质内出现多发形态不规则、边缘模糊的低密度灶，病灶局部可见钙化影，低密度灶与肾盏相通，局部受累的肾盂肾盏不同程度变形，肾盂壁增厚，受累肾盏可见积水扩张。增强后病灶无明显强化。晚期肾体积缩小，形态不规则，肾盂肾盏壁明显增厚，腔狭窄或闭塞。发生钙化时，肾区见不规则斑点状、蛋壳状或弥漫性钙化（图

4-1，图 4-2)。

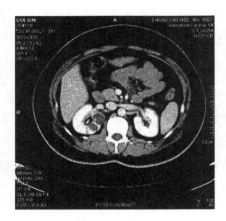

图 4-1 CT 强化静脉期轴位图像

患者，女，39 岁，结合病史半年余。
可见右肾皮之内见多个大小不一的干
酪样坏死灶

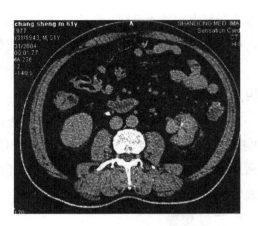

图 4-2 CT 强化扫描轴位图像

患者，男，61 岁，结合病史 1 年余。可
见左肾体积缩小，其皮质内见点状钙化和
小囊样干酪样坏死

四、肾损伤

　　肾挫伤平扫可见局部肾实质密度略降低，边界不清，增强扫描病灶区呈边缘模糊的无强化区，延迟
扫描可见肾间质内对比剂少量集中现象。肾内血肿随时间不同其大小、形态、密度均有所不同，增强后
血肿呈边界清楚或不清之低密度无强化区。肾破裂伤表现为局限性密度减低区，并伴有小灶性出血及肾
周血肿表现，增强扫描病灶区呈低密度或无强化改变，可见含对比剂外渗尿液积聚现象。肾碎裂伤当保
留完整血管时，增强扫描可见肾实质增强断端边缘不规则，呈斑片状强化，当血管断裂可出现不强化肾
块。肾盂损伤时，增强扫描示含对比剂尿液外渗。当肾蒂损伤时整个肾脏或部分肾段不强化，肾盂内无
对比剂聚积。肾包膜下血肿时，表现为新月形低密度区围绕肾实质，相应部位肾实质受压。肾周血肿
时，可见肾脂肪囊内高密度影，随时间延长密度逐渐降低，肾筋膜增厚（图 4-3，图 4-4）。

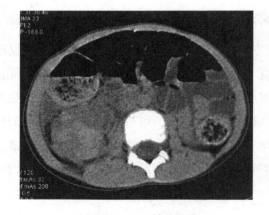

图 4-3 CT 轴位图像

患者，男，10 岁，腰部外伤 1 天。可见
右肾形态欠规整、密度欠均（右肾挫裂
伤）

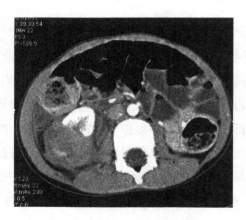

图 4-4 CT 动脉期强化图像

同一患者，可清晰地显示右肾形态欠规
整，前半部分明显强化，后半部分无强化

五、肾癌

CT 平扫较小肾癌多呈圆形或椭圆形，病灶区呈低密度或略低密度改变，较大肿瘤形态多不规则，边界模糊不清，内部呈高低混杂密度，密度不均。部分病灶可见假包膜影，此时边界清楚。当肿瘤液化坏死时，病灶内可见更低密度区，并发出血时，可出现高密度。病灶内偶尔可见高密度钙化影。肾癌压迫或侵及肾窦时可导致肾窦形态改变，并导致肾积水。增强后，早期病灶多呈不均匀明显强化，其强化密度高于或等于肾皮质密度。实质期病灶密度降低，而周围正常肾实质密度较高，因此此时肿瘤呈低密度改变，病灶边界和范围显示更清楚。少血供肾癌增强后密度升高幅度小，实质期病灶仍呈低密度改变。晚期患者可见肾静脉、下腔静脉增粗，管腔内可见充盈缺损等静脉癌栓形成表现。腹膜后大血管周围可见转移肿大淋巴结影（图 4-5，图 4-6，图 4-7）。

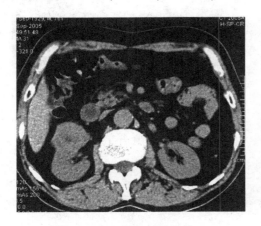

图 4-5 CT 平扫轴位图像

患者，男，76 岁，无痛性血尿 3 个月余，可见右肾体积增大，肾皮质内上方可见一局限性突出的等密度肿块，边缘欠清

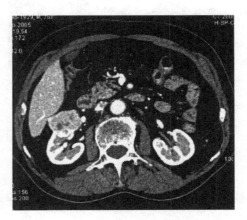

图 4-6 CT 强化扫描轴位图像

同一患者，可见右肾肿块呈不均质强化，其内见不规则无强化坏死区

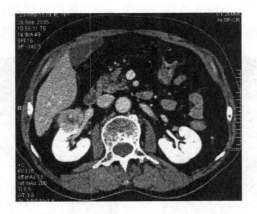

图 4-7 CT 静脉期强化轴位图像

同一患者，可见右肾肿块呈略低密度灶，边缘欠清

六、肾错构瘤

可分为单发和多发，CT 平扫表现为肾实质内见大小不等类圆形或不规则形混杂密度肿块影，以其

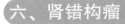

内含脂肪的多少，分为多脂肪、少脂肪和无脂肪肾错构瘤，多脂肪和少脂肪错构瘤病灶内可见脂肪密度区，病灶边界清楚，增强扫描示肿瘤呈不均质强化，脂肪组织和坏死组织不强化。无脂肪错构瘤常呈不均质强化，常很难与肾癌相鉴别（图4-8，图4-9）。

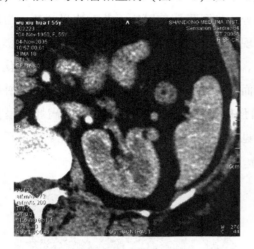

图4-8　CT动脉期强化扫描轴位图像

患者，女55岁，查体发现左肾肿块，可见左肾一类圆形肿块，肿块呈不均质强化，其内见点片状脂肪密度灶

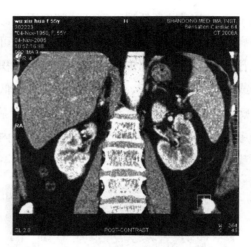

图4-9　多平面冠状重建图像

同一患者，亦可见左肾呈不均质强化的类圆形肿块，并可见其内点片状脂肪密度灶

七、肾盂癌

CT平扫肿瘤较小时，肾大小形态无明显变化，于肾窦内可见分叶状或不规则形软组织密度肿块影，内部密度均匀或不均匀，CT值30~40Hu，病灶周围肾窦脂肪受压变薄或消失。增强扫描示病灶呈轻度强化，由于周围正常肾实质明显强化，病灶显示更明显，边缘更清楚。延迟扫描时，对比剂进入肾集合系统，此时可见病灶区肾盂或肾盏出现充盈缺损改变。较大肿瘤可侵犯肾实质，此时表现与肾癌类似，肾体积明显增大。也可侵犯肾周围组织和邻近器官，此时可出现相应改变（图4-10，图4-11）。

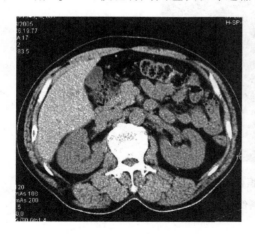

图4-10　CT平扫轴位图像

患者，男，60岁，无痛性肉眼血尿3个月。可见右肾盂内一不规则的软组织密度灶，边缘欠清，密度欠均（病理：肾盂癌）

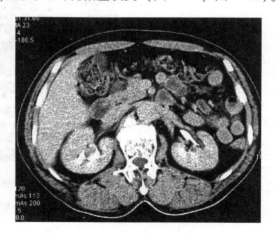

图4-11　CT延迟扫描轴位图像

同一患者，可清晰地显示充满对比剂的肾盂内见不规则的充盈缺损

八、肾积水

CT 平扫轴位图像可见肾盂及肾盏不规则扩张，肾皮质变薄。动脉期强化扫描可见皮质明显强化，严重肾盂扩张的患者晚期可见皮质轻度强化，延迟扫描可见扩张的肾盂及肾盏内充满高密度的对比剂（图 4-12）。

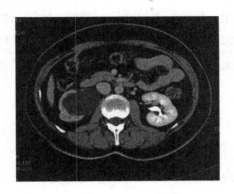

图 4-12 CT 强化延迟扫描图像

患者，女，43 岁。右侧腰痛 3 个月余。可见右肾盂明显扩张，右肾皮质变薄（右肾积水）

九、肾囊性疾病

1. **单纯性肾囊肿** 肾实质内见单发或多发圆形或类圆形大小不等均匀低密度区，呈水样密度，病灶边界清楚锐利，部分病灶可见囊壁弧状或环状高密度钙化影，较大病灶可突向肾轮廓以外。增强扫描示病灶边界更加清楚，囊壁菲薄且光滑，病灶无强化，延迟扫描示邻近集合系统受压变形、移位等表现（图 4-13）。

2. **多囊肾** CT 平扫示双肾增大并呈分叶状，肾实质内布满大小不等类圆形水样密度区，增强扫描示肾功能减退，肾窦受压变形。双侧肾脏体积增大，形态失常，肾实质内见大量大小不等类圆形水样密度灶，增强后病灶区无强化表现，可见肾盂肾盏被拉长、挤压变形，常同时并发肝脏、胰腺和脾脏多囊性病变（图 4-14）。

3. **肾囊性癌** CT 平扫常显示患侧肾脏体积增大，其内见囊性肿块，边缘清，形态欠规则，动脉期强化扫描囊壁可见呈不均质强化的壁结节。

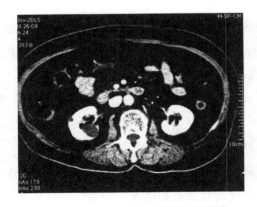

图 4-13 CT 静脉期强化轴位图像

可清晰地显示右肾大小不一、边缘光滑的圆形水样密度灶

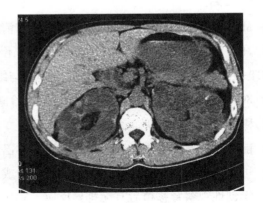

图 4-14 CT 平扫轴位图像

患者，女，38 岁。可见双肾体积增大，其内见多个大小不一、边缘清楚的圆形水样密度灶

十、脓肾及肾周围脓肿

早期脓肾 CT 平扫表现为肾体积局限性增大，局部可见类圆形低密度区，边界不清，增强后病灶呈轻度强化，明显低于正常肾实质，中央可见无强化区。慢性期时，平扫病灶呈低密度，周边呈略低或等密度改变，增强后病灶呈环状强化，病灶边界较强化前清楚。肾周脓肿 CT 表现为肾周脂肪消失，可见渗出和积液，局部密度增高，有时可见少量气体。肾脏受压，肾筋膜增厚，腰大肌边缘模糊。增强扫描表现为肾周可见液性或略高密度无强化病灶，周围可见明显强化的厚壁。

（何玲慧）

第三节　MRI 检查

MRI 是一种依赖于成像范围内磁场特性变化的断层成像技术，与 CT 不同，它没有放射性损伤，还可以得到多平面的图像。此外，它不需要使用碘化造影剂，因此这项检查对肾功能不全患者更为安全，并且 MRI 的软组织分辨率也优于 CT。MRI 图像是通过人体内的氢质子在外加磁场的作用下重新排列，然后通过射频脉冲放射到组织上导致其能量产生差异，这种差异通过扫描器检测到，从而形成图像。T_1 加权像产生于 Z 轴上磁化恢复至平衡矢量的时间；T_2 加权像产生于 XY 轴上磁化衰减至平衡矢量所需时间。一般来说，T_1 加权像上液体显示黑色，脂肪显示白色，肾实质呈现低信号强度；而在 T_2 加权像上液体显示白色，脂肪也显示白色，肾实质呈现高信号强度。正常肾 MRI 解剖上能够区分肾皮质和髓质，皮质在 T_1 加权像上显示的信号稍高。注射造影剂后，根据成像时间，增强图像显示有时相特点。

肾 MRI 的适应证包括任何情况下需要行肾断层扫描检查，以及因肾功能不全而无法行增强 CT 检查时。当患者对碘对比剂过敏时也可以行 MRI 检查。因 MRI 对钙化不敏感，故对尿石症的诊断 MRI 不是一种好的检查方法，但 MRI 检查可发现尿路结石所致梗阻上方的肾盏、肾盂及输尿管扩张积水情况。MRI 在确定下腔静脉瘤栓大小、位置时十分准确。

一、检查方法

（一）优势

（1）MRI 能清楚地显示肾形态和结构，能够清楚区别肾皮质、肾髓质、肾窦结构以及肾血管。

（2）MRI 能查明肿块的位置、大小、形态、侵犯范围；在鉴别肿块为囊性、实质性、脂肪性等方面，比 CT 敏感，定性较准确，但对钙化性病变与结石不及 CT。

（3）对肾结核的诊断优于 CT，有助于定性诊断，可确定是炎症性病变还是肿瘤性病变；可确定病变的范围和有助于临床分期。

（4）能较好地鉴别肾周脓肿、含尿囊肿、淋巴囊肿等。

（5）可判定肾损伤的部位、范围、肾周血肿或尿液外渗以及术后并发症。

（6）无创性观察肾移植后有无排异反应，MRI 优于肾动脉造影和增强 CT 扫描。

（二）检查方法

1. 检查前准备

（1）患者带有心脏起搏器、体内动脉夹和其他金属置入物时均禁止行 MRI 检查，因为磁场可能导致这些置入物发生位置偏移。

（2）检查前应将各种金属物包括假牙（义齿）、磁卡、手表、发卡、首饰、手机等去除。

（3）检查前20分钟可口服5%甘露醇800~1 000 mL，提高胃肠道和实质性脏器的对比。

2. 检查方法　肾磁共振成像选用体线圈，患者仰卧位，常规做横断 T_1 加权和 T_2 加权扫描，层厚为8 mm，层间距1.6 mm，视野30~38 cm，必要时可做冠状、矢状方位扫描，这样对确定病变的位置以及周围脏器、大血管等结构的关系有很大帮助。FISP 等快速成像序列可很好地区别皮质、髓质和肾盂。另外，必要时可加扫脂肪抑制序列，对某些疾病的显示及鉴别诊断有很大的帮助。

肾增强扫描磁共振对比剂选用 Gd-DTPA，经肘正中静脉团注，剂量为0.1 mmol/kg，团注对比剂后迅速用10 mL生理盐水冲洗，随后行横轴位扫描，辅以冠状位和矢状位。另外还可进行动态增强扫描（CE-dMRI），即在团注开始时即开始扫描，连续扫描20~30次，每次成像为屏气扫描6秒，间隔4秒，故10秒得到一组图像。动态扫描时间为3~4分钟，以此观察肾和病灶在注入对比剂后的动态变化情况。根据对比剂在肾不同时间的强化表现不同，可分为4期：①皮质期，在对比剂注射后早期可见肾皮质信号强度快速升高，髓质未见明显增强；约在注射 Gd-DTPA 后20~30秒内。②CMD 期，皮质明显增强，髓质信号开始缓慢升高，形成较平扫更明显的造影剂介导的皮髓质分界（CMD）；在注射 Gd-DTPA 后30~70秒。③髓质期，髓质明显增强，皮质信号强度有所下降，CMD 变模糊至分辨不清；在注射 Gd-DTPA 后60~80秒以后。④肾盂期，肾盏及肾盂内可见明显信号升高；在注射 Gd-DTPA 后110~150秒以后。

（三）磁共振尿路成像（MRU）

磁共振尿路成像（magnetic resonance urography，MRU）是一种显示集合系统和输尿管的技术，适用于肾功能不全、碘过敏患者以及孕妇。作为诊断泌尿系疾病的一种无放射性损害检查方法，尤其对尿路梗阻性病变如肾盂、输尿管积水、梗阻等疾病的检查，MRU 已广泛应用于临床。使用快速 T_2 加权序列成像，液体显示高信号而其他组织显示为低信号。尽管 MRU 可替代 IVU 或 CTU，但 MRU 在直接显示尿路结石方面仍有困难，很难将结石与肿瘤或血凝块区分开。

1. MRU 成像原理和成像序列　MRU 的基本原理是利用肾盂、输尿管及膀胱内所含液体具有长 T_2 值呈高信号，以及周围组织 T_2 值较短呈低信号的特性进行成像的。白色高信号的液体在黑色低信号背景的衬托下形成鲜明对比，原始图像采用最大信号强度投影（maximum intensity projection，MIP）法重建，产生类似于静脉肾盂及逆行尿路造影一样的影像。因此 MRU 与磁共振胰胆管成像（MRCP）及磁共振脊髓造影（MR Myelography）统称为 MR 水成像技术。早期 MRU 采取快速采集弛豫增强序列（rapid acquired of relaxation enhancement，RARE），由于该序列对物理性运动十分敏感，扫描过程中常因心跳、呼吸等运动造成信号丢失降低影像质量。随后用于 MRU 检查的快速自旋回波（fast spin echo，FSE）序列克服了 RARE 序列的缺点，具有信噪比及对比噪声比较高、对运动敏感度低等特点，患者可在不屏气平静呼吸状态下采集信号。还有学者采用半傅立叶采集单次激发涡流自旋回波序列进行 MRU 检查，HASTE 序列的特点是在一次激励中采用半数 K 空间填充，成像时间大为缩短，患者一次屏气（约18秒）完成全部扫描。另外，还有学者采用 TPSE 序列进行 MRU 检查，TPSE 是一种具有相位周期技术的涡流自旋回波重 T_2WI 序列。该序列除具有 FSE 序列的特点外，还可消除因梯度磁场缺陷而产生的伪影，原始图像经 MIP 重建，梗阻尿路显示清晰，图像显示满意。

2. MRU 与其他影像检查方法比较　目前，B超、X线平片、静脉肾盂造影、逆行尿路造影及 CT 等仍然是诊断泌尿系疾病的常用方法。B超安全、简便、迅速，是尿路梗阻性疾病的首选检查方法，但它对病变的定位和定性诊断常因胃肠道气体重叠而受影响。X线平片在诊断泌尿系结石中占主导地位，有资料认为，有80%~90%的泌尿系结石可在X线平片上显示。但X线平片对肾功能情况、阴性结石、肿瘤及炎性狭窄等难于显示。静脉肾盂造影能弥补X线平片的不足，但检查时需对患者行腹部加压，常因压力或压迫部位不当，患者难以忍受，甚至产生不良反应，不能完成检查。对肾功能差、输尿管狭窄或梗阻的患者，IVP常因摄片时间难于掌握，出现肾、输尿管显影较差，不能显示输尿管全长及狭窄梗阻部位，有的甚至不显影。大剂量快注、无压迫电视透视下尿路造影，克服了加压法IVP的缺点。但该方法检查时间长，患者接受的射线量大，同时还有造影剂过敏的危险。CT检查由于受扫描方式的限制，不能显示尿路全程，难于确定梗阻部位。与X线平片、IVP及CT比较，MRU无创伤、无电离辐射、无须注射造影剂，患者无须做特殊准备，在平静呼吸下即可完成检查，特别适合年龄大、身体条件差及对碘剂过敏的患者。

3. 检查方法　患者在检查前12小时禁食，扫描前40分钟饮温开水200~300 mL，扫描前20分钟口服呋塞米20 mg，扫描过程中要求患者平静呼吸，腹部活动度尽可能小，必要时束腹带，以限制腹式呼吸产生的运动伪影。MRU采用TPSE等重度T_2WI序列扫描，体部线圈。扫描参数：TR/TE为8 000/160 ms，矩阵234×256，层厚3 mm，层距0 mm；观察野：350~450 mm，信号采集次数2次。在矢状面定位像上，做连续冠状扫描20~24层，成像平面与输尿管走向一致，成像区域包括肾、输尿管及膀胱，在成像区域前加预饱和脉冲，以消除肠蠕动造成的伪影，扫描时间需10分钟左右。对所获得的原始图像用MIP行三维重建，每旋转10°得到一幅投影像，共18幅。MRU扫描后，在病变部位加做常规磁共振成像T_1WI轴位、冠状位，扫描参数TR/TE（500~700）/15 ms，矩阵256×256，层厚5~8 mm，层距2 mm，观察野350~450 mm，信号采集次数2次。T_2WI轴位，扫描参数TR/TE（3 000~4 500）/90 ms，其他成像参数与T_2WI轴位相同。

二、正常肾MRI表现

MRI可清楚地显示肾脏，不用对比剂就能区别肾皮质与肾髓质，两侧肾在冠状位成像时，由于周围脂肪的衬托，肾轮廓、外形及肾实质、肾盂和肾门显示很清晰，外形状如"蚕豆"，两肾位于脊柱两侧呈"八"字形，上极向脊柱靠拢，两下极向外分开。肾长12~13 cm，宽5~6 cm，其上缘约在第12胸椎上缘水平，下缘在第3腰椎上缘水平。一般右肾略低于左肾。肾有一定的移动度，但不超过一个椎体的高度。肾轴自内上行向外下，与脊柱纵轴形成一定的角度，称为倾斜角或肾脊角，正常为15°~25°。肾小盏分为体部及穹隆部。顶端由于乳头的突入而呈杯口状凹陷，边缘整齐，杯口的两缘为尖锐的小盏穹隆。肾大盏边缘光滑整齐，略成长管状，可分三部：①顶端或尖部，与数个肾小盏相连。②峡部或颈部，即为长管状部。③基底部，与肾盂相连。肾大小盏的形状和数目变异较多，有的粗短，有的细长，两侧肾盏的形状、数目亦常不同。但一般肾大盏常为3个。肾盂多位于第2腰椎水平，略呈三角形，上缘隆凸，下缘微凹，均光滑整齐。肾盂开头亦有较大变异，多呈喇叭状，少数可呈分支状，即肾盂几乎被两个长形肾大盏所代替。有的肾盂呈壶腹形，直接与肾小盏相连而没有肾大盏。这种肾盂勿误诊为肾盂扩大。肾血管有时亦在肾盏或肾盂边缘造成小的压迹，均属正常。

在T_1加权像上（反转恢复序列或短TR/TE的SE序列），肾皮质表现为中等信号强度，较肌肉信号强度高，但较脂肪信号强度低。肾髓质的信号低于肾皮质，它们之间信号强度的差异即形成皮髓质分界（CMD）。CMD的产生主要是由于髓质含有较多自由水的缘故。自由水增多则T_1加权像上信号强度较低。受检者体内的含水量影响 CMD 的显示，正常人较脱水患者的 CMD 更加明显。在 T_2 加权像上，肾的信号强度有较大变化，即 CMD 不清楚，整个肾实质呈高信号，比肝实质信号强度高，但低于脂肪信号（图 4-15）。

由于肾窦内脂肪信号的衬托，肾盂肾盏结构容易显示，呈长 T_1 长 T_2 信号（与尿液相同），在冠状位上显示较好（图 4-15）。

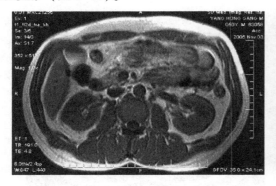

A. T_1WI

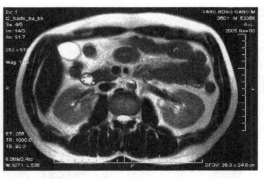

B. T_2WI（横轴位）

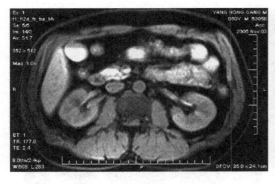

C. T_1 压脂

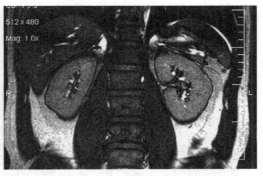

D. T_2WI（冠状位）

图 4-15 正常肾 MRI 表现

正常人肾包膜不易显示。肾周脂肪和肾皮质之间常有一些因化学位移伪影所致的条状低信号与高信号，它们分别居左右肾周围，不要误认为肾包膜。肾筋膜在肾脂肪囊和肾旁脂肪之间，表现为条状低信号，当有炎症或肿瘤侵犯时，该筋膜增厚并有信号改变。

肾血管在 MRI 上由于流空效应表现为无信号的管状结构，因此从形态和信号上不易区分肾动脉和肾静脉，需借助其各自的解剖关系来加以识别。

三、肾脏疾病 MRI 表现

（一）先天性畸形

肾的发育经过 3 个阶段，即原肾、中肾和后肾。原肾和中肾胎儿出生后退化，后肾成为永久的成熟器官。在肾胚胎发育的任何阶段，受到某些因素如有毒物质或物理损伤、遗传的影响，停止发育或不按正常发展，而形成各种发育异常。

1. 肾缺如 一侧肾区各加权像及多方位成像均无肾脏显示，代之以脂肪、胰腺或肠管等结构和信号。对侧肾代偿性增大，但形态正常，皮、髓质分界清晰。全腹、盆腔内未见异位和游走肾，以大视野

冠状 T_1 加权像或屏息快速成像显示清晰。

鉴别诊断：肾缺如与异位肾、游走肾的区别在于后两者正常肾窝内虽无肾脏信号显示，但对侧肾无代偿性增大，亦无膀胱三角区的发育不全。扩大扫描范围有助于异位肾和游走肾的显示。

2. **肾发育不全** 患侧肾体积明显变小，健侧肾代偿性增大。信号及结构显示正常，皮髓质分辨清晰，肾窦脂肪信号存在，肾实质与肾窦比例正常。由肾动脉狭窄引起者，MRA 可显示患侧肾动脉较对侧细（图 4-16）。

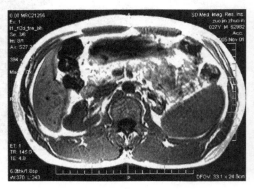
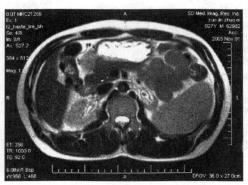

A. T_1WI   B. T_2WI（横轴位）

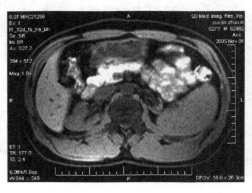
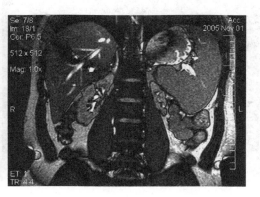

C. T_1 压脂   D. T_2WI（冠状位）

图 4-16 肾发育不全

左肾体积明显小于对侧肾，肾形态和结构尚正常，右肾皮质明显变厚

肾发育不全与肾萎缩需进行鉴别，发育不全的小肾轮廓清晰，尽管实质变薄，但形态和内部信号的比例与正常肾类同。而肾萎缩除体积小以外，包膜毛糙不平，皮质变薄，信号异常，实质与集合系统分界不清。

3. **肾盂、输尿管重复畸形（双肾盂、双输尿管）** 一个肾分为上、下两部，各有一个肾盂和输尿管，即为双肾盂双输尿管畸形（double pelvis，double ureter）。较常见，可单侧或双侧，易并发其他畸形。矢状位与冠状位 MRI 可较好地显示肾盂输尿管畸形的解剖关系。重复肾较对侧正常肾明显增大，有共同被膜，上段肾位于下段肾的内前上方，有时上段肾及输尿管可扩张，成为巨型囊肿，表现为长 T_1、长 T_2 信号，信号强度均匀，其囊壁厚度不均。下段肾受压移位，肾实质及肾窦无异常改变。肾脏于中上 1/3 处可见局限性凹陷带，向内至肾门处见一条索状与皮质等信号带将肾窦分成上下两部分，输尿管仍为一条，此为双肾盂畸形，如输尿管也重复，则部分重复的输尿管呈 "Y" 字形，出口位置正常。

鉴别诊断：①重复肾与双肾盂：后者仅是肾盂分出过早，输尿管不重复。MRI 虽然显示两个互不相连的集合系统，但无肾盂和输尿管扩张积水，肾的大小形态均显示正常。②重复肾与肾囊肿：位于肾上极较大的囊肿，易与重复肾、上肾积水混淆。肾囊肿呈类圆形与输尿管无关，较易做出鉴别。

4. 融合肾

（1）马蹄肾：两肾的一极（大多为下极）互相融合形如马蹄称为马蹄肾，MRI 表现为双肾位置低，下极互相融合且接近于髂嵴水平；肾盂、肾盏旋转不良，肾盂在前方，靠近中线，肾盏指向后方甚至内侧，各加权序列扫描其信号与正常肾盂肾盏一致；肾轴斜向内下方，与正常相反；融合处较狭窄即为峡部，两侧 CMD 显示清晰。

（2）同侧融合肾：肾上下径明显增大，肾窦分为上下两部分，皮髓质分界清楚，并发肾积水者与上部或下部肾窦之间出现长 T_1、长 T_2 信号区，局部肾实质受压变薄，冠状位大视野扫描对侧无肾影像。

（3）S 形肾：一侧肾的下极与另一侧肾的上极在中线处相连。冠状位显示一侧肾位置正常，对侧肾位置低，几乎位于盆腔，肾上极向中央靠拢并越过中线在腹部大血管前方与对侧肾的下极相互融合呈 S 形，两肾相连处较狭窄形成峡部，肾门位于前方。

5. 分叶肾 冠状位 T_1 加权像可见肾边缘有较深的切迹而呈分叶状，T_1 加权像或增强检查可见切迹处有向髓质深入的皮质（Bertin 柱），CMD 清晰。

鉴别诊断：分叶肾需与肾实质肿瘤鉴别，后者显示边界清晰的类圆形团块，占位效应明显，较大的团块压迫或侵及集合系统。肾分叶的隆起处与正常肾实质相等，局部的肾实质及集合系统无受压等征象。

6. 肾旋转不良 MRI 轴、冠、矢、斜位扫描可显示肾门位于肾的前面或前外方。由于肾门容易受到压迫，故常并发肾结石及肾积水。T_1 加权像可显示旋转反常的肾形态和结构，T_2 加权像及 MRU 可显示积水的大小和位置。

7. 异位肾 胎儿期肾的上升发生障碍形成异位肾。MRI 示异位肾大多位于盆腔内，但极少数可居膈下，甚至可异位于后纵隔内。正常肾床处无肾脏，而肾位于盆腔或胸腔内，形态及结构正常，CMD 清晰。

8. 大肾柱 肥大的肾柱以 T_1 加权像冠状位或斜冠状位显示清晰，T_2 加权像、质子密度像、脂肪抑制像均与正常皮质信号一致。

鉴别诊断：肥大肾柱主要应与肾盂肿瘤鉴别，后者多不与实质相连而孤立存在，增强扫描与肾皮质强化不一致。

（二）肾感染

1. 急性肾盂肾炎 肾体积明显增大，呈弥漫性肾肿胀表现，肾外形不整齐。肾盂内可见非梗阻性积水扩张。肾盂、输尿管出现黏膜下水肿征象。患侧肾实质在 T_1 加权像与正常肾相比呈长 T_1 信号改变，肾皮质与肾髓质分界不清，肾周筋膜因炎症而增厚，在高信号的脂肪中呈条带状低信号，肾周间隙可见炎性积液的低信号。增强后可见多处不规则或楔形长 T_1 长 T_2 信号病灶，代表化脓性破坏灶。

鉴别诊断：肾盂肾炎与急性肾小球肾炎的 MRI 表现无明显差别。后者 T_1 加权像可见双侧肾肿大，皮质与髓质界限消失，肾盂扩张。T_2 加权像皮质与髓质界限更趋模糊。

2. 慢性肾盂肾炎 单侧或双侧肾萎缩变形，皮质变薄，体积减小，或轮廓不规则，常可伴有肾积水等 MRI 表现。

3. 肾皮质脓肿　肾实质内脓肿边界清楚，呈囊样改变。脓肿腔呈长 T_1 长 T_2 信号。可伴肾周积液或积脓，呈长 T_1 长 T_2 信号改变。脓肿壁厚而不规则，肾周筋膜增厚，呈等 T_1 短 T_2 信号。增强后，脓腔与肾周积脓、积液不强化，肾实质明显强化，因此脓肿更清晰。

鉴别诊断：肾脓肿的 MRI 征象无特意性，须与中心坏死的肾细胞癌和肾囊肿并发感染加以鉴别。

4. 肾周脓肿　早期肾周间隙内可见液体聚集，为长 T_1 长 T_2 信号，可伴有气体。脓肿形成时在 T_1 加权像上呈较均匀的低信号，脓肿壁可厚薄不等，其信号较皮质信号高。肾包膜下的脓肿使肾皮质呈弧形受压。严重感染时可突破肾筋膜并侵及邻近间隙和器官，可累及同侧的膈肌脚和腰肌。

鉴别诊断：肾周脓肿应与含尿囊肿、淋巴囊肿等鉴别，后两者均有单纯的液体构成，在 T_1 加权像上为非常低的信号，类似于尿液信号。

5. 肾结核　早期肾结核肾脏体积稍增大，晚期则缩小，形态不规则，信号强度不均匀。T_1 加权像 CMD 消失，肾内可见单个或多个空洞，大小不等，呈低信号，空洞壁形态不规则，肾窦移位或消失，T_2 加权像为高信号，病变可穿破肾包膜向肾周间隙蔓延，肾周间隙可消失，肾筋膜增厚。由钙化形成的"自截肾"可呈花瓣状，T_1 加权像可呈低信号或等信号，质子密度像可为等信号，T_2 加权像可为混杂信号，可能与"自截肾"内的干酪样成分有关。

6. 黄色肉芽肿性肾盂肾炎　肾外形不规则，内部结构不清，肾实质内可见 T_1WI 为混杂的低信号，T_2WI 则为不规则高信号的病变，Gd-DTPA 增强可显示脓肿壁为不规则的强化，坏死区则不增强。肾盂可出现菱角状钙化，且在所有加权像上均呈低信号。髓质内积水区呈长 T_1 长 T_2 信号。肾实质内肿物可累及肾周间隙。少数肾盂菱角状结石病例可见周围的肾实质完全脂肪化，呈长 T_2 信号，CMD 消失。

7. 肾乳头坏死　多是一种缺血性坏死，其发病与肾乳头的血液循环障碍有关。急性期肾脏体积增大，CMD 消失，慢性期体积正常或缩小。肾乳头原位坏死，坏死区呈长 T_1 略短 T_2 信号，慢性期可呈长 T_1 短 T_2 信号，与坏死后纤维化、钙化有关。Gd-DTPA 增强时坏死的乳头不强化。

肾乳头坏死部分脱落，坏死脱落部分呈长 T_1 长 T_2 信号，未脱落部分呈长 T_1 短 T_2 信号，有时脱落形成的囊腔可见窦道通向肾盂。

全乳头脱落时，肾盂穹隆及肾窦局部脂肪信号带消失，肾盂与肾乳头坏死脱落后形成的空洞完全沟通，形成一个底边向着肾皮质的三角形长 T_1 长 T_2 信号区、边缘清晰不规则、坏死脱落的乳头在 T_1 加权像上呈等信号，T_2 加权像上可与积水的肾盂、肾盏及输尿管内形成低信号的充盈缺损，也是肾盂积水的原因之一。坏死钙化的肾乳头 T_1、T_2 加权像均呈低信号。

（三）肾囊性病变

1. 肾囊肿

（1）单纯性肾囊肿：是一种薄壁充满液体的囊肿，多为单发。MRI 显示肾实质或肾窦附近单个或多个圆形或椭圆形肿物，边缘光整，与肾实质界面光滑锐利。单纯囊肿呈长 T_1 和长 T_2 信号，内部信号均匀一致。位于肾边缘处的囊肿与肾周脂肪在 T_2WI 上可能均呈等信号或高信号，之间可见低信号的化学位移伪影线。肾盂旁囊肿在 T_2 加权像与肾门脂肪等呈等或高信号，且无化学位移伪影存在。

（2）多房性肾囊肿：呈蜂窝状，内见等 T_1 略短 T_2 信号间隔。

（3）感染性肾囊肿：囊壁增厚，囊液 T_1 加权像信号增高。增强后囊壁明显强化。

（4）出血性囊肿：呈短 T_1、长 T_2 信号，即 T_1、T_2 加权像均为高信号，有时可见上下信号不一的液–液平面。

（5）钙乳症囊肿：T_1 加权像囊液信号增高，平卧因钙盐沉积而囊液分层，不同序列可见信号不同变化的液-液平面。

（6）含胆固醇结晶囊肿：T_1 加权像信号增高，也可呈低、等信号，T_2 加权像可呈高或低信号，与胆固醇含量多少有关。

2. 多囊肾　多囊肾可分为婴儿型和成人型两种，前者来自输尿管芽的收集小管的间质部分增生，使收集小管扩张成囊状，肾发育成海绵状器官、成人型多囊肾比婴儿型者多见。在肾的部位都存在大小不等的多发性囊肿。MRI 表现为双肾常明显增大，外形呈分叶状，冠状位可显示整个肾布满数量众多的囊肿。多个大小不等相互靠拢的囊肿在 T_1 加权像上呈低信号，在 T_2 加权像上呈高信号。少数囊肿 T_1 加权和 T_2 加权均呈高信号，示囊肿有出血。婴儿型多囊肾肾脏虽然增大，但仍保持肾形，边缘光滑，有时仅表现为肾脏增大，实质内信号不均匀（图 4-17）。

3. 肾髓质囊肿　又称髓质海绵肾是由于肾集合管先天性扩大所致。病变常累及两侧肾的多数锥体和乳头，形成许多数毫米大小的囊腔，使肾髓质如海绵状。早期 MRI 可无异常。晚期可见肾锥体内细条状长 T_1 短 T_2 信号带。并发结石、感染和出血时有相应的 MRI 表现。

肾单位肾结核形成的海绵样改变与海绵肾需进行鉴别，前者 MRI 表现为正常或中度肾变小，内见髓质或皮质囊肿，呈长 T_1、长 T_2 信号或等短 T_1、等长 T_2 信号。视囊内成分的不同而信号不一。皮髓质分界消失。

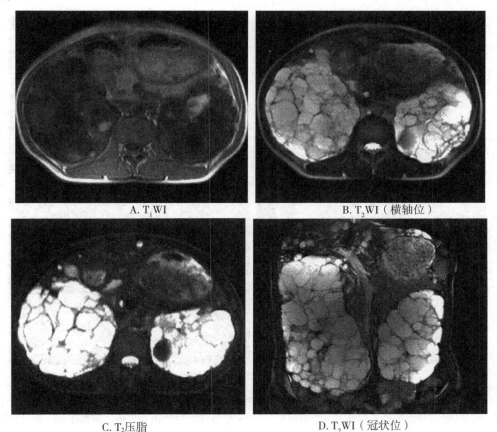

A. T_1WI 　　　　　　　　　B. T_2WI（横轴位）

C. T_2压脂 　　　　　　　　D. T_2WI（冠状位）

图 4-17　成人型多囊肾

MRI 示双肾体积明显增大，肾实质内见大小不等囊状结构，并呈长 T_1（A）和长 T_2（B）异常信号改变，T_2 压脂序列（C）病灶呈明显高信号改变，T_2WI 冠状位扫描图像（D）见双肾上下径明显加大，肝与脾明显受压上移

（四）肾恶性肿瘤

1. 肾细胞癌

肿瘤边缘光滑或不整，与肾实质分界不清，CMD 消失，可突出于肾外，邻近肾盂、肾盏受压推移或受侵。肿瘤周围可出现假包膜征象，其病理基础是由受压的肾实质和（或）血管、纤维等成分所构成，当假包膜厚度达 2 mm 以上时形成 MRI 上的低信号环。假包膜在 T_2 加权像上较 T_1 加权像的出现率高且更为清楚。肿瘤信号不均，T_2WI 上肿瘤呈高信号，T_1WI 加权像上呈低信号，少数肾癌恰好相反。脂肪抑制像上，大多数肾癌都呈高信号。瘤内有钙化时 T_1 及 T_2 加权像均呈低信号。肿瘤有液化坏死时囊变区呈长 T_1、长 T_2 异常信号改变，周围瘤组织信号不均。瘤内出血中游离的高铁血红蛋白（MHB）在 T_1 及 T_2 加权像均呈高信号。肿瘤血管结构丰富，有时可见流空的瘤内黑色血管影，且迂曲扩张。肾静脉癌栓示肾静脉流空效应消失，增粗的肾静脉内见与肿瘤一致的等 T_1 长 T_2 信号软组织肿块，侵及下腔静脉时，冠、矢状位可充分显示瘤栓的范围。注射 Gd-DTPA 后：病灶有不同程度增强，但不如肾实质明显，肾癌的增强高峰在注药后 2 分钟左右，增强有三种基本类型：①不规则边缘增强，伴有轻度不均匀中心增强。②不均匀斑片状增强。③轻微均匀性增强。肾癌的同侧肾内可出现转移灶。瘤体较大时可穿破肾包膜进入肾周间隙，病灶常位于肾筋膜内，肿瘤可侵及肾筋膜并可直接侵犯邻近组织器官。肾门、腹主动脉、下腔静脉旁可出现肿大淋巴结，并可有远处转移。囊性肾癌表现为不规则增厚的囊壁及出现壁内结节，或囊内分隔粗大，亦可有囊内出血（图 4-18）。

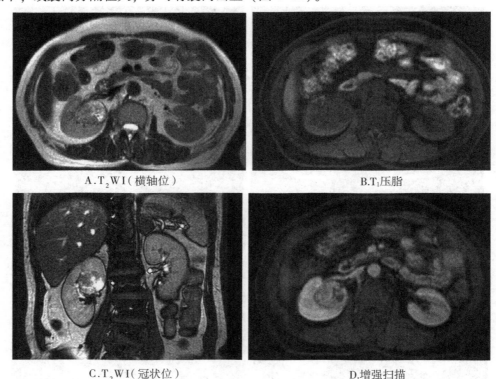

A. T_2WI（横轴位）　　　　　B. T_1 压脂

C. T_2WI（冠状位）　　　　　D. 增强扫描

图 4-18　右肾肾癌

A. 横轴位 T_2WI 示右肾后部近肾门处见一类圆形长 T_2 异常信号灶，病灶边界欠清，内部不均，病灶向肾窦突出并压迫和推移肾窦及肾血管；B. 横轴位 T_1 压脂序列示病灶呈不均匀低信号改变；C. 冠状位 T_2WI 示病灶位于肾门上方，病灶内可见局部明显高信号区（坏死区）；D. 横轴位 T_1WI 压脂增强扫描序列示病灶呈轻度不均匀强化，病灶边界较平扫清楚

MRI 对判定肾癌的细胞学类型有一定帮助。透明细胞癌的癌细胞内含有较多的脂类、糖原和中性脂肪，故 T_1 值较短 T_2 值较长，MRI 信号较高；颗粒细胞癌含脂类物质少，可呈等、低或高信号。

鉴别诊断：

（1）肾囊肿出血、肾血肿：出血后的肾囊肿或血肿形态可不规则，信号强度不均，在各种序列上常为外周高中间低的信号，它们无假包膜，而肾癌常有假包膜。

（2）血管平滑肌脂肪瘤：以肌肉成分为主的血管肌肉脂肪瘤，常把其中斑片状的脂肪组织误认为瘤内出血，T_2加权像有利于出血和脂肪的鉴别，出血信号强度高于脂肪。血管平滑肌脂肪瘤通常无假包膜。

（3）肾盂癌：很少引起肾轮廓的改变。肾盂癌的肾窦脂肪信号，肾盂、肾盏呈离心性受压移位改变。

2. 肾母细胞瘤

儿童期单侧肾脏类圆形实质性肿瘤，边缘清晰、光滑。通常肿瘤信号均匀，T_1加权像呈等或低信号，T_2加权像呈高信号。少数信号不均，在T_1WI上呈不均匀低信号为主，部分见有囊变呈斑片状更低信号，部分见有出血呈斑片状高信号。在T_2WI上多呈不均匀等信号并间有斑片高信号为主，少数以囊性变坏死为主的呈极不均匀高信号并间有更高信号，部分可见低信号的分隔。瘤体的假包膜在T_2WI多呈边界清楚的完整环状低信号，少数假包膜被破坏呈不全的环状低信号。增强后瘤体边缘部与假包膜明显强化，实质部呈不均匀斑片状中度强化或不规则的网隔状强化。肾窦受累时可见肾盂肾盏变形、移位、扩张或消失。

鉴别诊断：本疾病应与神经母细胞瘤进行鉴别，后者多来源于肾上腺，钙化发生率较高，肾脏常受压变形、位置下移。

3. 肾脏肉瘤

瘤体边界大部分不清，在T_2WI小部分有假包膜呈线环状低信号。瘤内T_1WI呈不均匀等信号、略高信号为主，间有略低片状信号，T_2WI呈不均匀略低或等信号为主，间有低信号与小斑片高信号。增强后瘤体轻度斑片状强化，程度低于肾组织，瘤内信号更显不均匀，与肾癌增强后改变相仿，说明血供丰富。肾窦受侵时，上部肾盂肾盏扩张、变形、移位。

4. 肾盂癌

可分为局限型和浸润型两种，局限型表现为肾盂或肾盏扩大，肾盂（盏）中出现与尿液不一致的无蒂肿块影，T_1WI可见肿块信号较尿液稍高，T_2WI可见与皮质信号相等或呈略高信号，在注射 Gd-DTPA 后，尿液呈高信号，肿块显示更清楚。其周围脂肪信号有不同程度移位。浸润型表现为肿瘤向肾实质内成偏心样浸润，侵及程度不一。T_1加权像表现为 CMD 的局限性消失，可呈等信号或略低信号。肿块侵及肾盂和输尿管交界处可出现肾盂积水，但其信号较高，为等或短 T_1 信号，可能与局部蛋白增高或出血有关（图 4-19）。肾门、腔静脉周围可出现肿大淋巴结，血管受侵可形成瘤栓。MRU 可显示肾盂输尿管积水程度，并显示肿瘤位置、大小形态。

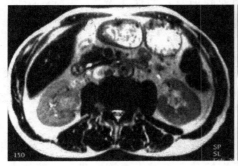
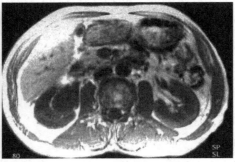

A. T_2WI　　　　　　　　　　　　　　　　B. T_1WI

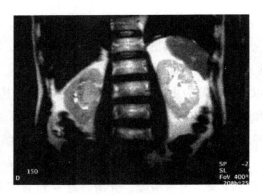

C. T₂WI（冠状位）

图 4-19　右肾肾盂癌

于右肾盂见一不规则形软组织肿块，局部肾窦内脂肪及其他结构明显受压并推至病灶周边，病灶内部呈不均匀略长 T_2（A）、略长 T_1（B）异常信号改变，冠状位 T_2WI（C）示病灶位于肾窦内，边界清楚

MRI 对肾盂肿瘤的主要诊断作用在于：MRI 可以判断常规的肾盂造影及增强 CT 出现的充盈缺损的性质，由于 MRI 的软组织分辨能力高于 CT，可发现 CT 上不易显示的等密度及低密度影；在肾癌分期方面 MRI 除可用于了解有无癌栓形成之外，由于其具有多平面直接成像的优点，对于了解肾癌与周围器官和结构的关系亦有较大帮助。

5. 肾转移瘤

肾转移瘤常为多发性和双侧性，病变多位于肾皮质，常在包膜下，单肾髓质也可发生转移。瘤体多呈球形、椭圆形或不规则形。肾外形增大，表面可呈分叶状，瘤体类圆形，体积大小不等，多表现为等或长 T_1、长 T_2 信号结节影，局部 CMD 消失。

（五）肾良性肿瘤

1. 肾血管平滑肌脂肪瘤

肾血管平滑肌脂肪瘤（AML）主要由平滑肌、血管和成熟脂肪组织构成，MRI 对脂肪组织敏感，AML 中脂肪组织在 T_1WI 呈明显高信号，T_2WI 呈中等或较高信号。在脂肪抑制扫描中，脂肪信号明显衰减，易于与其他短 T_1 病变如出血、黑色素瘤以及小肾癌坏死区等鉴别。增强扫描肿瘤内血管平滑肌组织可明显强化，脂肪组织无强化。肾不典型血管平滑肌脂肪瘤的 MRI 表现具有多样性，无明显脂肪成分，病灶边界光整，T_2WI 病灶内可见与肌肉相似的稍低信号影，推测其病理基础可能是病灶内富含多核细胞或细胞分布密集。若 MR 梯度回波同反相位序列能检测到病灶内少量的脂质成分，可能有助于病变的定性诊断。肿块的囊变坏死区在 T_2WI 上为明显高信号，而在 T_1WI 上呈等、略低信号而非低信号，可能与肿块坏死后崩解的蛋白成分较多、水分较少有关。

2. 肾脏炎性假瘤

是一种肾实质非特异性增生性炎性病变，MRI 示肾实质内类圆形占位，边界清楚，突出肾轮廓外，T_1 加权像上呈混杂低信号，T_2 加权像上周围呈等信号，中央呈低信号，增强扫描不均匀强化，较正常肾组织信号稍低。

3. 肾脏血管瘤

肾血管瘤为先天性良性肿瘤。真性肾血管瘤多为海绵状，起源于血管内膜，呈芽状生长，将周围组织挤压成假性包膜，与外周血管没有支干相连。MRI 表现为长 T_1 等或略高质子密度、长 T_2 信号肿块，三者呈阶梯样改变，T_2 加权像常需调宽窗位观察。

4. 肾脏腺瘤

肾脏腺瘤可单发或多发，可发生在双侧，与肾细胞癌并存。一些腺瘤有中心瘢痕，组织学上为白色纤维组织。有人提出腺瘤诊断标准：有完整包膜；肿瘤直径<3 cm；无坏死、出血及细胞退变；肿瘤局限在肾皮质，无转移。MRI 表现为 T_1 加权像上为等信号，T_2 加权像为低信号。

5. 肾脏脂肪瘤

起源于肾内的脂肪细胞，常有完整包膜。MRI 表现与血管平滑肌脂肪瘤类似，多为单侧，边界清晰，呈与脂肪一致的短 T_1、略长 T_2 信号，信号强度均匀，脂肪压缩序列呈低信号。分化好的脂肪肉瘤直径常大于 5 cm，分化差的脂肪瘤或肉瘤可表现为不规则的软组织肿块，无脂肪信号，脂肪抑制像为略高信号。

（六）肾外伤

肾外伤分为开放性损伤和闭合性损伤。开放性损伤见于子弹、刺刀、匕首等损伤。闭合性损伤原因较多，如直接暴力撞击、跌落、交通事故、运动时被他人或球类撞击等。此外，肾病理条件下的自发性破裂、医源性肾损伤都属于闭合性损伤。根据肾损伤的程度将肾创伤分为 4 型：①肾挫伤，主要变化为肾实质内水肿和小灶性出血。②不完全性肾裂伤，肾实质及肾盂裂伤为部分性，可有肾内血肿或包膜下血肿。③完全性肾裂伤，即实质贯穿性裂伤，严重时肾破裂成数块组织，肾盂严重裂伤，肾内、外常有大量出血并尿液外渗。④肾蒂损伤，为肾蒂血管破裂或断裂。

1. 肾实质损伤

以暴力强度着力点或穿刺损伤的程度不同分为三类。①肾皮质小撕裂伤，肾皮质中断，如裂纹状可伴有包膜下或肾周血肿。②较大的撕裂伤，可伴有腹膜后血肿，但无尿外渗。③较大的撕裂伤并发尿外渗。MRI 可显示 CMD 的断裂部位及程度和血肿范围，并可显示肾血肿，可为临床提示手术止血部位。亚急性期血肿信号强度不均匀，T_1 加权像为外周高、中间等低信号，中间信号可混杂，T_2 加权像呈高信号。

2. 肾周围血肿

肾包膜下血肿最常见，MRI 表现为血肿在肾外周与肾周脂肪之间，成梭形，局部肾皮质呈弧形受压。肾周脂肪呈短 T_1 信号，肾呈低信号，血肿介于二者之间，血肿周围可见一圈化学位移黑线。肾周脂肪在 T_2 加权像上表现为中等高信号，血肿信号不衰减仍为高信号，二者之间的化学位移伪影为黑色环状。肾周血肿局限于肾周筋膜内，因肾裂伤慢性渗血及渗液，肾周血肿常为混杂信号。当大量血液积聚时可呈透镜状，向外突出，肾受压向前向上移位，血肿可向髂窝内和盆腔处扩散。

3. 肾盂损伤

全肾撕裂时，肾盂肾盏损伤引起尿液外渗到肾周间隙产生含尿囊肿，信号均匀，呈长 T_1、长 T_2 信号，并发出血时囊内也可呈多种多样的信号强度。若渗尿引起腹膜炎症，则肾周脂肪 T_1 加权像信号减低，脂肪抑制像信号强度增高。

4. 肾蒂损伤

输尿管在与肾盂交界处断裂，大量尿液积聚在肾门，呈长 T_1、长 T_2 信号，流空效应消失是动脉损伤的主要表现，MRA 和 MRU 对血管损伤和输尿管损伤的诊断有帮助。

（七）移植肾

磁共振成像以其优良的软组织对比、快速成像的扫描技术，以及无肾毒性的造影剂的应用等诸多优点，为移植肾形态学及功能评估的一体化提供了可能。

移植肾的正常表现与正常人肾形态、信号相同。

MRI 异常表现：肾移植术后主要的异常表现有排异反应、急性肾小管坏死（ATN）、环孢素肾毒性（CN）、移植体血管并发症、吻合口狭窄或瘘、出血和淋巴异常增生（PTLD）等。

1. 排斥反应　移植肾排斥反应 MRI 改变的病理基础是肾皮质内肾小球及间质细胞浸润及水肿引起 T_1 延长，T_1WI 上皮质信号降低导致 CMD 模糊甚至消失。间质水肿、肾集合系统压力增高所形成的压迫及排异反应的直接破坏均可使肾内血管减少或消失。组织缺血可致肾窦脂肪减少或消失。通常在发生急性排异反应 72～96 小时后才出现 MRI 异常，且随发病时间的延长 MRI 表现越趋明显。文献认为，CMD 消失、肾窦脂肪消失及 1 级肾血管可作为急性排异反应（AR）的可靠性诊断标准；CMD 模糊、肾窦脂肪减少及 2 级肾内血管，结合临床资料有肾功能改变者也可诊断急性排异反应。

（1）急性排异 MRI 影像分为三类：轻度，移植肾的大小正常，CMD 减弱但仍存在。中度，肾脏增大，前后径小于横轴径，CMD 消失。重度，肾脏显著增大呈球形，无 CMD 显示，肾实质内有低信号。肾窦脂肪信号显示不清，严重者可并发肾周感染。

（2）肾实质内的血管形成分类：3 级，血管显示直到皮质；2 级，血管显示在肾实质内未到达皮质；1 级，血管仅在肾窦内显示；0 级，在肾实质或肾窦均无血管显示。当 CMD 正常时，肾实质内血管性成为 1 级或 0 级，应怀疑移植肾排异。

2. 急性肾小管坏死　急性肾小管坏死（ATN）的 MRI 表现存在争议，其 CMD 有 2 种不同的表现，一种是 CMD 存在甚至更清晰，其原因可能是髓质水含量比皮质升高明显；另一种是 CMD 降低甚至不清晰，但其发生概率及降低幅度较急性排异反应低，其原因可能是髓质肿胀导致皮质血流灌注降低进而引起皮质水含量升高。ATN 同样可引起肾内血管及肾窦脂肪减少。

3. 环孢素肾毒性　发生环孢素肾毒性时 CMD 一般均存在，即使不清晰也比急性排异反应明显。有作者提出如果移植肾 MRI 表现正常，而临床有肾衰竭表现则提示 CN。

4. 移植体血管并发症　移植体血管并发症包括吻合口狭窄、血栓形成或闭塞及动脉瘤破裂等，常是移植失败的重要因素。MRA 可直观准确地显示血管及移植体血运情况，与 DSA 相比，其准确率可达到 90%，而且 MRA 无创、无碘对比剂的不良反应。动态 Gd-DTPA 增强 3D MRA 所显示的血管及其分支的图像质量可与 DSA 媲美。对比增强 MRA（CEMRA）需根据患者的具体情况选择合适的对比剂剂量及团注流率。在患者一般情况较好时可用 30 mL Gd-DTPA，流率为 3 mL/s。最好应用智能化追踪技术，以便准确显示移植体的动脉相及静脉相。应用 Gd-DTPA 后的 3D MRA 能更好地显示动脉，尤其是末端分支。但静脉的信号强度也增强，可应用表面重建技术来区分动静脉。当有明显血管狭窄时，3D MRA 表现为信号丢失。若患者在检查时运动或团注对比剂后扫描时相选择不准确，3D CE MRA 可能对血管解剖显示欠佳，而 3D MRA 不会受此影响。3D CE MRA 与 3D MRA 结合可相互佐证，提高诊断的准确性。

5. 其他术后并发症　其他移植术后并发症包括含尿囊肿、淋巴囊肿、脓肿及血肿，均可在 SE T_1WI 及 T_2WI 上清楚显示，必要时可加 FLAIR 序列以判断其成分，增强扫描可帮助明确诊断。并发尿瘘时 MR 水成像可显示瘘口及瘘管。对于移植体的 MR 水成像方法与常规水成像方法有所不同，考虑到盆腔肠道及术后可能有渗液，故应准确选取水成像的范围，定位线尽可能和输尿管走行一致，以减少盆腔液体及肠道信号对输尿管显示的干扰。

6. 动态增强扫描（CE-dMRI）　对移植肾功能的评估动态 Gd-DTPA 增强 3D MRA 原始图像可作

为移植体动态增强资料分析。存活的移植肾动态增强表现为开始皮质信号强度快速上升而后髓质信号强度上升。肾 AR 时皮质及髓质的时间-信号强度曲线峰值均降低，峰时延长。ATN 时皮质及髓质的时间-信号强度曲线峰值降低及峰时延长均较轻微或正常。CN 时曲线低，无峰值，皮质及内、外髓曲线以一定间距平行。故动态增强可鉴别 AR、ATN 和 CN。在梯度回波 CE-dMRI 影像上，Gd-DTPA 的肾灌注可分为 4 期，即皮质期、CMD 期、髓质期、肾盂期。移植肾功能不全的患者 CE-dMRI 及 MRI 图像上，内髓集合管、肾盏、肾盂的信号强度降低均不明显。正常移植肾内髓集合管、肾盏、肾盂区的信号改变呈双相表现，是肾小球滤过、水重吸收和 Gd-DTPA 浓度的综合反映。因此移植肾功能不全时所见单相表现，考虑与肾小球滤过减少，肾小管浓缩功能损伤有关。

（张媛媛）

第四节 超声检查

超声是泌尿系统常用的一种影像学检查方法。优点是非侵袭性、花费低、分辨率高，并且不用注射有肾毒性的造影剂，不需要对患儿制动。目前灰阶超声能够提供很好的细节和分辨率，多普勒超声检查可用于评估血液供应情况。尽管超声本身具有一定局限性，且检查结果依赖于操作者的技术经验，但它仍然是肾脏疾病检查的最佳方法。

超声探头（换能器）内的晶体产生超声波发射到人体内，当超声波遇到不同组织或界面时被反射回探头，探头和超声装置将返回的信息转变为可视的组织图像。探头发射频率增加时，图像分辨率随之增加，但超声波穿透深度减少。多普勒超声依赖物体移动如血流变化时产生的超声波变化而产生图像，当超声波遇到流动的血液细胞时，它以不同的频率被反射回来，这样就能评估血流情况。超声检查除用于检查外，还有定位、引导等辅助介入性操作的应用，如术中肾结石定位、经皮肾穿刺引导、ESWL 超声定位等。

正常肾脏随扫查方式不同可呈圆形、卵圆形或豆形。由于肾被膜与肾周脂肪产生的回声不同，肾脏轮廓很容易显示，这样就可评估肾脏的大小。肾的被膜为强回声线影，清晰、光滑。外周的肾实质呈均匀弱回声，内部的肾锥体为三角形或圆形低回声，由于肾髓质锥体的回声通常比皮质低，并且肾髓质与肾窦脂肪毗邻，因此超声也能分辨肾皮质和髓质。中心的肾窦脂肪则呈不规则形强回声，这部分区域还包括肾盂、肾动静脉分支和淋巴系统。

肾脏超声对了解肾实质异常、区分囊实性结构及评估肾积水是一种极好的检查手段，也可检测肾血管内径及肾静脉瘤栓。单纯性肾囊肿是圆形、界限清楚的无回声区域，并且后壁有亮度增强的透射通过区域。超声联合 IVU 可用于血尿的检查。它对判断移植肾功能和先天性异常也有帮助。通过强回声伴声影的超声图像可以确定结石。多普勒超声可以用来评估肾血流的异常、肾血管定位，有助于确定肾动脉狭窄和肾血管性高血压。

一、重复肾

重复肾是胚胎期输尿管芽分支过早或过多所致。重复的上肾一般较小，两肾多融为一体，仅表面有浅沟，输尿管可部分重复或完全重复，连接上肾的输尿管往往异位开口，且常伴有狭窄。异位开口的狭窄引起输尿管扩张及肾积水。男性患者早期多不出现症状，直到积水巨大而触及包块时方才就诊。

（一）超声表现

（1）体积增大，表面可呈分叶状。

（2）集合系统改变，可显示上下排列的两个正常集合系统（图4-20）；部分上肾集合系统可有程度不同的分离，重者仅显示一无回声区。

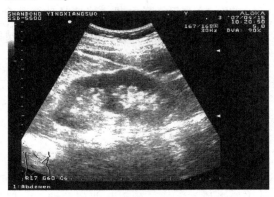

图4-20　左侧重复肾 USG 表现

（3）输尿管改变，重复肾的输尿管可显示正常，伴有下端狭窄者，可有与上肾积水续接扩张输尿管的管状无回声。

（二）鉴别诊断

1. 重复肾与双肾盂　后者肾的大小、形态正常，没有重复的输尿管显示，亦不出现上部肾集合系统分离征象。

2. 重复肾与肾囊肿　两者不同的是肾囊肿呈圆形或类圆形，其下方不显示肾盂与续接输尿管的"漏斗"样无回声。

二、融合肾

本先天异常系早期肾胚上升时发生融合，往往并发旋转异常或交叉异位。融合肾有对侧融合和同侧融合之分。对侧融合通常称为马蹄肾，为融合肾的常见类型，是指两侧肾的上极或下极融合，后者占90%以上，融合肾的融合部多位于腹主动脉和下腔静脉前方。同侧融合又有横过异位融合肾之称，两肾位于同一侧，并融合成一个肾，颇似重复肾。另外还有少见的"S"形肾和团块肾。其超声表现如下。

（一）马蹄肾

1. 形态大小　肾的形态失常，呈蹄铁样，两肾下极相互向内侧伸延，多在中线处融为一体。体积可略增大。

2. 融合部回声　融合部在中线处腹主动脉和下腔静脉前方显示，横切时为一宽带状实性低回声连与两肾；纵切时呈一椭圆形低回声，后方与腹主动脉和下腔静脉紧依。

3. 肾轴向改变　正常肾位于脊柱两侧呈"八"字样排列，由于融合的双肾下极贴近脊柱，双肾的纵轴与脊柱平行或呈倒"八"字形。

4. 肾门的改变　马蹄样融合肾的肾门多朝向前方。

（二）横过异位融合肾

1. 形态大小　横过异位融合的肾脏上下径明显增大，左右径亦相对加大；形态饱满，表面可有分叶状切迹。

2. 集合系统回声　上下径拉长的肾切面内可见上下排列的两个集合系统，并发积水者可出现无回声。

3. 对侧与输尿管开口　对侧探测不到肾声像图；同侧融合肾的两输尿管开口位置正常。

（三）"S"形肾

1. 肾的位置　两肾位置高低相差悬殊，一侧肾的位置正常，另一侧低达盆腔。

2. 融合处回声　由于一侧肾的下极和对侧肾的上极融合，融合处的声像图表现与马蹄肾类同。

三、肾囊肿

肾囊肿多是由于实质内各段肾小管及集合管的发育异常，继而发生扩张所致。部分与后天因素有关。临床症状取决于囊肿的大小、位置及是否伴有出血、感染等因素。

（一）超声表现

肾囊肿可因其大小、数目及是否伴有分房、出血、感染、囊壁钙化和囊内含有物（钙乳、胶冻、胆固醇结晶）的不同而各异。

（1）肾的大小与形态，小的囊肿一般不引起大小和形态变化，大而多者可有局部的外凸、增大，形态不规则。

（2）囊肿的回声，多位于肾的实质部，囊肿呈圆形或类圆形，囊壁光滑、整齐而菲薄，囊壁如发生钙化时，回声可增强变厚。单纯囊肿的囊内为无回声，若并发出血、感染时内见有细点状或点条状回声；沉积于囊内后壁处的点状强回声伴有或不伴有彗星尾征者为含有钙乳的囊肿；而强回声贴浮于囊肿前壁者多是含胆固醇结晶囊肿；囊肿的后方回声增强。

（3）囊肿位于集合系统内或周缘区的称为肾盂旁囊肿，囊肿与肾盂盏相连通者又称为肾盂源性囊肿。

（4）囊肿较大或其位于肾门区时，可有相邻器官的推压移位、肾积水征象。

（二）鉴别诊断

1. 出血、感染囊肿与肾肿瘤　前者正常增益状态下隐约见有点状回声，有清晰光滑的囊壁，后方可有增强效应；肾肿瘤者正常增益时就呈明确的实性回声，可有或没有具体的强回声边缘，后方多无增强效应。难以区别者可行超声导向下穿刺活检。

2. 肾盂旁囊肿与肾积水　肾盂旁囊肿呈类圆形位于局部，不累及整个肾盂；后者形态不规则，可分布整个盂盏，部分病例可见续接扩张的输尿管。

3. 肾囊性、囊实性肿瘤与肾囊肿　囊性肾癌囊壁厚而不规则，囊内可有众多的纤细分隔，间隔厚薄不一，可有动脉血流信号；肿瘤液化所致的囊肿样回声，仍以实性成分为主，而且多有既厚又不规则的囊壁，鉴别并不困难。

四、多囊肾

多囊肾是一种较常见的先天性遗传性疾病，分成人型和婴儿型两类。多为双侧性，单侧少见。成人型肾体积显著增大，内布满大小不等的囊肿。婴儿型多囊肾囊肿甚小，呈海绵状，可有较多的纤维组织。成人型多在40～60岁出现腹块、腰痛、血尿及高血压等症状；而婴儿型多在出现症状后3个月内死亡。

（一）超声表现

1. 肾形态大小　肾体积显著增大，边缘高低不平，形态不规则。

2. 肾实质回声　实质内布满散在的大小不等、圆形或类圆形无回声，大小相差悬殊，小者如针尖，大者如儿头，囊间组织光点粗大，回声增强，此为众多微小囊肿之回声。除位于最后方囊肿具有增强效应外，其前的囊肿后方无增强效应。婴儿型多囊肾，因囊肿太小，超声不能显示，仅能显示肾体积的增大，回声增强，光点粗大（图4-21）。

3. 肾集合系统回声　肾集合系统受压、拉长、变小甚者消失。

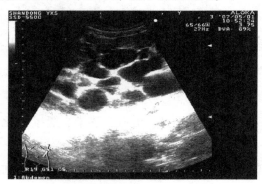

图4-21　左侧多囊肾 USG 表现

（二）鉴别诊断

1. 多囊肾与肾多发囊肿　前者囊肿众多，囊间显示不出真正的肾实质结构，而后者囊肿仅数个或数十个，囊间可清晰见到肾实质结构，以资较易鉴别。

2. 多囊肾与肾积水　重度积水者肾体积增大，实质菲薄，内呈多房状，数目限于盂盏的多少，房腔相互通连，与前者鉴别并不困难。

五、肾结核

肾结核在泌尿生殖系结核中最为常见，也是最先发生的，然后蔓延到输尿管、膀胱、前列腺、附睾等处。病理上可分为结节型、溃疡空洞型和纤维钙化型三类。临床主要表现为尿频、尿急、尿痛等膀胱刺激症状。

（一）超声表现

1. 肾形态大小　轻型结核多无变化，重者体积增大，形态失常。肾被膜多不规则。

2. 不同时期的超声表现　早期局限于盂盏的结核，常表现为集合系统分离的无回声，干酪空洞期显示为局部不均匀性强回声或内有光点的无回声，其边缘厚而不规则，后方可见增强效应；病情进展，异常回声范围增大，数目也增多，整个肾区见有团块状甚强回声，后方伴有声影（图4-22）。

3. 伴发征象　结核累及输尿管时，管腔不同程度地不规则扩张，管壁增厚，回声增强；累及膀胱时，轻者膀胱壁毛糙增厚，体积不同程度地缩小，重者明显变小而挛缩。若波及对侧输尿管时，可致其扩张积水。

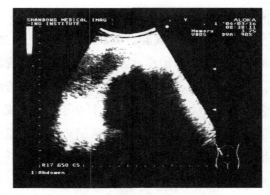

图 4-22 右侧肾结核 USG 表现

（二）鉴别诊断

1. 肾结核与肾囊肿 结核空洞与囊肿虽均示为无回声，但后者边缘不清或虫蚀状，囊内布有斑点状强回声，CT 值较高；而后者囊壁纤薄而光整，囊内多为无回声，CT 表现为水样密度。

2. 非结核性肾积水与结核性积水 前者积水的盂盏壁清晰光滑，积水内透声多良好，而后者盂盏壁不清或显示厚强，其周缘区可见斑点状甚强回声，可做出鉴别。

六、肾结石

肾结石是泌尿外科的常见病。多数结石的化学成分主要为草酸钙和磷酸钙。结石大小不等、数目不定，形如桑葚或鹿角状。腰痛和血尿是肾结石的常见症状。

（一）超声表现

（1）肾集合系统内可见有斑点状、团块状强回声，大的结石可呈新月形或弧带状。5 mm 以上的结石多伴有后方声影。

（2）肾盂内较大的结石或输尿管结石可引起输尿管的扩张和肾集合系统的分离而形成无回声（图 4-23）。

（3）海绵肾结石、肾钙质沉淀症及痛风结石细小，均在肾锥体内分布，后多不伴有声影（图 4-24）。

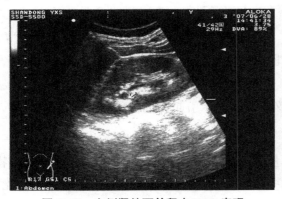

图 4-23 左侧肾结石并积水 USG 表现

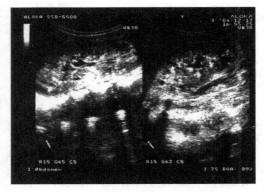

图 4-24 海绵肾结石 USG 表现

（二）鉴别诊断

1. 肾内钙化灶与肾结石 前者多位于肾实质内，更多见于被膜下，呈斑片状；而后者位于肾集合系统内或其边缘部，上方或一侧可见有无回声。两者鉴别并不困难。

2. 肾钙乳症囊肿与肾结石　肾钙乳存在于囊肿内或积水的盂盏内，实际上就是泥沙样结石，但位于囊肿内者与肾盂盏不通连，禁止碎石和排石治疗。因此须加以鉴别，钙乳症囊肿多位于肾实质内，钙乳存在于大小囊肿内的后壁处，呈甚强回声，伴有或不伴有彗星尾征，若能想到此病即能做出鉴别。

3. 肾窦灶性纤维化、正常集合系统结构与肾结石　直径小于 3 mm 或 5 mm 的小结石，假阳性率和假阴性率都很高，易与前者混淆。后者多位于下极，呈甚强回声，多切面探测均呈类圆形，部分可有浓淡不一的声影；而前者多呈短线状，多切面探测可拉长，回声也较结石低，可做出鉴别。

七、肾积水

肾积水为尿路发生梗阻后，尿液自肾脏排除受阻，造成肾盂内压力增高及肾盂肾盏扩张，最终导致肾实质萎缩及肾功能的损害。梗阻可发生在尿路的任何部位。上尿路的梗阻多为炎症、结石、损伤及肿瘤等引起，下尿路梗阻常见的病因是前列腺增生、尿道狭窄、膀胱肿瘤及结石等。肾积水的主要临床表现为肾区胀痛，腹部可触及包块。

（一）超声表现

1. 肾形态大小　轻度积水肾形态及大小正常，中度以上肾积水，肾体积增大，形态饱满。

2. 集合系统回声　肾积水表现为集合系统的分离扩张，内为宽窄不一的无回声，后方见有声增强效应。集合系统分离无回声的大小及形态与积水的程度密切相关，从轻到重依次可呈菱角形、烟斗形、花朵形（图 4-25）、调色碟形及巨大囊肿形。

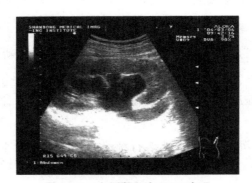

图 4-25　左侧肾积水 USG 表现

3. 肾实质回声　轻度积水肾实质可无明显变化。中度以上的积水者，肾实质不同程度地变薄。

4. 输尿管回声　梗阻部位发生在输尿管时，近段的输尿管扩张而呈宽窄不一的管状无回声，上端与肾积水的无回声相连通。

5. 梗阻病变回声　除显示输尿管、肾积水声像外，亦可显示引起梗阻病变相应表现。

（二）鉴别诊断

1. 生理性分离与肾积水　前者常见于短时间大量饮水、膀胱过度充盈、妊娠期及解痉类药物所致的集合系统分离，此类分离程度一般较轻，前后径多在 15 mm 以下，呈现无张力平行的带状无回声，多次排尿片刻后探测，积水暗区显著变小或消失。而后者分离较宽，形态饱满，排尿后无变化等是两者的主要鉴别点。

2. 肾盂旁囊肿与肾积水　两者主要鉴别点在于肾盂旁囊肿虽位于集合系统内或其边缘区，但呈孤立存在的类圆形，偶尔引起积水时，其程度轻且多为局限性，反复探测未发现有肾盂及输尿管的异常回声。

八、肾血管平滑肌脂肪瘤

肾血管平滑肌脂肪瘤，又称为良性间叶瘤、错构瘤，是肾脏常见的良性肿瘤。其构成为成熟的血管、平滑肌和脂肪组织，瘤体易出血，多位于被膜下。临床上分两种类型，一种为双肾多发伴结节硬化病，属常染色体显性遗传性疾病；另一种为单发、不遗传、无结节硬化病，多无明显的临床症状与体征。

（一）USG 表现

1. 肾形态大小　较小的瘤体多无肾形态大小的异常改变，若瘤体大、数目多时，肾局部不规则增大，形态可不规则，甚者形态失常。

2. 瘤体的回声　肾实质内见有单个或多个类圆形大小不等、强回声结节，边界清晰，内分布均匀（图4-26），回声虽强，但后方却无声衰减，瘤体多位于肾的表面或近于表面。部分瘤体大，内呈强低不一的多层状洋葱样回声，低回声为肿瘤出血所致。

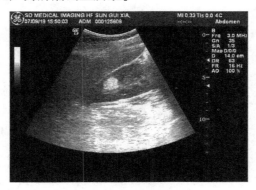

图4-26　右侧肾血管平滑肌脂肪瘤 USG 表现

3. 集合系统改变　瘤体小而少的患者集合系统显示正常，大而多者，肾集合系统可见不同程度的受压推移征象。

（二）鉴别诊断

1. 肾癌与血管平滑肌脂肪瘤　小的肾癌回声虽也显示增强，但与后者相比要弱，边缘也不如血管平滑肌脂肪瘤清锐，CDFI 可检出动脉血流，并有较高的最大峰值速度和阻力指数。CT 则表现为动脉期均匀强化等，以资可做出两者间的鉴别。

2. 肾脂肪瘤与血管平滑肌脂肪瘤　肾脂肪瘤呈中等偏低回声，与肾周脂肪回声相近，常位于肾周或肾集合系统内；CT 表现为脂肪组织密度；MRI 脂肪抑制技术肿块呈低信号，以上征象较特异，因此鉴别诊断并不困难。

3. 肾腺瘤与肾血管平滑肌脂肪瘤　肾腺瘤多位于肾的表面，直径多在 10 mm 以下，超声常不易发现；CT 与 MRI 因分辨力高常能检出，其瘤体内无脂肪密度、一致性均匀强化和脂肪抑制技术后呈现高信号为两者的主要鉴别点。

九、肾癌

肾癌即肾细胞癌，占肾肿瘤的 85% 以上。肾癌根据所含细胞成分的不同，又分为透明细胞型、颗粒细胞型和未分化型三类。依据癌细胞的排列构型又有肾腺癌和肾乳头状腺癌之分。

肾癌多见于 40 岁以上的成人，大多发生于一侧，偶见有双侧发病者。瘤体大小不等，直径多为 3~5 cm，自断层影像应用于临床以来，直径 3 cm 以下的肾癌时有发现。瘤体有假包膜，切面多为黄色，呈分叶状。较大的瘤体中央可有坏死囊变区，偶含有钙化物。囊性肾癌也有报道，占肾癌的 5%~7%。癌肿侵入肾盂盏可出现血尿。肾癌的转移途径主要为血行转移。无痛性肉眼血尿是肾癌最早出现的症状。

肾癌的 Robson 分期：Ⅰ期，肿瘤局限于肾包膜内；Ⅱ期，肿瘤穿破肾包膜侵犯肾周脂肪，但局限在肾周筋膜以内；Ⅲ期，肿瘤侵犯肾静脉或局部淋巴结，有（无）下腔静脉、肾周脂肪受累；Ⅳ期，有远处转移或侵犯邻近器官。

（一）超声表现

1. 肾形态大小　较大瘤体者，肾局部增大，轮廓外凸，边缘清晰或模糊不清，形态不规则。

2. 肾实质回声　肾实质内见有类圆形大小不等的团块回声，边界多清楚。内部回声不一，小者多呈略强回声，中等大小者多呈略低回声（图 4-27），较大的多呈不均质回声。囊性肾癌者，囊壁较厚，内多有众多密集的分隔。

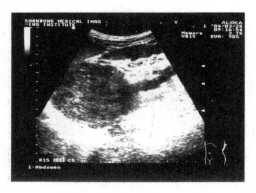

图 4-27　左肾癌 USG 表现

3. 肾集合系统回声　较大的瘤体可致集合系统的局部推压移位，边界清晰或模糊，少数可出现部分肾盏的扩张积水表现。

4. 其他征象　肾癌的晚期，局部与邻近组织器官界限不清，肾门区及腹膜后见有多个大小不等的类圆形肿大淋巴结回声；肾静脉或下腔静脉局限增宽，内可见实性结构的癌栓回声。

5. CDFI 表现　肾癌的血流图可有以下 4 种表现：抱球型、星点型、丰富型及少血流型，前三类常见于直径 3~4 cm 的中等大小的肿瘤；少血流型常见于 ≤2 cm 的小肿瘤和 ≥5 cm 的大肿瘤。

（二）鉴别诊断

1. 肾脾侧隆起与肾肿瘤　肾的脾侧隆起有时易与肿瘤性病变相混，前者都是在冠状切面显示，位置恒定，都在肾中部的外侧，回声与周围的肾组织一样，肾集合系统不受压。CDFI 见于局部血管分布走行正常，易于肾肿瘤鉴别。

2. 肾血管平滑肌脂肪瘤与肾癌　两者瘤体较小时不易区别，但肾癌边界不如肾血管平滑肌脂肪瘤清晰锐利，瘤体的回声也略低，CDFI 显示的血流信号也多；CT 片显示的脂肪密度和 MRI 的压脂抑制技术具有特异性，多种影像检查的综合应用，鉴别诊断就不困难。

3. 肾囊肿并发感染、出血、胶冻样与肾癌　前三类囊肿囊壁多呈清晰、连续、光整，囊内尽管有回声，但低而不实，其后方总有程度不同的增强效应。既是囊性肾癌，也有其不同之处，主要鉴别点在于厚而不规则的囊壁，小而众多的间隔。

十、肾母细胞瘤

肾母细胞瘤又称为肾胚胎瘤或 Wilms 瘤。绝大多数发生于小儿，2~4 岁最多见。多是单侧发病，双侧发病率仅占 4.4%。瘤体一般较大，呈类圆形，有假包膜，与肾组织界限清楚。切面灰白色，可有变性、坏死和出血。亦有囊性肾母细胞瘤的报道，肾母细胞多位于囊间隔处。转移途径主要为淋巴和血行，可在肾门淋巴结、肺及肝等处发生转移。瘤体一般不侵及肾盂，因而极少出现血尿。偶然发现腹部肿块为肾母细胞瘤的最早症状。

（一）超声表现

1. 肾形态大小　肾体积局限性显著增大，瘤体大者难以显示被推挤的肾组织。其边缘清楚，形态失常。

2. 瘤体的回声　增大肾轮廓内见一较大的类圆形团块，边界清楚。内回声不均，可有斑片状略强回声或类圆形低回声，少数瘤体整体可呈低回声。

3. 集合系统回声　集合系统受压变小甚者消失，部分患者可见受压盂盏积水分离的无回声区。

4. 转移征象　淋巴结转移者，肾门区可见数个大小不等类圆形低回声结节。

5. CDFI 显示　瘤体的周边及内部可见较为丰富的血流信号，呈抱球状或簇状，并引出动脉频谱，其收缩期峰值速度和阻力指数均较高。

（二）鉴别诊断

1. 肾上腺神经母细胞瘤与肾母细胞瘤　两者都见于小儿，影像表现也相差无几，因此须加以区别。前者仅是对肾脏的推压，病灶与受压的局部界限尚清楚，肾脏推向外前方，肾轴向多发生改变。而后者瘤体与肾界限不清，肾盂盏不仅是受压，还可能变形或消失。CDFI 可见瘤供血管为肾血管的延续，以资可做出鉴别。

2. 肾脏其他肿瘤与肾母细胞瘤　前者在小儿期极少见，因此，在小儿期肾脏出现较大的肿瘤，一般来讲，不是肾母细胞瘤就是神经母细胞瘤。

十一、肾盂肿瘤

肾盂肿瘤的发生率较肾实质肿瘤为低，占肾脏肿瘤的 5%~26%。肾盂肿瘤 75%~85% 为移行上皮细胞癌。由于移行上皮乳头状瘤术后极易复发和癌变，因此把该类肿瘤列入低度恶性或 I 级乳头状癌。肾盂肿瘤多见于 40 岁以上的男性。肿瘤可广泛浸润性生长，也可发生输尿管和膀胱的种植转移，如累及肾盂盏或输尿管，可引起积水。间歇性无痛性肉眼血尿和肾区的疼痛是肾盂癌的最常见和最早的症状。

（一）超声表现

1. 肾形态大小　小的肾盂肿瘤，肾形态大小正常；较大的肿瘤可致形态饱满。

2. 集合系统回声　集合系统某一区域分离，相应部位见一椭圆形实性低回声结节，边界不清，内回声多均质。并发积水时，结节可回声增强，其周围可见积水的无回声。

3. 输尿管与膀胱表现　若肿瘤转移至输尿管或膀胱时，可有输尿管的扩张积水和膀胱内实性结节回声。

（二）鉴别诊断

1. 肾盂肿瘤与肾柱肥大（肾实质连接反常）　后者为胚胎早期两个亚肾融合处的残存物，并非"肾柱肥大"，在声像图上表现为：①肾窦中部外侧见一锥状或乳头状与肾实质等回声区，集合系统侧方压迹。②局部肾表面无隆起。③低回声区与肾实质无分界，与推压的集合系统分界清楚。④低回声区的长径小于 3 cm。⑤CDFI 见局部的血管走行分布正常。⑥临床上无镜下或无痛性肉眼血尿。上述征象与肾盂肿瘤不同。

2. 肾盂肿瘤与肾癌　后者多位于集合系统以外的肾实质，瘤体回声较前者为强，CDFI 显示肾癌血流丰富，呈抱球征或火球征。而肾盂肿瘤者缺少此征，故鉴别困难不大。

3. 肾盂肿瘤与肾盂内血块　两者有相似之处，不易区别。肾盂内血块回声较肿瘤略强，四周推压的边界清晰，并有积水时可随体位的变化而位移。CDFI 表现为无血流信号。CT 强化扫描血块不强化。多数病例可做出鉴别。

十二、肾外伤

肾外伤由于各种致伤原因的不同，损伤的程度复杂多样。根据损伤的程度常分为肾挫伤、肾部分裂伤、肾全层裂伤、肾破裂及肾蒂断裂五种类型。

肾外伤的症状与外伤的程度有关，主要的症状有休克、出血、血尿、疼痛与肿块。外伤可引起早期的出血、晚期的感染，尤其在有血肿与尿外渗时，感染可发展成周围脓肿或脓肾。其超声表现如下。

1. 肾挫伤　肾体积可正常或略有增大，包膜与肾周无异常。局部肾实质内见有小片状低回声或无回声，部分患者集合系统见有窄带状无回声，其内多有细点状回声。

2. 肾实质部分裂伤　肾脏局限性增大，包膜尚连续、光整。局部实质不连续，相应部位有裂隙状无回声，裂伤可达集合系统侧或包膜下方。

3. 肾全层裂伤　肾包膜及实质连续性中断，中断处见一带状或三角形无回声区。

4. 肾破裂　破裂的肾轮廓增大，形态失常，包膜不清，实质及集合系统回声杂乱，整个肾区似囊实性团块。

5. 肾蒂断裂　肾蒂损伤后，肾门结构显示不清或紊乱，其周围见大片状无回声区。CDFI 难以显现肾门及肾内的血流信号。

十三、肾动脉狭窄

肾动脉狭窄的常见原因多是动脉粥样硬化、纤维肌肉增生及多发性大动脉炎。前者一般见于老年人，男性多于女性；狭窄部位多在起始段。纤维肌肉增生青年人多见，女多于男；肾动脉病变主要发生于中 1/3 或远端 1/3 段，亦可延及分支，单侧者右侧多见。多发性大动脉炎，多见于青年女性，多是肾动脉起始段受累。临床主要表现有头晕、头痛、血压持续性升高等症状。其超声表现如下。

1. 二维图像　患肾体积缩小，长径<9 cm，或较健侧肾小 1.5~2 cm。肾动脉局部管壁增厚、毛糙，管腔变窄。

2. CDFI 表现　肾动脉狭窄段血流束变细，狭窄远端呈现杂色血流信号。轻中度狭窄时，肾内血流信号可无异常，严重狭窄者，肾内血流信号明显减少。

3. 频谱多普勒表现　狭窄处血流加快，阻力加大，峰值速度≥180 cm/s 作为诊断内径减小≥60% 肾动脉狭窄的标准。正常肾动脉与邻近腹主动脉峰值速度之比（RAR）约 1∶1。若 RAR≥3.5，则提示肾动脉狭窄程度≥60%。

（张媛媛）

第五章　肾脏疾病的治疗药物种类

第一节　糖皮质激素

糖皮质激素是肾上腺皮质束状带和网状带分泌的、主要参与调节糖代谢的一类激素的总称，包括皮质醇（氢化可的松）、皮质素（可的松）和皮质酮等类固醇激素。糖皮质激素对糖、蛋白质和脂肪代谢都有影响，以对糖代谢作用最强，有广泛的药理作用，包括抗炎、抗毒素、抗休克和抗过敏作用。临床所用为人工合成的糖皮质激素，如泼尼松、泼尼松龙、甲泼尼龙等。其生理、药理作用比天然激素强，而不良反应小（主要是对水、盐代谢的影响）。

一、常见糖皮质激素类药物体内过程

（1）糖皮质激素类药物口服、注射均可吸收。

（2）根据半衰期（$t_{1/2}$）和药理活性持续时间，将其分为短效、中效和长效。剂量过大或肝、肾功能不全可使 $t_{1/2}$ 延长；甲状腺功能亢进时，肝灭活皮质激素加速，使 $t_{1/2}$ 缩短。泼尼松龙因不易被灭活，$t_{1/2}$ 可达 200 分钟。

（3）氢化可的松进入血液后约 90% 与血浆蛋白结合，其中约 80% 与皮质激素运载蛋白（CBG）结合，CBG 在血浆中含量虽少，但亲和力大；10% 与清蛋白结合。结合者因不易进入细胞而无生物活性。游离型约占 10%。具有活性的为游离型。CBG 在肝中合成，肝、肾疾病时 CBG 减少，游离型激素增多。

（4）糖皮质激素类药物吸收后，在肝分布较多，并主要在肝中代谢转化，由尿中排出。故肝、肾功能不全时，糖皮质激素类药物的血浆 $t_{1/2}$ 可以延长。可的松与泼尼松等第 11 位碳原子上的氧，在肝中转化为羟基，生成氢化可的松和泼尼松龙方能发挥作用。

二、常见糖皮质激素类药物性质比较

常见糖皮质激素类药物的性质比较，见表 5-1。

表 5-1　常见糖皮质激素类药物的性质比较

药物	半衰期（h）	药理活性			等效剂量（mg）
		抗炎作用	糖代谢	水盐代谢	
短效类					
氢化可的松	8~12	1.0	1.0	1.0	20

药物	半衰期（h）	药理活性			等效剂量（mg）
		抗炎作用	糖代谢	水盐代谢	
可的松	8~12	0.8	0.8	0.8	25
中效类					
泼尼松	12~36	4	3.5	0.6	5
泼尼松龙	12~36	5	4.0	0.6	5
甲泼尼龙	12~36	5	–	0.5	4
曲安西龙	12~36	5	5.0	很小	4
长效类					
倍他米松	36~54	25~40	30~35	很小	0.6
地塞米松	36~54	30	30	很小	0.75

三、糖皮质激素的应用

（一）适应证

应根据肾活检确定其病理类型后指导激素使用，特别是成年患者。

1. 原发性肾小球疾病

（1）微小病变性肾病：90%对激素敏感。

（2）膜性肾病：60%~70%经激素和细胞毒药物治疗可达临床缓解。

（3）系膜增生性肾小球肾炎：分轻、中、重三型，激素对轻型者疗效好、重型者疗效差。

（4）系膜毛细血管性肾小球肾炎：激素仅对部分患者有疗效（特别是儿童），多数成年患者疗效差。

（5）新月体性肾小球肾炎：病变早期（细胞新月体时）是甲泼尼龙冲击的绝对适应证。

2. 继发性肾小球疾病

（1）狼疮肾炎。

（2）紫癜肾炎。

（3）Goodpasture 综合征。

3. 间质小管性疾病　急性间质性肾炎也是激素治疗的适应证。

（二）激素的选用

1. 激素的选用　皮质激素的分泌具有昼夜节律性，每日上午 8：00 到 10：00 时为分泌高潮（约450nmol/L），随后逐渐下降（下午 16：00 时约 110nmol/L），午夜 24：00 时为低潮，这是由 ACTH 昼夜节律所引起。临床用药可随这种节律进行，即长期疗法中对某些慢性病采用隔日 1 次给药法，将 1 日或 2 日的总药量在隔日早晨一次给予，此时正值激素正常分泌高峰，对肾上腺皮质功能的抑制较小。实践证明，外源性皮质激素类药物对垂体-肾上腺皮质轴的抑制性影响，在早晨最小，午夜抑制最大，隔日服药以用泼尼松、泼尼松龙等中效制剂较好。

2. 用药原则

（1）对各种不同病因及病理类型患者应给予个体化治疗。

（2）对激素敏感患者，实行三原则：即起始用量要足，激素减药要缓，小剂量维持时间要长。

（3）有激素冲击治疗指征时，行激素冲击治疗。

（4）对狼疮肾炎等自身免疫性疾病，激素是综合治疗的一部分。

（三）给药方案

1. 激素给药途径

（1）口服

1）每晨给药法：即每晨 7：00 ~ 8：00 时 1 次给药，用短效的可的松、氢化可的松、中效的泼尼松、泼尼松龙等。

2）隔晨给药法：即每隔 1 日，早晨 7：00 ~ 8：00 时给药 1 次。此法应当用中效的泼尼松、泼尼松龙，而不用长效的糖皮质激素，以免引起对下丘脑-垂体-肾上腺皮质轴的抑制。

（2）经静脉给药：当存在胃肠道功能障碍时，可以经静脉给药。

2. 常用治疗方法　在原发性肾小球疾病中，临床运用糖皮质激素最成熟、最有经验、并已形成一定治疗规范的疾病是微小病变；而在继发性肾小球疾病中，则为狼疮肾炎。

（1）微小病变：病理表现为微小病变的成年人肾病综合征，目前多数作者推荐采用以下激素治疗方案。

1）诱导缓解阶段：泼尼松或泼尼松龙 1 mg/（kg·d）或 60 mg/d，一次顿服；一般诱导缓解的治疗时间为 4 ~ 8 周；如患者对激素敏感，治疗 1 ~ 2 周后肾病综合征缓解，此时激素诱导缓解时间仍要坚持至 4 ~ 8 周。

2）逐渐减量阶段：常在激素治疗敏感、患者尿蛋白转阴性 7 ~ 10 日后进行。开始以双日不减，每 8 ~ 10 天单日减量 10 mg，逐渐过渡到隔日治疗，以后每 10 ~ 20 天减 5 ~ 10 mg。

3）维持治疗阶段：小剂量激素（5 ~ 15 mg）隔日维持至少要 6 ~ 12 个月。

（2）狼疮肾炎：目前，国际上通用的是根据肾活检组织学类型决定治疗方案。

1）轻度病变很少见，当肾外 SLE 症状得到控制后，可不使用激素。

2）系膜增生性狼疮肾炎及局灶增生性狼疮肾炎病变相对较轻，对激素反应佳，通常预后良好，以小剂量泼尼松 10 mg/d、30 mg/d 或<0.5 mg/（kg·d）持续 4 ~ 8 周，即可使 50% 以上的病例得到长期稳定。

3）膜性狼疮肾炎：各家对激素治疗的评价不相同。有主张对膜性狼疮肾炎的初治患者，应用泼尼松 40 ~ 60 mg/d 或 0.75 mg/（kg·d）治疗，疗程一般不超过 2 个月，然后逐步减量至小剂量隔日维持，组织学形态表现为膜性狼疮肾炎，但临床无大量蛋白尿或肾病综合征者，通常进展缓慢，预后良好。形态学如合并明显的细胞增生、纤维素样坏死、细胞新月体等病理改变，可按弥漫增生性狼疮肾炎治疗。

4）弥漫增生性狼疮肾炎：在治疗的最初阶段，每日应使用大剂量泼尼松 60 ~ 80 mg 或 1.0 ~ 1.5 mg/（kg·d）治疗，在数周内血清补体、免疫球蛋白水平及自身抗体等指标可逐渐恢复，尿检异常、肾功能损害改善，然后逐步减少剂量，改为隔日给药。待病情完全稳定后，泼尼松进一步减量至 10 ~ 20 mg，隔日晨服作为维持治疗。通常大剂量激素治疗不应使用过长，一般不超过 3 个月，通常 4 ~ 8 周为宜。对应用大剂量激素治疗仍未能控制病情或激素不良反应较明显不能继续使用，以及使用激素仍有复发者，可加用细胞毒药物，以提高疗效。

5）进行性硬化性狼疮肾炎：一般主张不使用激素。

（3）大剂量激素冲击治疗：主要用于重症狼疮肾炎；急进性肾小球肾炎；严重肾病综合征，口服治疗反应大；病理上有明显肾间质病变，小球弥漫性增生，新月体形成及血管纤维素样坏死者。

1）急进性肾小球肾炎（RPGN）：甲泼尼龙（MP）冲击治疗可用于 3 种类型的 RPGN，即非免疫复合物型、免疫复合物型、抗肾小球基膜型。其有效率达 75%，疗效以非免疫复合物型最好，免疫复合物型次之，抗肾小球基膜型较差，每次用量为甲泼尼龙 P 0.5~1 g，加入 5% 葡萄糖溶液 500 mL 中静脉滴注，时间不少于 1 小时，每天 1 次，3 天为 1 个疗程，必要时 5~7 天再用 1 个疗程，一般不超过 3 个疗程。然后改为泼尼松 1 mg/（kg·d），口服 8 周，以后渐减至维持量 0.2 mg/（kg·d），可联合使用环磷酰胺（CTX），总量为 6~8 g。

2）难治性肾病综合征：难治性肾病综合征指原发性肾病综合征中，复发较频繁，使用激素无效，激素依赖及激素耐药等病例，采用甲泼尼龙冲击治疗方法同上，后改为口服泼尼松，并辅以环磷酰胺及霉酚酸酯治疗，待病情稳定后，改为维持量，疗效满意。但上述冲击疗法对膜性肾病及膜增生性肾小球肾炎治疗效果一般。

3）急进性狼疮肾炎及狼疮脑病：如肾活检表现为 Ⅰ 型狼疮肾炎，有超过 50% 的新月体形成且有狼疮肾活动的表现，应尽早采用甲泼尼龙冲击治疗，可采用甲泼尼龙 0.5~1 g/d，连用 3 天。根据患者病情可隔 3~5 天再重复使用 1~2 个疗程，然后以口服泼尼松 0.7~1.0 mg/（kg·d）维持，并可联合应用 CTX 静脉滴注 0.8~1 g，每个月 1 次，连用 3~6 次，效果会更好。

4）重症紫癜肾炎：甲泼尼龙可用于过敏性紫癜导致的继发性肾病综合征，临床类型为 RPGN，病理类型为 IgA 或新月体超过 50% 可并用甲泼尼龙+环磷酰胺治疗，对于病情持续发展者可配合采用血浆置换。

5）Goodpasture 综合征：用于有大咯血及急进性肾小球肾炎表现的患者应尽早采用甲泼尼龙冲击疗法，方法同 RPGN，可联合使用血浆置换改善预后。

6）原发性小血管炎：显微镜下多动脉炎（MPA），韦格纳肉芽肿病和变应性肉芽肿血管炎，对于有发生咯血及急性肾功能恶化的患者，采用甲泼尼龙及环磷酰胺联合治疗，可获得满意效果，方法同 RPGN。

3. 停药指征　在长时间使用糖皮质激素治疗过程中，遇下列情况之一者，应撤去或停用糖皮质激素。

（1）维持量已减至正常基础需要量，如泼尼松 5~7.5 mg/d，经过长期观察，病情已稳定不再活动者。

（2）因治疗效果差，不宜再用糖皮质激素，应改药者。

（3）因严重不良反应或并发症，难以继续用药者。

（四）禁忌证

当适应证和禁忌证并存时，应全面分析，权衡利弊，慎重决定。一般来说，病情危急的患者，虽有禁忌证存在，仍不得不用，危险期过后，应尽早停药或减量。糖皮质激素的禁忌证：①患有现患严重精神病和癫痫。②活动性消化性溃疡。③骨折。④新近胃肠吻合术。⑤创伤修复期。⑥角膜溃疡。⑦肾上腺皮质功能亢进症。⑧严重高血压。⑨糖尿病。⑩孕妇。⑪活动性结核。⑫抗生素不能控制的感染，如麻疹、水痘、真菌感染等。

（五）不良反应

1. 医源性肾上腺皮质功能亢进症　这是大量激素引起脂质代谢和水、盐代谢紊乱的结果。表现为满月脸、水牛背、向心性肥胖、皮肤变薄、肌萎缩（长期负氮平衡造成，多发生于四肢的大肌群）、低血钾（可与肌萎缩合并造成肌无力）、水肿、骨质疏松、多毛、痤疮、高血压、高血脂、尿糖升高等，停药后症状可自行消退。必要时可加用抗糖尿病药物、抗高血压药物治疗，并采用低糖、低盐、高蛋白饮食及加用氯化钾等措施。

2. **诱发或加重感染**　系糖皮质激素抑制机体防御功能所致。长期应用可诱发感染或使体内潜在病灶扩散，还可使原来静止的结核病灶扩散、恶化，故肺结核、脑膜结核、淋巴结核、腹膜结核等患者，应合用抗结核病药。

3. **心血管系统并发症**　长期应用糖皮质激素，由于水钠潴留和血脂升高可引起高血压和动脉粥样硬化。还可引起脑卒中、高血压心脏病、血管脆性增加等。

4. **消化系统并发症**　因可刺激胃酸、胃蛋白酶的分泌并抑制胃黏液分泌，降低胃、肠黏膜的抵抗力，增强迷走神经兴奋性，故可诱发或加剧胃、十二指肠溃疡，甚至造成消化道出血或穿孔。对少数患者可诱发脂肪肝或胰腺炎。

5. **肌萎缩、骨质疏松、伤口愈合迟缓等**　与糖皮质激素促进蛋白质分解，抑制蛋白质合成及成骨细胞活性，增加钙、磷排泄等有关。骨质疏松多见于儿童、绝经期妇女和老年人；严重者可发生自发性骨折。由于抑制生长激素的分泌和造成负氮平衡，还可影响儿童的生长发育。

6. **青光眼**　可导致皮质类固醇性青光眼。有报道长期持续应用糖皮质激素的患者约40%发生青光眼，应予以注意。

7. **与停药有关的不良反应**

（1）医源性肾上腺皮质功能不全：长期大剂量使用糖皮质激素，反馈性抑制垂体-肾上腺皮质轴，减量过快或突然停药时，可引起肾上腺皮质萎缩和功能不全。也有少数患者特别是当遇到感染、创伤、手术等严重应激情况时，可发生肾上腺危象，表现为恶心、呕吐、乏力、低血压和休克等，需及时抢救。防治方法：停药须经缓慢的减量过程，不可骤然停药，停用激素后连续应用ACTH 7天左右；在停药1年内如遇应激情况（如感染或手术等），应及时给予足量的激素。肾上腺皮质功能的恢复时间与剂量、用药时间长短和个体差异等有关。停用激素后，垂体分泌ACTH的功能一般需经3~5个月才恢复；肾上腺皮质对ACTH起反应功能的恢复需6~9个月，甚至1~2年。

（2）反跳现象：其发生原因可能是患者对激素产生了依赖性或病情尚未完全控制，突然停药或减量过快而致原病复发或恶化。常需加大剂量再行治疗，待症状缓解后再缓慢减量、停药。

（六）注意事项

1. **特殊情况下的应用**

（1）妊娠期用药：使用药理剂量的糖皮质激素可增加胎盘功能不全、新生儿体重减少或死胎的发生率。尚未证明对人类有致畸作用。

（2）哺乳期用药：生理剂量或低药理剂量（可的松25 mg/d或泼尼松5 mg/d，或更少）对婴儿一般无不良影响。但是，如乳母接受药理性大剂量的糖皮质激素，则不应哺乳。

（3）小儿用药：小儿如长期使用肾上腺皮质激素，需十分慎重，如确有必要长期使用，应采用短效（如可的松）或中效制剂（如泼尼松），避免使用长效制剂（如地塞米松）。

（4）老年人用药：老年患者用糖皮质激素易发生高血压。老年患者尤其是更年期后的女性应用糖皮质激素易发生骨质疏松。

（5）合并感染用药：长疗程超生理剂量皮质类固醇使患者的炎性反应、细胞免疫、体液免疫功能减弱，由皮肤、黏膜等部位侵入的病原菌不能得到控制。在激素作用下，原来已被控制的感染可活动起来，最常见者为结核感染复发。另一方面，在某些感染时应用激素可减轻组织的破坏、减少渗出、减轻感染中毒症状，但必须同时用有效的抗生素治疗，密切观察病情变化，在短期用药后，即应迅速减量、停药。

（6）严重肝功能不全：只宜应用氢化可的松或泼尼松龙。

（7）当存在胃肠道水肿，造成吸收功能障碍时，应经静脉给药。

（8）血液净化时：泼尼松龙、泼尼松、地塞米松在常规血液透析和腹膜透析后不需补充。甲泼尼龙在常规血液透析后需补充。

2. 药物的相互作用

（1）可使水杨酸盐的消除加快，降低其疗效，两药合用，可使消化性溃疡的危险性加大。

（2）与强心苷和利尿药合用，应注意补钾。

（3）苯巴比妥和苯妥英钠等肝药酶诱导药能加速糖皮质激素代谢，合用需要调整剂量。

（4）可升高血糖，因而降低口服降血糖药或胰岛素的作用。

（5）可使口服抗凝血药的效果降低，两药合用时抗凝血药的剂量需加大。

（6）糖皮质激素可促进美西律在体内代谢，降低血药浓度。

（7）甲状腺素可使糖皮质激素的代谢清除率增加，故甲状腺素或抗甲状腺药与糖皮质激素合用时，应适当调整后者的剂量。

3. 药物不良反应监测

（1）生长期患者应定期监测生长和发育情况。

（2）血糖、尿糖或糖耐量试验。

（3）眼科检查，注意白内障、青光眼或眼部感染的发生。

（4）血清电解质和大便隐血。

（5）高血压和骨质疏松的检查，老年人尤应注意。

总之，合理使用激素，掌握激素的作用机制、适应证、禁忌证、使用方法，最大限度地发挥其作用，减轻对机体的负面影响，是临床医师掌握肾病治疗的重要内容，是确保激素疗效的关键所在。

（赵　维）

第二节　免疫抑制药

一、环磷酰胺

环磷酰胺（CTX）是一种烷化剂，于1958年首次人工合成，对多种肿瘤有明显的抑制作用，近年来因证实它有免疫抑制作用而用于多种自身免疫性疾病的治疗，已取得明显疗效。CTX为氮芥与磷酸氨基结合而成的化合物。CTX口服易吸收，1～3小时血浆药物达峰浓度；在肝内代谢后分布于全身各组织，其中以肝中浓度最高，本品的代谢物和少量原型物由尿排出，半衰期为4～6.5小时。进入体内后需先经肝P450代谢，氧化后其代谢物之一为4-醛磷酰胺，很快分解成磷酰胺氮芥，产生非特异性细胞毒作用，同时产生丙烯醛，由尿排出时可致刺激。

（一）作用机制

1. CTX 免疫抑制机制　　CTX 为细胞周期非特异性细胞毒药物，但对 G_2 期作用更为强烈，主要的免疫抑制机制如下。

（1）使 T 及 B 淋巴细胞绝对数目减少。

（2）明显抑制淋巴细胞对特异性抗原刺激后的母细胞转化。

（3）抑制对新抗原的抗体反应及皮肤迟缓变态反应。

（4）降低升高的免疫球蛋白水平，长期使用（几年）后有可能出现低丙球蛋白血症。

（5）试管内选择性抑制 B 淋巴细胞功能，减少某些 B 淋巴细胞自发产生免疫球蛋白和抑制一般的有丝分裂原受刺激后的免疫球蛋白产生。

（6）使增高的免疫球蛋白降至正常。

2. CTX 与糖皮质激素协同作用

（1）CTX 作用于免疫系统的定向干细胞，抑制细胞分化、增殖，使 T 及 B 淋巴细胞绝对数目减少。

（2）激素可直接影响淋巴细胞的功能，作用迅速、短暂，因此，将 CTX 与糖皮质激素联用，两药作用协同，取长补短，可取得更好的免疫抑制效应。

（二）适应证和禁忌证

1. 适应证　　CTX 已被广泛用于狼疮肾炎、Wegener 肉芽肿病、新月体肾小球肾炎、微小病变、膜性肾病、肾淀粉样变和激素依赖性原发肾病综合征。

目前认为 CTX 是治疗狼疮肾炎的第一线药物，常与激素联合使用。CTX 能控制狼疮肾炎的活动性，稳定狼疮肾炎的病情，可减少激素用量，防止肾组织发生纤维化。有下列情况者，更应加用 CTX：①不能耐受激素者。②激素疗效不佳者。③用激素不能充分控制病情活动者。④有明显激素不良反应者。

2. 禁忌证　　下列情况应慎用环磷酰胺：骨髓抑制、有痛风病史、肝功能损害、感染、肾功能损害、肿瘤细胞浸润骨髓、有泌尿系结石史、以前曾接受过化学治疗或放射治疗。

（三）给药方案

1. 口服　　环磷酰胺 $1\sim2$ mg/（kg·d），一般用于静脉疗程结束后的维持治疗。

2. 冲击用药　　环磷酰胺剂量为 $0.75\sim1$ g/m^2，每次 $0.8\sim1.2$ g，半小时内静脉滴注完毕，每个月 1 次直至病情缓解，以后改为每 2 个月 1 次，再过渡至每 3 个月 1 次维持。美国认为，冲击用药的效果与口服或隔日注射法相同，但不良反应明显减少。我国十年来应用此冲击疗法的经验，效果不似美国报道的好，故有建议可每 2 周冲击 1 次，或每个月 1 次连续冲击 2 天，或冲击间隔期间并发口服用药。

3. 其他　　总量达 $6\sim12$ g（因人而异）后，减少药物剂量或延长给药间隔。

（四）不良反应

1. 造血系统　　骨髓抑制为最常见的毒性，白细胞往往在给药后 $10\sim14$ 天最低，多在第 21 天恢复正常，血小板减少比其他烷化剂少见，常见的不良反应还有恶心、呕吐。严重程度与剂量有关。

2. 泌尿系统　　代谢产物可导致严重的出血性膀胱炎，大量补充液体可避免；也可致膀胱纤维化。

3. 生殖系统　　可引起生殖系统毒性，如停经或精子缺乏，妊娠初期时给予可致畸胎。

4. 常规剂量不产生心脏毒性，但当大剂量时可产生心肌坏死，偶可发生肺纤维化。

5. 长期用药可产生继发性肿瘤。

6. CTX 可产生中等至严重的免疫抑制。

7. 少见的不良反应有发热、过敏、皮肤及指甲色素沉着、黏膜溃疡、肝功能谷丙转氨酶升高、荨麻疹、口咽部感觉异常或视物模糊。

（五）注意事项

1. 特殊情况下的应用

（1）孕妇用药须慎重考虑，特别在妊娠初期的 3 个月，由于环磷酰胺有致突变或致畸胎作用，可造成胎儿死亡或先天性畸形。

（2）环磷酰胺可在乳汁中排出，在开始治疗时必须中止哺乳。

（3）血液净化时：常规血液透析后需补充。

2. 药物的相互作用

（1）与多柔比星合用可增加心脏毒性。

（2）与双胍类药物合用可使降血糖作用增加。

（3）与巴比妥类、氯丙嗪、氯喹、三碘甲腺原胺酸合用时，可增加本品的活性和毒性。

（4）与别嘌醇合用时，可增加骨髓的毒性。

3. 药物不良反应监测

（1）白细胞计数及分类、血小板计数。

（2）肾功能（尿素氮、肌酐清除率）。

（3）肝功能（血清胆红素、谷丙转氨酶）及血清尿酸水平。

二、环孢素

1976 年瑞士山德士药厂首次发现并报道环孢素（cyclosporin A，CsA）具有免疫抑制作用。于 1978 年成功地将 CsA 用于临床肾移植和骨髓移植。1985 年 CsA 被应用于治疗儿童难治性肾病综合征，其后陆续应用于治疗多种肾小球疾病和自身免疫性疾病，并取得了良好的疗效。

CsA 溶于脂肪及有机溶剂而不溶于水。体内过程有明显的个体差异。口服吸收率个体差异较大，平均约为 37%。2~4 小时血浆药物达峰浓度；主要在肝代谢，肝功能障碍时可延缓药物的消除。CsA 有明显的肠肝循环，CsA 静脉注射后，59% 的放射性物质在胆汁中发现，仅 0.1% 的原药及 10% 的代谢产物经尿排出。

（一）作用机制

CsA 的作用机制分为免疫介导和非免疫介导两个方面。

1. 免疫抑制　CsA 与 T 淋巴细胞膜上的高亲和力受体蛋白结合，并被动弥散通过细胞膜，在分子水平上干扰转录因子与 IL-2 助催化剂的结合，抑制 IL-2 mRNA 的转录，进而抑制 IL-2 的生成及其受体的表达，使细胞毒 T 细胞的聚集作用减弱，从而减少其他细胞因子的产生与聚集，使炎症反应减轻或消失。

2. 非免疫介导的机制　减少肾血流量，降低肾小球滤过压。

（二）适应证

1. CsA 应用于治疗原发性肾病综合征　CsA 是治疗原发性肾病综合征的二线药物，主要用于难治性肾病综合征或对肾上腺皮质激素有效而不良反应较大者。对儿童原发性肾病综合征或对肾上腺皮质激素有顾虑者也可作为一线药物。CsA 治疗原发性肾病综合征有一定疗效，但对于治疗前已有 SCr 升高者和（或）肾活检有明显间质小管病变者应慎用。对 CsA 过敏者及小于 1 岁的儿童禁用。

难治性肾病综合征是指肾上腺皮质激素依赖、抵抗和经常复发的肾病综合征。①肾上腺皮质激素抵抗：使用泼尼松 1 mg/（kg·d）8 周后不缓解。②肾上腺皮质激素依赖：在最初缓解后于减量过程中复发或停药 2 周后复发。经常复发，最初缓解后 6 个月复发 2 次或 1 年内复发 3 次。

（1）微小病变性肾病（MCD）：对于难治性 MCD，应用 CsA 常有效，不良反应较少。肾上腺皮质激素依赖者，使用 CsA 后大部分病例可取得完全缓解或部分缓解。而肾上腺皮质激素抵抗者也有部分取得部分缓解或完全缓解。CsA 与泼尼松 0.5 mg/（kg·d）合用，可显著提高缓解率。对接受 CsA 治疗的 MCD 患者，应定期监测肾功能。长期使用 CsA 治疗（超过 1 年以上者），必要时可重复肾活检以检测有无肾毒性的组织学证据。

（2）局灶性节段性肾小球肾炎：CsA 可用于治疗局灶性节段性肾小球肾炎导致的难治性肾病综合征。对肾上腺皮质激素依赖者，使用 CsA 疗效较好，对肾上腺皮质激素抵抗者单用 CsA 则疗效较差。若与泼尼松 0.5 mg/（kg·d）合用，则可显著提高疗效。

（3）膜性肾病（MN）：膜性肾病在临床上治疗较困难。CsA 是膜性肾病治疗的选择药物之一。可在其他药物治疗无效时使用，也可作为膜性肾病治疗的初始治疗。

（4）IgA 系膜增生性肾小球肾炎及非 IgA 系膜增生性肾小球肾炎：对于肾活检提示为组织学病变轻微的 IgA 及非 IgA 系膜增殖性肾小球肾炎，如果肾上腺皮质激素和环磷酰胺治疗失败，可使用 CsA 治疗。

2. CsA 应用于治疗狼疮肾炎　CsA 治疗狼疮肾炎有效，但不作为一线药物。Ⅲ型、Ⅳ型、Ⅴ型狼疮肾炎患者，CsA 与肾上腺皮质激素联合应用可显著减少蛋白尿。长期疗效及安全性有待进行严格的临床对照研究和随访。

（三）给药方案

1. CsA 治疗肾病综合征时，成年人起始剂量一般为 4～5 mg/（kg·d）。儿童起始剂量为 150 mg/（m²·d），最大剂量不超过 200 mg/（m²·d）。治疗前 SCr 已不正常者，若认为需要使用时，起始治疗剂量应为 2.5 mg/（kg·d）或以下。使用 CsA 时若 SCr 较基础值升高 30%，则应考虑减量，每次调整 0.5～1.0 mg/（kg·d）。

2. 应综合考虑使用药物剂量与血药浓度两个参数指导剂量调整，成年人采用 5 mg/（kg·d），儿童采用 200 mg/（m²·d）时，即使血药浓度低，增加 CsA 剂量也会增加毒性。CsA 血药浓度在正常范围内并不能排除发生肾毒性的可能。

3. 使用 CsA 时，应调整血胆固醇在 6.5 mmol/L 以下，胆固醇水平正常时，CsA 用量为 4～5 mg/（kg·d），血胆固醇在 7.8 mmol/L 时，则很难达到有效组织浓度。

4. CsA 治疗肾病综合征时疗程为 3～6 个月，少数患者可用小剂量［≤3 mg/（kg·d）］CsA 长期维持，CsA 治疗肾病综合征时可有治疗后效应（停药或减量后出现的疗效）。

5. CsA 治疗狼疮肾炎时，初始剂量以 3～3.5 mg/（kg·d）为宜，可一次口服或分 2 次口服。如治疗 4～8 周无效，可间隔 1～2 个月增加 0.5～1 mg/kg，最大剂量为 5 mg/kg，如有效则稳定 3 个月后可间隔 1～2 个月减少 0.5～1 mg/kg，寻找最有效维持量维持治疗。如果血清肌酐较前增高 30%，则应停药。

同时最好进行血药浓度监测，根据血药浓度调整用药，总疗程不要超过 6 个月。

（四）禁忌证

凡属于以下情况之一者应禁用 CsA。

1. 肿瘤患者或既往有肿瘤病史者或肿瘤前期如白斑病、单克隆副蛋白质血症、脊髓发育不全综合征等。

2. 肾功能不全、血肌酐值明显异常者。

3. 未能有效控制的高血压病。

4. 免疫缺陷性疾病如 IgA 缺陷、获得性免疫缺陷综合征（AIDS）。

5. 心、肺、外周血管衰竭。

6. 白细胞和血小板计数异常低。

7. 肝功能检测数据较正常肝功能上限高 2 倍。

8. 3 个月内用过氨甲蝶呤、硫唑嘌呤和环磷酰胺等免疫抑制药者。

9. 顺从性差、酒精依赖、药物依赖患者。

10. 妊娠、哺乳期。

（五）不良反应

1. 肾不良反应　CsA 治疗中最重要的问题是其肾毒性，CsA 可引起肾小管间质及肾血管的结构和功能改变，导致肾间质纤维化、血管钙化、肾小球硬化等，即使 CsA 血清浓度正常也可发生上述改变。CsA 急性肾毒性与肾血流量的下降有关，这种功能性的肾毒性通常不会引起永久性的肾损害。CsA 急性肾毒性多呈剂量依赖性，CsA 减量或停用后可以恢复。CsA 慢性肾毒性是 CsA 治疗的主要不良反应，主要表现为肾内小血管硬化和条索状的间质纤维化。

2. 肝不良反应　CsA 致肝损害的发生率为 5%~10%，多发生在用药 3 个月内。

3. CsA 相关性高血压　使用 CsA 过程中 10%~14% 的患者可发生高血压，原无高血压者用药后血压升高超出正常范围，或是用 CsA 前，原降压药可控制的血压，使用 CsA 后变为不可控制。一般加用降压药或调整降压药剂量后，CsA 导致的高血压可控制。

4. 其他不良反应　包括胃肠道不适、高尿酸血症、痛风、血糖升高（少于 2%）、多毛、齿龈增生、震颤、感染等，长期使用有引起肿瘤的报道。

（六）注意事项

1. 特殊情况下的应用

（1）1 岁以下的儿童不宜应用。

（2）孕妇及哺乳期妇女禁用。

（3）血液净化时常规血液透析和腹膜透析后不需补充。

2. 药物不良反应监测　长期使用 CsA 应注意监测血压、肝肾功能、血尿酸、血糖等。

三、霉酚酸酯

霉酚酸酯（MMF）是麦考酚酸（MPA）的 2-吗啉基乙酯化产物，是一种新型的免疫抑制药。最初主要是用于预防肾移植的排斥反应。MMF 也用于系统性红斑狼疮、系统性血管炎、慢性肾小球肾炎等非移植领域的肾免疫疾病的治疗。MMF 的体内过程：①口服后迅速大量吸收，并代谢为活性成分

MPA。口服平均生物利用度为静脉注射的 94%（根据 MPA 曲线下面积计算）。口服后在血液循环中测不出 MMF。肾移植患者口服 MMF，其吸收不受食物的影响，但进食后血 MPA 最大浓度（C_{max}）将降低 40%。②MPA 通过肠肝循环的量很多，在临床有效浓度下，97% 的 MPA 与血浆清蛋白结合。③MPA 代谢成 MPA 的酚化葡萄糖苷糖（MPAG），无药理活性。④MMF 代谢以后多数（87%）以 MPAG 的形式从尿液排出。

（一）作用机制

MMF 能选择性抑制与排斥反应有关的 T 淋巴细胞的功能和 B 淋巴细胞的功能，并且有抑制动脉平滑肌增生的作用。机制如下：①选择性抑制淋巴细胞鸟嘌呤经典合成途径，对非淋巴细胞和（或）器官无毒性作用。②直接抑制 B 淋巴细胞增殖。③有效降低黏附分子的活性，抑制血管平滑肌细胞增殖，可预防及治疗血管性排斥反应和减少慢性排斥反应的发生。

（二）适应证

MMF 不宜用作一线药物。一般需与激素合用，对激素有禁忌证者可考虑单用 MMF，但单用 MMF 的疗效有待进一步临床观察。激素在合用 MMF 时，其剂量有可能比单用激素稍小或减量稍快。

1. 狼疮肾炎　MMF 联合糖皮质激素适用于狼疮肾炎有肾活动性病变者，如弥漫性增生型狼疮肾炎（WHO 分型Ⅳ型）和其他类型（Ⅲ型和Ⅴ型）中有活动性病变者，其中并发血管病变如血管炎者效果更好。

2. 原发性小血管炎肾损害　MMF 联合糖皮质激素可以直接用于 ANCA 相关性小血管炎活动性病变如局灶性节段坏死性肾小球肾炎和少免疫沉积型新月体性肾小球肾炎。MMF 还可用于经环磷酰胺诱导治疗后（如 6 个月左右）缓解期的维持治疗。

3. 难治性肾病综合征　对于难治性原发性肾病综合征中微小病变和系膜增生性肾小球肾炎表现为激素依赖或激素抵抗者，MMF 联合糖皮质激素有肯定疗效。可用于环磷酰胺等药物无效或有严重不良反应时。MMF 联合糖皮质激素对难治性原发性肾病综合征中膜性肾病、局灶性节段性肾小球肾炎亦有疗效，但对后者不推荐单独使用。

4. IgA 肾病

（1）缓慢进展型（以病理活动性病变为主且程度较重，尿蛋白 ≥1.0 g/d、肾功能有损害、出现高血压）及快速进展型（病理较多新月体及重度活动性病变，肾功能急剧恶化）采用 MMF 可能有效。但需要更多的临床 RCT 研究加以证实。

（2）表现为单纯性血尿或蛋白尿，病理程度较轻，蛋白尿 <0.5~1.0 g/d、肾功能正常、无高血压的 IgA 肾病，不推荐使用 MMF。

（三）给药方案

1. MMF 使用　应遵循个体化治疗原则，如无效时，可更换成其他免疫抑制药。

2. 推荐起始应用剂量　体重 ≥70 kg 者推荐 2.0 g/d，体重 ≤50 kg 者推荐 1.0 g/d，每天分 2 次空腹服用。

3. 狼疮肾炎治疗　分诱导期治疗和维持期治疗。诱导期应尽可能使患者达到完全缓解。达到缓解后可根据患者具体情况，逐渐减少 MMF 及激素剂量，进入维持期治疗。诱导期 MMF 起始应用剂量见上。诱导期治疗一般为 6 个月。维持治疗期一般不少于 2 年。1 年后 MMF 维持剂量一般在 0.5~1.5 g/d，而此时激素维持剂量一般 ≤10 mg/d。

4. 原发性肾病综合征治疗 亦分起始期治疗及维持期治疗。在达到肾病综合征临床缓解后，可根据患者具体情况，逐渐减少 MMF 及激素剂量，进入维持期治疗。原发性肾病综合征起始期及维持期治疗时间依据病理类型不同而有区别。MMF 及激素剂量可参照狼疮肾炎治疗。

（四）禁忌证

已发现对 MMF 有过敏反应发生，因而对 MMF 或 MPA 发生过敏反应的患者不能使用。

（五）不良反应

MMF 的不良反应较环磷酰胺及环孢素等其他免疫抑制药为轻，但少数患者仍可有严重不良反应，用药过程中仍应密切观察。循证医学资料证实，MMF 用于狼疮肾炎治疗，长达 3 年者耐受性较好。

1. 感染 大剂量 MMF 治疗过程中可并发各种细菌感染或病毒感染，如肺炎、淋巴结炎、疖肿、丹毒和疱疹病毒感染等。加用敏感抗生素可以控制感染者可不停用 MMF，严重者应将 MMF 减量或停用。

2. 胃肠道症状 MMF 药物代谢过程中存在肠肝循环，空腹服药可以提高药物利用度。但部分患者空腹服用可出现腹泻、腹胀、腹痛等，多在减量后好转，然后仍可逐渐加至原剂量服用。

3. 骨髓抑制 可有白细胞计数减少，白细胞<3.0×10^9/L 时 MMF 应减半量，待白细胞计数恢复后 MMF 剂量可考虑回到原量；如白细胞<2.0×10^9/L 则应停药。个别患者可出现贫血，减量后可恢复，但较快出现的严重贫血（如2周内下降达20 g/L）则应及时停药。血小板（PLT）减少罕见，如血小板下降达 6.0×10^9/L，应及时停药。

4. 其他 个别患者可以出现一过性谷丙转氨酶升高，如不伴有黄疸可观察并继续用药，谷丙转氨酶多可以在 2~4 周恢复正常。

（六）注意事项

1. 特殊情况下的应用

（1）孕妇及哺乳期妇女用药：①孕妇禁忌，除非对胎儿潜在益处大于潜在的危险性。②推荐用本药前妊娠试验应为阴性。如果在治疗过程中妊娠，医师和患者应讨论是否值得继续妊娠。③对白鼠的研究发现，本药可从乳汁中分泌。但尚不知在人类中是否会出现相同情况，应根据此药对乳母的重要性，决定中止哺乳或停药。

（2）在临床上应避免在缺乏病理诊断时或对非难治性肾病综合征将 MMF 作为一线用药。

（3）肾功能损害时 [GFR<25 mL/（min·1.73 m^2）]，MMF 剂量应减少。

（4）中性粒细胞减少的患者，如果出现中性粒细胞减少（中性粒细胞计数，绝对数<1.3×10^9/L），应中断给药或减量，同时应仔细观察患者。

2. 药物的相互作用

（1）硫唑嘌呤：MMF 不能与硫唑嘌呤合用，但 MMF 停药后继续用硫唑嘌呤是可行的（序贯治疗）。

（2）阿昔洛韦：这两种药物均从肾小管分泌，可能存在竞争性，使两种药物的血浆浓度进一步升高。

（3）抗酸药：当与抗酸药联合使用时，MMF 的吸收减少。

（4）环孢素：MMF 对环孢素的药动学无影响。

3. 药物不良反应监测　应用 MMF 期间，用药开始时应每 2 周监测 1 次血常规、肝功能。用药过程中如无不良反应出现，应每个月定期检查血常规和肝功能。出现轻度异常时应至少每周检查 1 次，直至恢复正常后再改为每个月 1 次。6 个月内无不良反应可每 3 个月检查 1 次。

（赵　维）

第三节　抗高血压药物

一、肾素-血管紧张素系统抑制药

（一）肾素-血管紧张素系统的生理机制

1. 肾素-血管紧张素系统（RAS）　RAS 由肾素-血管紧张素及其受体构成，在心血管活动和水、电解质平衡调节中起十分重要的作用。血液循环与局部 RAS 活性变化与高血压、充血性心力衰竭等心血管疾病的发病密切相关。

2. RAS 的生理机制　血管紧张素原在肾素（蛋白水解酶）的作用下转变为血管紧张素 I（Ang I），后者在血管紧张素 I 转化酶（ACE）的作用下转变为血管紧张素 II（Ang II），Ang I 还可转化为血管紧张素（1~7）[Ang（1~7）]。Ang II 有两种主要受体——AT_1 和 AT_2，AT_1 受体激活后的效应比 AT_2 受体强，将导致出球小动脉强烈收缩，有升高肾小球内压和维持滤过率的作用，AT_2 受体的激活在出球小动脉上具有相反的作用。Ang（1~7）表现与 Ang II 相反的效应，产生舒张血管作用。在 ACE 的作用下 Ang（1~7）转变为无活性的血管肽。

3. Ang II 的主要作用　收缩毛细血管前动脉，导致血压升高，刺激肾上腺皮质释放醛固酮，使肾钠潴留和循环血容量增加。

Ang II 还有很多肾内作用，包括收缩出球小动脉、收缩系膜细胞、激活致纤维化因子、刺激自由基形成和直接刺激肾小管重吸收钠的作用。Ang II 也可刺激肾上腺皮质释放醛固酮。总之，RAS 激活在肾的最终作用是导致肾小球内压增高、肾小球对大分子物质的通透性增加、纤维化的激活和氧自由基的增加。

（二）RAS 抑制药物

作用于 RAS 的抗高血压药有血管紧张素 I 转化酶抑制药（ACEI）、血管紧张素 II 受体阻滞药（ARB）和肾素抑制药。临床应用最多的主要是 ACEI 和 ARB。

1. ACEI　不同的 ACEI 因化学结构不同，药物体内过程存在较大差异。食物能影响卡托普利的吸收，宜在餐前 1 小时服用。大多数 ACEI 如依那普利、喹那普利、培哚普利等为前体药，须在体内转化后才能发挥作用。除福辛普利和司派普利通过肝、肾清除外，ACEI 主要通过肾清除，肾功能显著降低者，大多数 ACEI 血浆清除率降低，应减少用量。见表 5-2。

表 5-2 ACEI 的体内过程

药物	前体药	血药达峰时间（h）	血浆半衰期（h）	作用持续时间（h）	蛋白结合率（%）
贝那普利	是	0.5~1	0.6	2~6	96.7
卡托普利	非	1	2.3	6~12	30
依那普利	是	1	11	12~21	50
赖诺普利	非	2~4	12~24	24~36	少
喹那普利	是	2	1	24	97
培哚普利	是	1	24	40	30
雷米普利	是	1	9~18	>24	36
福辛普利	是	1	11.5	>24	95

2. ARB 最初发现的 AT_1 受体阻滞药为沙拉新，因其属肽类不能口服，且作用时间短以及部分激动活性，限制了其临床应用。非肽类 ARB 包括氯沙坦、厄贝沙坦、缬沙坦等，具有受体亲和力高、选择性强、口服有效、作用时间长、无激动作用等优点（表 5-3）。

表 5-3 ARB 的体内过程

药物	生物利用度（%）	起效时间（h）	血药达峰时间（h）	作用持续时间（h）	蛋白结合率（%）	分布容积（L）	清除 $t_{1/2}$（h）	排泄（尿/粪%）
氯沙坦	33	1	6	24	>98	34	2	35/60
缬沙坦	25	2	4~6	24	96	17	6~8	13/83
替米沙坦	42~57	1	3~9	≥24	99.5	53~96	18~24	1/97
坎替沙坦	42	2~4	6~8	≥24	99.6	10	9~13	33/67
厄贝沙坦	60~80	2	3~6	24	96	500	11~15	20/80

（三）适应证和禁忌证

1. 适应证

（1）降低高血压：高血压将促进肾损害进展，所以对肾病并发的高血压（包括原发性高血压及肾实质性高血压）应积极治疗，并力争达标。尿蛋白<1 g/d 时，血压应降至 130/80 mmHg（平均动脉压 97 mmHg）；尿蛋白>1 g/d 时，血压应降达 125/75 mmHg（平均动脉压 92 mmHg）。此时，ACEI（或血管紧张素Ⅱ受体拮抗药）应为首选降压药。

（2）减少尿蛋白：蛋白尿尤其大量蛋白尿有不少危害，并能促进肾损害进展，应积极治疗。ACEI 能通过改善肾小球内高压、高灌注及高滤过，以及改善肾小球滤过膜选择通透性而减少尿蛋白排泄。一般而言，蛋白尿较重时 ACEI 降尿蛋白效果更好，可减少尿蛋白 30%~50%。对于糖尿病及高血压患者，从尿清蛋白排泄率增高开始即应该应用 ACEI。

（3）延缓肾损害进展：ACEI 除能通过上述作用保护肾外，还能通过减少肾细胞外基质蓄积（减少产生，促进降解），拮抗肾小球硬化及肾间质纤维化而延缓肾损害进展。这一疗效已被许多临床循证医学试验验证。

ACEI 的上述第（2）、第（3）适应证，对有、无高血压的肾病患者均适用。

2. 禁忌证 有下列情况时应禁用或慎用。

（1）有咳嗽、血管性水肿或其他过敏反应病史者。

（2）孕妇。

（3）双侧肾动脉狭窄患者。

（4）严重主动脉狭窄或梗阻性心肌病患者。

（5）低血压患者。

（6）脱水患者。

（7）未经治疗血钾>5.5 mmol/L 者。

（8）4 个月内 GFR 下降>30% 无法解释者。

（四）给药方案

ACEI 类药物均需从小剂量开始应用，然后逐渐加量至起效，对可能存在肾动脉粥样硬化的老年人更应如此，以免降血压过度。

1. 降低高血压

（1）若非血压极高需迅速降压，一般宜首选长效 ACEI 治疗。

（2）为有效降压，ACEI 常需与其他降压药物配伍应用：首选配伍药为小剂量利尿药（肌酐清除率>25 mL/min 时可用噻嗪类利尿药，<25 mL/min 时用小量襻利尿药，排钠利尿可提高 ACEI 降压疗效，但必须注意勿导致脱水）；降压效果不满意者，再加钙通道阻滞药；如仍效果差，心率快者加 β 受体阻滞药或 α 受体阻滞药及 β 受体阻滞药，心率慢者改非二氢吡啶类钙通道阻滞药为二氢吡啶类钙通道阻滞药；降压还不满意，最后加 α 受体阻滞药。血管紧张素 II 受体拮抗药也可与 ACEI 联合应用。

（3）用 ACEI 降血压时，需限制食盐摄入量。

2. 减少尿蛋白及延缓肾损害进展

（1）ACEI 和 ARB 在有微量清蛋白尿的糖尿病肾病患者（无论 1 型、2 型）中均作为首选；有微量清蛋白尿的糖尿病（1 型）肾病和非糖尿病肾病，尿液总蛋白/肌酐比值≥200 mg/g 者，ACEI 作为首选；有微量清蛋白尿的糖尿病（2 型）肾病者，ARB 作为首选。对于 CKD 患者，从降低蛋白尿的角度讲，两药均为首选。

（2）有效减少尿蛋白排泄及延缓肾损害进展，ACEI 常需较大剂量（比降血压药量大），且用药时间要久（常需数年），同时应限制饮食中蛋白质及盐摄入量。

（五）不良反应

应用各种 ACEI 和 ARB，常见的不良反应可分为 4 类。

1. 由于抑制 ACE 或阻断 AT_1 受体所产生　为剂量依赖。

（1）低血压：开始用药或加量后最易发生。

（2）肾功能恶化、急性肾衰竭：肾血流速度降低时危险性最大。

（3）高血钾：患糖尿病，同时使用 NSAIDs、保钾型利尿药和含钾药时更易发生。

2. 由于抑制 ACE 以外的酶或阻断其他受体所产生　为剂量依赖。

（1）咳嗽：ACEIs 可达 10%~20%，ARBs 很少。

（2）血管神经性水肿：发生率<1%。

3. 过敏反应

（1）皮疹：卡托普利可达 10%。

（2）白细胞减少，粒细胞缺乏：发生率<1%（有结缔组织病的患者危险性较高）。

（3）味觉障碍：卡托普利可达6%。

4. 对胎儿的影响　对胎儿可能产生肾毒性和肺毒性，妊娠第4~9月是绝对禁忌证，整个孕期均应避免使用。

（六）注意事项

1. 特殊情况下的应用

（1）妊娠：第4~9月是绝对禁忌证。

（2）肾功能不全：患者Scr<265 μmol/L（3 mg/dL）时，仍可应用ACEI，但宜选用双通道（肾及肝）排泄药物，并根据肾功能适当减量，以免药物体内蓄积。Scr>265 μmol/L（3 mg/dL）时，是否仍可用ACEI存在着争议，如果应用需高度警惕高钾血症及监测肾功能。

（3）血液透析：血液透析患者应用ACEI治疗高血压时，需注意所用ACEI药物的蛋白结合率。结合率低者易被透析清除，需在透析后服药。另外，应用AN67透析器（聚丙烯腈透析膜）进行透析时，服用ACEI可能引起过敏反应。ARB在血液透析和腹膜透析后均不需补充。

（4）单侧肾动脉狭窄、对侧肾功能正常患者：可用ACEI，但需从最小剂量开始，并应密切监测血压及Scr变化。

2. 药物的相互作用

（1）ACEI与促红细胞生成素（EPO）并用，有可能影响EPO疗效；非甾体消炎药与ACEI并用，可能影响ACEI降压疗效，并导致Scr异常升高，均需注意。

（2）血管紧张素转化酶抑制药与保钾利尿药合用可发生严重高血钾。

（3）与其他降压药合用，降压作用加强。

3. 药物不良反应监测　服用ACEI期间应密切监测Scr及血钾变化。用药的前2个月，宜每1~2周检测一次；若无异常变化，以后可酌情延长监测时间。发现Scr或血钾异常增高，需及时处理。

二、钙通道阻滞药

钙通道阻滞药（CCB）临床用于治疗心律失常、高血压、心绞痛、慢性心功能不全等疾病。CCB能选择性地阻断电压门控Ca^{2+}通道，抑制细胞外Ca^{2+}内流，松弛血管平滑肌，降低外周血管阻力，使血压下降。CCB在治疗高血压中已经成功地应用了20余年，近年来认为CCB对肾具有保护作用。

（一）CCB分类

1. 二氢吡啶类（DHP）　以硝苯地平、氨氯地平、拉西地平、非洛地平为代表。

2. 苯噻嗪类　以地尔硫䓬为代表。

3. 苯烷胺类　以维拉帕米为代表。

这3类CCB作用于Ca^{2+}通道的不同部位，药动学特点以及对不同组织的选择性也不同。临床用于降压和肾保护时常用的为DHP。

（二）常用CCB药物的体内过程

1. 硝苯地平　口服易吸收，经肝代谢后45%~68%进入体循环。血药浓度达峰时间有较大个体差异，$t_{1/2}$为3~4小时，药物主要在肝代谢，少量以原形药经肾排出。硝苯地平控释片可在体内恒速释放硝苯地平，使血药浓度时间曲线平缓长久。

2. 尼群地平　口服吸收良好，但存在明显的首过效应。蛋白结合率98%。$t_{1/2}$在10～22小时。尼群地平在肝内广泛代谢，其代谢产物70%经肾排泄，8%随粪便排出。肝病患者血药浓度和消除半衰期增加。

3. 非洛地平　口服吸收良好，消除相半衰期（$t_{1/2}\beta$）为（16.09±6.07）小时。主要由肝代谢、消除，约70%的非洛地平以代谢产物形式从尿排出，10%左右的药物由粪便排出。老年人半衰期长约36小时。

4. 氨氯地平　口服后吸收完全但缓慢，6～12小时达到峰浓度。绝对生物利用度为64%～90%，不受饮食影响。循环中的药物约95%以上与血浆蛋白结合，持续用药后7～8天达到稳态血药浓度。以二室模型的方式从血浆中消除，90%在肝代谢为无药理活性的代谢产物。终末半衰期（$t_{1/2}\beta$）健康者约为35小时，高血压患者延长为50小时，老年人为65小时，肝功受损者60小时，肾功能不全者不受影响。10%以原型、60%以代谢物的形式从尿中排出，20%～25%从胆汁或粪便中排出。本品不被血液透析清除。

（三）适应证和禁忌证

1. 适应证

（1）不并发肾病的高血压：CCB用于多类型高血压患者，尤其适用于老年高血压病、单纯收缩期高血压、高血压并发冠心病稳定型心绞痛、外周血管疾病的患者，也适用于高血压并发糖尿病者。

（2）并发肾病的高血压：对于并发CKD的高血压患者（包括肾动脉狭窄者），存在ACEI或ARB使用禁忌时，应选用CCB。

（3）一些特殊肾病情况：包括由缺血再灌注和氨基糖苷类药物、环孢素以及抗肿瘤药物顺铂中毒等引起的肾损害，应用CCB都有其特殊效果。

2. 禁忌证

（1）心脏病患者：冠心病不稳定型心绞痛和急性心肌梗死时禁用速效二氢吡啶类钙拮抗药，心脏传导阻滞和心力衰竭患者禁用非二氢吡啶类钙拮抗药。

（2）妊娠。

（四）给药方案

若非血压极高需要迅速降压，应逐渐将血压降至目标水平以下，以便充分评估患者对药物的反应，依据个体情况进行调整。老年人尤其如此，避免降压过度。长效CCB的降压作用是缓慢、渐进出现的，用药剂量应从小剂量开始，逐渐加量，服药1周左右开始出现明显的降压作用，最大降压效果在用药4～6周之后。

硝苯地平15～60 mg/d，分3次服用；非洛地平5～10 mg，每天1次，口服；氨氯地平5～10 mg，每天1次，口服；硝苯地平控释片30 mg，每天1次，口服。

（五）不良反应

本品具有良好的耐受性，大多数不良反应是轻、中度的，新型的长效二氢吡啶类CCB的不良反应更少。

1. 踝部水肿、皮肤潮红、头痛　这些不良反应可能与用药过程中外周血管扩张及用量大小有关，难以耐受的患者需停用。

2. 心悸　症状的出现与二氢吡啶类 CCB 的药理作用有关，其发生率与用量有关，症状严重的患者不宜继续服用。

3. 肝损害　CCB 可引起谷丙转氨酶、谷草转氨酶、碱性磷酸酶和血清胆红素的一过性升高，通常见于治疗后 2~3 周，一般不致停药。有引起胆汁淤积性黄疸的报道，可能是一种特异性反应，也可能存在过敏机制。

4. 其他　发生率低的不良反应有嗜睡、心动过缓、齿龈增生，便秘、多尿、尿频、肌肉疼痛和抽搐等，偶有过敏反应（神经血管性水肿、皮疹）、血常规异常（粒细胞减少、血小板减少），必要时需停药治疗。

（六）注意事项

1. 特殊情况下的应用

（1）严重肝功能不全患者：CCB 主要在肝代谢，应慎用 CCB。

（2）长效制剂为特殊控释剂型，不能咀嚼或掰断后服用。

（3）维持性血液透析患者应用 CCB 时，需注意药物的蛋白结合率和表观分布容积。长效制剂透析后无须补充给药。

2. 药物的相互作用　Ca^{2+} 与麻醉药之间最重要的关系为对心肌和血管平滑肌兴奋-收缩偶联的影响，对窦房结和房室结传导、递质释放以及对突触传递的作用，因此，CCB 与麻醉药及神经肌肉阻滞药之间有重要的相互作用。

（1）麻醉药

1）吸入麻醉药：氟类吸入麻醉药对循环的抑制作用与改变 Ca^{2+} 流动有关，与 CCB 合用有明显的相加作用。CCB 与氟类吸入麻醉药合用，可明显加重对心肌收缩力的抑制和对心脏传导系统的抑制。

2）静脉麻醉药物：在大剂量阿片类药物静脉麻醉时，一般情况下可以使用 CCB。

3）骨骼肌松弛药：因 Ca^{2+} 可触发乙酰胆碱的释放，故理论上 CCB 可加强神经肌肉阻滞药的作用。

（2）心血管药物：CCB 与其他心血管药物的相互作用的研究多为洋地黄药物，其他药物有奎尼丁、β 受体阻滞药及茶碱等。

1）地高辛：尼群地平也能提高血浆中地高辛浓度，增强地高辛对房室结的作用。硝苯地平与地高辛联用能否增加血浆地高辛浓度仍存在争议。

2）奎尼丁：维拉帕米和奎尼丁合用拮抗儿茶酚胺对 α-肾上腺素能受体的作用。

3）β 受体阻滞药：维拉帕米因有房室结阻滞作用及负性肌力作用，不宜与 β 受体阻滞药合用，但硝苯地平与 β 受体阻滞药合用不仅可提高疗效，而且可减少硝苯地平的不良反应。

（3）其他：茶碱类药物可拮抗 CCB 对心血管系统的影响。反之，CCB 对氨茶碱引起的心律失常也有疗效。

3. 药物不良反应监测　监测有无踝部水肿，定期检测肝功能、血常规等。

三、β 受体阻滞药

选择性地和 β 受体结合，竞争性地阻断递质或 β 受体激动药与 β 受体结合，从而拮抗 β 受体激动后所产生的一系列作用。

（一）分类

β受体阻滞药的化学结构和β受体激动药异丙肾上腺素相近。β受体阻滞药可以分为3类，见表5-4。

表5-4 β-受体阻滞药的分类

类别		常用药物
Ⅰ类（β₁受体、β₂受体阻滞药）	ⅠA类：无内在拟交感活性类	普萘洛尔、噻吗洛尔
	ⅠB类：有内在拟交感活性类	吲哚洛尔
Ⅱ类（β₁受体阻滞药）	ⅡA类：无内在拟交感活性类	阿替洛尔、美托洛尔
	ⅡB类：有内在拟交感活性类	醋丁洛尔、塞利洛尔
Ⅲ类（α受体、β受体阻滞药）		拉贝洛尔、卡维地洛

研究证实，普萘洛尔和其他β受体阻滞药均能有效地降低血压，是治疗高血压的常用药物。用于治疗高血压的β受体阻断药有普萘洛尔、纳多洛尔、美托洛尔、阿替洛尔等。

（二）作用机制

β受体阻滞药虽在脂溶性、β₁受体的选择性、内在拟交感活性以及膜稳定作用等方面差异很大，但这类药物抗高血压作用相当。

β受体阻滞药的降压作用是其阻断β受体所继发，可能与下述机制有关。

1. 抑制心脏肾上腺素能受体的兴奋作用，从而减慢心率，降低心肌收缩力，减少心排血量。

2. 阻断肾小球旁器的β₁受体，减少肾素分泌，从而抑制肾素系统活性。但具有较强内在拟交感活性的药物在降压时并不影响肾素分泌。

3. β受体阻滞药能通过血脑屏障进入中枢，阻断中枢β受体，使外周交感神经活性降低。

4. 阻断外周去甲肾上腺素能神经末梢突触前膜β₂受体，抑制正反馈调节作用，减少去甲肾上腺素的释放。

5. 促进前列环素的生成。

6. 抗动脉粥样硬化作用，抗心肌缺血作用，防止和逆转左心室肥厚，防止高血压所致的心血管事件；抗心律失常作用，有利于减少高血压患者的心脏性猝死。

（三）适应证和禁忌证

1. 适应证

（1）β受体阻滞药可用于各型高血压，以高肾素活性、高血流动力学的青年高血压患者更为适宜。

（2）β受体阻滞药、利尿药与扩血管药联合应用能有效治疗重度或顽固性高血压。

2. 禁忌证 禁用于严重左心功能不全、窦性心动过缓、房室传导阻滞及支气管哮喘患者。心肌梗死患者、肝功能不全者、胰岛素依赖型糖尿病患者慎用。

（四）给药方案

常用β受体阻滞药及其推荐剂量见表5-5。

表5-5 常用β受体阻滞药及其推荐剂量

药名	推荐剂量	
口服制剂		
普萘洛尔	30～90 mg/d	每天3次
纳多洛尔	40～80 mg/d	每天1次

药名	推荐剂量	
噻吗洛尔	20~40 mg/d	每天 2 次
醋丁洛尔	200~800 mg/d	每天 1 次
比索洛尔	2.5~10 mg/d	每天 1 次
阿替洛尔	25~50 mg/d	每天 1 次
美托洛尔	50~100 mg/d	每天 2 次
拉贝洛尔	200~600 mg/d	每天 2 次
卡维地洛	12.5~50 mg/d	每天 1 次
静脉制剂		
拉贝洛尔	20~160 mg/h，静脉滴注直至有效控制血压或 25 mg 静脉注射（3~5 分钟），必要时可 15 分钟后静脉注射 50 mg	

（五）不良反应

1. 诱发或加重支气管哮喘。

2. 抑制心脏功能，减慢心率。

3. 恶心、呕吐、轻度腹泻等消化道症状，偶见过敏性皮疹和血小板减少等。

4. 外周血管收缩和痉挛。

5. 停药反跳现象　长期应用该类药物后突然停药，可加重冠心病症状，并可使血压反跳超过治疗前水平，停药前 10~14 天宜逐步减量。

6. 普萘洛尔等非选择性 β 受体阻滞药可升高三酰甘油水平，降低高密度脂蛋白胆固醇，其机制尚不十分清楚。

7. 非选择性 β 受体阻滞药能延缓应用胰岛素后血糖水平的恢复，不稳定型糖尿病和经常低血糖反应患者应使用 β 受体阻滞药时应十分慎重。

（六）注意事项

1. 特殊情况下的应用

（1）妊娠或分娩期间不宜使用。

（2）老年人一般效果较差。

（3）吸烟者服用普萘洛尔效果差，但不影响选择性 β_1 受体阻滞药美托洛尔的降压效果。

（4）心肌梗死患者及肝功能不全者应慎用 β 受体阻滞药。

（5）维持性血液透析患者应用 β 受体阻滞药时，需注意药物的蛋白结合率。蛋白结合率高的患者透析后无须补充给药。

2. 药物不良反应监测　定期监测心脏功能，了解有无心率减慢，检测血脂、血糖等。

四、α 受体阻滞药

α 受体阻滞药选择性和 α 受体结合，其本身不激动或较少激动肾上腺素受体，却能阻断递质或受体激动药与 α 受体结合，从而拮抗 α 受体激动的效应。

（一）分类

α 受体阻滞药分为非选择性 α 受体阻滞药和选择性 α_1 受体阻滞药、α_2 受体阻滞药。临床用于降压

的主要为非选择性 α 受体阻滞药和选择性 α_1 受体阻滞药。

（二）常见的 α 受体阻滞药

1. 酚妥拉明　为非选择性 α 受体阻滞药，生物利用度低，口服仅为注射给药的 20%，口服后 30 分钟血药浓度达峰值，持续 3~6 小时，大多以无活性代谢物自尿排出。

2. 哌唑嗪　为选择性 α 受体阻滞药，口服易吸收，2 小时血药浓度达峰值，生物利用度为 60%，$t_{1/2}$ 为 2.5~4 小时，但降压作用可持续 10 小时，血浆蛋白结合率约为 90%，主要在肝代谢，10% 的原形药经肾排泄。

3. 特拉唑嗪、多沙唑嗪　为选择性 α_1 受体阻滞药，生物利用度分别为 90% 和 65%，$t_{1/2}$ 分别为 12 小时和 10~12 小时。

4. 乌拉地尔　具有外周和中枢双重降压作用。外周主要阻断突触后 α_1 受体，使血管扩张，显著降低外周阻力。同时也有较弱的突触前 α_2 受体阻滞作用，阻断儿茶酚胺的收缩血管作用（不同于哌唑嗪的外周作用）；口服吸收较快，4~6 小时血药浓度达峰值，在肝内广泛代谢，主要方式为羟化，产生的对羟基化合物（M1）占 50%，无生物活性，芳环邻脱甲基化合物（M2）和脲嘧啶环 N-去甲基化合物（M3）为微量，有生物活性。口服吸收后 80% 与蛋白结合，大部分代谢产物和 10%~20% 原药通过肾排泄，余下的通过粪便排出。

（三）作用机制

1. α 受体阻滞药能阻断儿茶酚胺对血管平滑肌的收缩作用，使收缩状态的小动脉舒张，产生降压效应。

2. 选择性 α_1 受体阻滞药，可舒张小动脉和小静脉，降低外周血管阻力，使血压下降，降压时不影响心率及肾素分泌，其原因除不阻断 α_2 受体外，可能与其负性频率作用有关。α_2 受体阻滞药对肾血流量及肾小球滤过率均无明显影响。

（四）适应证和禁忌证

1. 适应证

（1）适用于各型高血压，可单独用于治疗轻、中度高血压，对于重度高血压则常需合用利尿药和 β 受体阻滞药，以增强降压效果。

（2）酚妥拉明常用于嗜铬细胞瘤引起的高血压或高血压急症时的快速降压。

（3）对于高血压伴高脂血症或前列腺肥大者尤其适用 α_1 受体阻滞药。

2. 禁忌证　对药物过敏者，孕妇、哺乳期妇女，严重肝、肾功能不全者，12 周岁以下的儿童禁用。

（五）给药方案

α 受体阻滞药给药方法见表 5-6。

表 5-6　α 受体阻滞药给药方法

药物	作用时限（h）	作用高峰（h）	推荐剂量（mg）	用法
哌唑嗪	4~6	0.5	1~10	每天 2-3 次
特拉唑嗪	>18	1~1.7	1~20	每天 1 次
多沙唑嗪	18~36	6	1~16	每天 1 次
乌拉地尔	6~8	3~5	30~60	每天 1 次或 2 次

（六）不良反应

1. 首剂现象　哌唑嗪首次给药，可致严重的直立性低血压、晕厥、心悸等，称"首剂现象"，多见于首次用药 90 分钟内，发生率高达 50%，尤其已用利尿药或 β 受体阻滞药者更易发生。可能是阻断交感神经的收缩血管效应，扩张容量血管，减少回心血量所致。将哌唑嗪首次剂量减为 0.5 mg，睡前服用，可避免发生首剂现象。

2. 特拉唑嗪首次应用时晕厥很少见。

3. 长期用药可致水、钠潴留，加服利尿药可维持其降压效果。

（七）注意事项

1. 特殊情况下的应用

（1）妊娠期高血压患者慎用或禁用。

（2）肾功能不全时应减小剂量。

（3）肝病患者也相应减小剂量。

（4）在治疗心力衰竭时可出现耐药性，早期是由于降压后反射性交感兴奋，后期是由于水、钠潴留。前者可暂停给药或增加剂量，后者则宜暂停给药，改用其他血管扩张药。

（5）血液净化时，哌唑嗪、特拉唑嗪血液透析后和腹膜透析后均不需补充。

2. 药物的相互作用

（1）与钙拮抗药同用，降压作用加强，剂量须适当调整。与其他降压药或利尿药合用，也须同样注意。

（2）与噻嗪类利尿药或 β 受体阻滞药合用，使降压作用加强而水、钠潴留可能减轻，合用时应调节剂量以求每一种药物的最小有效剂量。

（3）与非甾体消炎药同用，尤其与吲哚美辛合用，可使哌唑嗪的降压作用减弱。

（4）与拟交感类药物合用，哌唑嗪的降压作用减弱。

3. 药物不良反应监测　用药期间严密监测药物不良反应，尤其注意防止发生首剂现象。

五、利尿药

肾排泄功能是维持机体新陈代谢稳定的重要机制，对保持机体水、电解质、酸碱平衡及排出机体代谢产物（包括药物、毒物及其代谢产物），起着非常重要的作用。

利尿药是一类作用于肾，促进水分和电解质的排出，产生利尿作用，从而调节体内水、电解质、酸碱平衡的药物。临床应用利尿药治疗心、肾、肝疾病所引起的水肿，亦用于高血压等非水肿性疾病的治疗。

（一）分类

1. 襻利尿药　这类药物利尿作用快速而强大，通过抑制髓襻升支粗段 $Na^+-K^+-2Cl^-$ 同向转运体发挥作用。在肾小球滤过率低于 10 mL/min、其他利尿药难以奏效的情况下，这类药物仍能产生利尿作用，常用的有呋塞米、布美他尼、托拉塞米、依他尼酸、阿佐塞米及吡咯他尼等。

（1）呋塞米：口服易吸收，生物利用度为 50%～70%，血浆蛋白结合率为 95%～99%；分布容积为 0.1 U/kg，主要分布于细胞外液。药物大部分以原形经近曲小管有机酸分泌系统随尿排出。正常人的血浆消除 $t_{1/2}$ 约为 1 小时，肾功能不全时可延长到 10 小时。常见不良反应有水与电解质平衡失调、耳毒性、消化道症状等。长期用药可出现高尿酸血症。

（2）布美他尼：布美他尼是间氨苯磺氨基衍生物，作用机制以及临床用途与呋塞米相同。布美他尼作用强而持久，利尿作用强度为呋塞米的 40~60 倍。口服后生物利用度为 80%~95%，95% 与血浆蛋白结合，表现分布容积为 12~35 L。不良反应与呋塞米相似但较轻，耳毒性亦低。大剂量时可出现肌疼痛和痉挛。

（3）托拉塞米：化学结构、作用机制与呋塞米相似，利尿作用较强而持久，尿钾、钙的排出作用较呋塞米弱。

2. 噻嗪类利尿药　本类药物是临床上广泛应用的口服中效能利尿药。抑制始段远曲小管 Na^+-Cl^- 同向转运体，使 NaCl 重吸收减少，可降低肾的稀释功能，但对浓缩功能没有影响。本类药对碳酸酐酶有轻度抑制作用。此类药的基本结构相同，在肾小管的作用部位及作用机制相同，利尿效能基本一致，只是起效快慢及维持时间、所需的剂量各不相同。

根据作用维持时间不同，噻嗪类药物可分为以下几种。

（1）短效类：有氢氯噻嗪和氯噻嗪，作用时间<12 小时。

（2）中效类：有苄噻嗪、氢氟噻嗪、环噻嗪、三氯噻嗪等，作用时间为 12~24 小时。

（3）长效类：有苄氟噻嗪、甲氯噻嗪、环戊噻嗪、泊利噻嗪等，作用时间>24 小时。氢氯噻嗪（双氢克尿塞）是此类药中最常用的药物。

还有一类利尿作用与噻嗪类相似的非噻嗪类药物，其药理作用与临床应用均与噻嗪类相似，该类药物包括氯噻酮、吲哚帕胺、美托拉宗、喹乙宗、希帕胺等。

3. 保钾利尿药　本类药物作用于末段远曲小管和集合管，有两种：①拮抗醛固酮的作用（螺内酯）。②抑制上皮细胞 Na^+ 通道（氨苯蝶啶和阿米洛利）。利尿作用弱，减少 K^+ 的分泌，具有保钾排钠的利尿作用；单用效果差，常与其他利尿药合用。

（1）螺内酯（安体舒通）：化学结构与醛固酮相似，二者具有竞争性拮抗作用。口服易吸收，因原形药无明显药理活性，需经肝代谢为有活性的坎利酮后才能发挥作用，所以起效缓慢，口服后 1 天左右起效，2~4 天出现最大利尿效应。因坎利酮的 $t_{1/2}$ 约 18 小时，所以作用时间长，停药后作用可持续 2~3 天。常见不良反应有高血钾、性激素样作用、胃肠道反应、中枢神经系统反应，其他如口渴、皮疹、粒细胞缺乏及肌痉挛等。

（2）氨苯蝶啶和阿米洛利：氨苯蝶啶和阿米洛利化学结构不同，却有相同的药理作用。起效较快，服药后 2 小时即出现利尿作用。氨苯蝶啶利尿作用可维持 16 小时，阿米洛利利尿作用可维持 22~24 小时。临床上常与排钾利尿药合用，治疗顽固性水肿。两药长期服用，可引起高钾血症，肾功能不全、糖尿病患者及老年人较易发生。常见有恶心、呕吐、腹泻等消化系统症状。氨苯蝶啶抑制二氢叶酸还原酶，可引起叶酸缺乏。肝硬化患者服用此药，可发生巨幼细胞贫血。

4. 碳酸酐酶抑制药　乙酰唑胺是磺胺类药物的衍生物。抑制碳酸酐酶活性，抑制近曲小管 85% 的 HCO_3^- 的重吸收，减少近曲小管内 Na^+ 的重吸收，使尿中 HCO_3^-、K^+ 和水的排出增加。乙酰唑胺还抑制眼睫状体碳酸酐酶活性，减少 HCO_3^- 及房水生成，能降低眼内压；还能作用于脉络丛，减少脑脊液生成。常见不良反应有变态反应（骨髓抑制、皮肤反应、肾损害，对磺胺类药物过敏的患者可产生多种变态反应）、代谢性酸中毒、尿结石、失钾等。

5. 渗透性利尿药　在静脉注射给药后，根据其物理性质，提高血浆渗透压，通过肾排出体外时，可增加尿液渗透压，促进水和部分离子排出，产生渗透性利尿作用。但目前已有研究证实肾病综合征时的大量蛋白尿本身对肾小管和肾间质有损伤，静脉输注白蛋白后维持血浆胶体渗透压的作用短暂，部分作为蛋白尿被排出，反而增加肾小管和肾间质的损伤。甘露醇和右旋糖酐-40可一过性提高胶体渗透压，应用时注意心、肾功能。

（二）作用机制

利尿药的分类尚未统一，按其利尿作用环节可分为以下5类（表5-7）。

表5-7　利尿药的分类及作用机制

分类	主要作用部位	作用机制	代表药物
碳酸酐酶抑制药	近曲小管	抑制碳酸酐酶活性，进而减少 H^+-Na^+ 交换及 HCO_3^- 的重吸收，利尿作用弱	乙酰唑胺
渗透性利尿药	髓襻及肾小管其他部位	增高血浆及原尿渗透压，稀释血液，增加肾小球滤过，减少肾小管水分重吸收	甘露醇
襻利尿药	髓襻升支粗段	Na^+-K^+-$2Cl^-$ 同向转运体抑制药，既可影响尿液稀释过程，也能影响尿液浓缩过程，利尿作用强大	呋塞米
噻嗪类利尿药	远曲小管	Na^+-Cl^- 同向转运体抑制药，影响尿液稀释过程，利尿作用中等	氢氯噻嗪
保钾利尿药	末段远曲小管和集合管	1. 拮抗醛固酮的作用；2. 抑制上皮细胞 Na^+ 通道。利尿作用弱，有减少 K^+ 排出的作用	1. 螺内酯；2. 氨苯蝶啶、阿米洛利

（三）适应证和禁忌证

1. 适应证　利尿药在大多数慢性肾病患者的治疗中十分有效。它可以减少细胞外液（ECF）的容量，降低血压，增强 ACEI、ARB 及其他抗高血压药的疗效，降低 CKD 患者发生心血管并发症的危险。利尿药的选择是由 GFR 水平和需要减少的细胞外液的容量所决定的。

（1）高血压：可单用或与其他降压药联合应用治疗各类高血压。

（2）高容量负荷状态：利尿药可减少细胞外液的容量，用于各种水肿（包括心、肝、肾等病变引起的各类水肿、急性肺水肿等）的治疗。

（3）加速某些毒物的排泄。

2. 禁忌证

（1）痛风。

（2）低血压。

（3）血容量不足。

（4）低钾血症者禁用噻嗪类排钾利尿药，低钠高钾血症时禁用排钠保钾利尿药。

（四）给药方案

绝大多数 CKD 患者应该应用利尿药治疗。

1. GFR≥30 mL／（min·1.73 m²）（CKD 1~3 期）的患者推荐使用噻嗪类利尿药，每日1次。

2. GFR<30 mL／（min·1.73 m²）（CKD 4~5 期）的患者推荐使用襻利尿药，每日1~2次。

3. 襻利尿药（每天1~2次）与噻嗪类利尿剂合用，可用于细胞外液容量过多和水肿的患者。

4. 保钾利尿药慎用于 GFR<30 mL／（min·1.73 m²）（CKD 4~5 期）的患者、接受 ACEI 或 ARBs 治疗的患者、有其他发生高钾血症危险因素的患者。

5. 已有肾功能不全者，不宜应用渗透性利尿药。

（五）不良反应

应用各种利尿药常见的不良反应见表5-8。

表5-8　利尿药的不良反应

不良反应	说明
低血压	常见于开始治疗后或增加剂量后
GFR 下降	同时应用 ACEI 或 ARB 治疗或伴有肾动脉疾病的患者危险性最大
电解质紊乱	
低钾血症	发生于应用噻嗪类利尿药
	剂量和钠摄入依赖性
高钾血症	发生于应用保钾利尿药并可持续较长时间
代谢性碱	发生于应用噻嗪类利尿药和襻利尿药
	剂量和钠摄入依赖性
	在伴有低镁血症时可表现为难治性
低钠血症	发生于应用噻嗪类和襻利尿剂
低镁血症	发生于应用噻嗪类利尿药和襻利尿药
	剂量和钠摄入依赖性
高钙血症	发生于应用襻利尿药
低钙血症	发生于应用噻嗪类利尿药
过敏反应	与磺胺类抗生素无明显交叉反应，但对磺胺类抗生素过敏者对许多药物发生继发性过敏反应的危险增高
对胎儿的影响	避免应用螺内酯，慎用其他化合物以避免发生电解质紊乱，一些利尿药可以通过胎盘

（六）注意事项

1. 药物的相互作用

（1）襻利尿药：不能与氨基糖苷类抗生素合用，以免加重耳毒性反应。不宜与肾上腺糖皮质激素、盐皮质激素及雌激素配伍。丙磺舒可减弱呋塞米的利尿作用，吲哚美辛可抑制呋塞米的排钠作用。与降压药并用使降压作用加强。

（2）噻嗪类利尿药：与乙酰水杨酸合用，潴留尿酸作用增强，痛风患者忌合用。排钾性利尿药降低血钾，氯化铵可增加血氨，对肝功能不全者有一定危险。

（3）保钾利尿药：与 ACEI 合用，可发生严重高血钾。

（4）碳酸酐酶抑制药：乙酰唑胺使尿液呈碱性，促使乙酰水杨酸排泄增多（对其他一些弱酸类药物，也有类似作用）；抑制碳酸酐酶，对普鲁卡因在体内的水解也产生影响，普鲁卡因的作用加强并延长。

2. 药物不良反应监测

（1）应用利尿药治疗的患者应监测：①容量缺失，表现为低血压或 GFR 下降。②低钾血症和电解质紊乱。③检测的时间间隔取决于血压、GFR 和血钾浓度的基础值。

（2）针对利尿药在 CKD 中应用的不良反应，定时监测血压、GFR 和血清钾。

（赵　维）

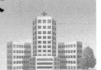

第六章　肾脏疾病的替代治疗技术

第一节　血液透析技术

血液透析（HD）是利用半透膜原理，将患者血液与透析液同时引进透析器，在透析膜两侧作反方向流动，借助膜两侧的溶质梯度、渗透梯度和水压梯度，通过扩散（diffusion）、对流（convection）、吸附（adsorption）以清除溶质中的毒素；通过超滤（ultrafiltration）和渗透（osmosis）清除体内潴留过多的水分；同时补充身体需要的物质，纠正电解质和酸碱平衡的紊乱。血液透析可替代正常肾脏的部分排泄功能，但不能替代正常肾脏的内分泌和新陈代谢功能。

一、血液透析适应证及禁忌证

血液透析适应证有：

1. **急性肾损伤**　目前主张一旦急性肾损伤诊断成立，尿量在短期内不能迅速增多者，即应开始"早期预防性"透析治疗，特别是伴高分解代谢者，以期降低死亡率，改善预后。但在透析中要避免发生低血压和低氧血症，以免加重肾损害，延长病肾修复时间。

2. **慢性肾衰竭**　对慢性肾衰竭患者何时开始透析，我国尚无统一标准。多数学者建议当 GFR<10 mL/min 或 Scr>707 μmol/L（8 mg/dL）时开始维持性透析为宜，糖尿病肾衰竭患者宜稍提前至 GFR 15 mL/min 或 Scr 528 μmol/L（6 mg/dL）时开始透析。已出现心包炎、严重的体液超负荷、严重酸中毒（pH<7.2）、出血倾向、精神或神经系统病变等并发症者，即使未达到上述指标，也应尽早透析。

3. **急性中毒**　凡可以通过透析膜的药物、毒物中毒，均可考虑血液透析治疗。血透对水溶性小分子、不与血浆蛋白结合或结合率低的药物及毒物清除较好，而对大分子、脂溶性、与血浆蛋白结合率高者清除较差，后者宜选用血液灌流及血浆置换疗法。

4. **其他**　肝性脑病，顽固性腹水，高胆红素血症、严重水，电解质及酸碱平衡紊乱和难治性心力衰竭用常规治疗效果不明显者等。

血液透析无绝对禁忌证，但为了减少透析中发生意外，下列情况属于相对禁忌：①休克或低血压（收缩期血压低于 80 mmHg）；②严重出血；③严重心脑血管并发症如冠心病或脑出血者；④严重心律失常；⑤精神异常。有上述情况而又须透析者，可以先行腹膜透析或试行血液滤过治疗。

二、透析器

现在通常使用空心纤维透析器。透析器对中、小分子尿毒物质的清除效率较大程度上取决于透析膜性能。目前血液透析所用透析膜按材料化学结构可分为纤维素膜及高分子聚合物合成膜两大类。前者包括铜仿膜（cuprophan，CU）、醋酸纤维膜（cellulose acetate，CA）、血仿膜（heniophan）等；后者包括聚砜膜（polysulfone，PS）、聚丙烯腈膜（polyacrylonitrile，PAN）、聚甲基丙烯甲酯膜（polymethyl-methaetylate，PMMA）、聚碳酸酯膜、聚酰胺膜、聚乙烯醇-丙烯腈膜、聚离子复合膜等。合成膜在溶质清除率、超滤系数和生物相容性等诸方面均优于纤维素膜，但价格也高于后者。透析器按超滤系数（Kuf）可分为低通量透析器［Kuf 为 4~8 mL（h·mmHg）］和高通量透析器［Kuf>20 mL/（h·mmHg）］。近年来，随着透析器空心纤维的流动性、分布密度及曲线设计方面的改进，小分子溶质清除率不断提高。另外，纳米技术也不断应用到透析器技术改进中。如 Fresenius FX 系列滤器在原有聚砜膜滤器 FS 的基础上采用纳米技术改变透析器膜孔几何性质，显著增加了超滤率及中、大分子物质的清除。

透析器复用是指透析器在使用后经冲洗、净化和消毒等程序处理后再重复使用。在一定复用次数内（低通量透析器复用<5 次，高通量透析器复用<10 次），透析器质量不受明显影响，能保证同样透析效率，而又能大大减少透析费用，并可改善透析膜生物相容性，减少透析器首次使用综合征，故国内外大多数透析单位使用复用透析器。但对于经血源性传播的传染病患者，一般不主张复用透析器，以避免产生交叉感染。K/DOQI 建议透析器每次复用时都要进行质量控制，要求测试的总血室容积（total cell volume，TCV）应不低于原 TCV 的 80%，清除率应不低于原来的 90%。透析器复用原则上应使用复用机操作。

三、透析液

透析液有醋酸盐和碳酸氢盐两种，现一般采用碳酸氢盐透析液。透析液配制的基本要求有：①透析用水必须经过严格的水处理，要求不含杂质、无菌、无离子和无致热原。以前一般参照美国医疗器械促进协会标准与欧洲标准；现在我国已制定血液透析及相关治疗用水的行业标准（YY0572-2015）：细菌培养菌落计数<200 CFU/mL，内毒素<0.25 EU/mL，目前趋于更高标准要求。②透析液成分如电解质、缓冲液、葡萄糖及 pH 应符合《中华人民共和国药典》规定，其浓度与正常血清相近，渗透压稍高于血清。

四、血管通路

建立合适的血管通路是进行有效血液透析的前提条件。理想的血管通路应符合以下条件：①能达到有效透析的血流量；②可反复使用，操作简便且对患者日常生活影响较小；③安全，尽可能不浪费血管，不易发生出血、感染、血栓等，心血管稳定性好不加重心脏负荷；④迅速（尤其指临时性血管通路）；⑤长期通畅率高（尤指永久性血管通路）。血管通路一般分为临时性血管通路和永久性血管通路。临时血管通路包括留置无隧道无涤纶套导管、动静脉直接穿刺、动静脉外瘘（目前很少使用），其中首选留置无隧道无涤纶套导管（优选颈内静脉）。永久性血管通路包括自体动静脉内瘘、移植物动静脉内瘘、带隧道和涤纶套导管，其中首选自体动静脉内瘘。常用血管通路包括：留置无隧道无涤纶套导管、留置带隧道和涤纶套导管、自体动静脉内瘘、移植物动静脉内瘘等。

（一）留置无隧道无涤纶套导管

无隧道无涤纶套导管（也叫非隧道导管 non-tunneled，NTC，或无涤纶套导管 non-cuffed catheter，NCC，或称临时导管）主要用于急性肾损伤、急性药物或毒物中毒、内瘘成熟前需要透析、内瘘栓塞或感染需临时通路过渡，以及腹膜透析和肾移植患者因病情需要的临时血液透析、血浆置换及免疫吸附和连续性血液净化治疗等。中心静脉置管是目前最常用的临时性血管通路方式。透析导管有单腔和双腔两种，单腔导管还需另穿刺一根周围浅静脉以形成血管回路；双腔导管含有两个腔，分别接透析管，一出一入。导管可以留置，以供多次治疗反复使用。留置期间需要用肝素盐水充注管腔，以防止血栓形成，肝素浓度通常为 5~20 mg/mL，充注量以刚好充满管腔为度。透析间期可不再另作抗凝处理，待下次透析时先吸出导管内的肝素盐水和可能的血凝块，操作时禁止向静脉内推注，以免引起感染和肺栓塞。

常用插管部位有颈内静脉、股静脉及锁骨下静脉，首选颈内静脉。穿刺方法多采用 Seldinger 插管技术。置管步骤以颈内静脉插管为例扼要作一介绍。一般选择右侧颈内静脉，患者仰卧位，去枕，肩部稍垫高，头后仰并转向左侧。以胸锁乳突肌锁骨头、胸骨头与锁骨围成的小三角内的顶点或稍下、颈动脉搏动的外侧作为穿刺点。局麻后，先用细针试穿。而后持 16 号穿刺针，与体表呈 30°~45°角，针尖向下、向后并稍向外，指向同侧乳头方向，保持负压状态缓慢进针。有落空感并见回抽到静脉暗红色血液即表示针尖已位于颈内静脉内，若进针深度已超过估计深度仍未见回血，则缓慢退针观察。在退针过程中有可能回抽到血液而进入血管。若退针仍无回血，则退至皮下，调整方向再试穿。穿刺成功后，取下注射器，快速插入导丝约 20 cm，退出穿刺针，用扩张管沿导丝旋转式扩张皮肤至血管腔内。退出扩张管，顺导丝插入导管，退出导丝，回抽静脉血通畅后用生理盐水冲洗管腔内血液，予5~20 mg/mL肝素盐水封管，夹闭导管，戴上肝素帽待用，用缝线固定导管两翼于皮肤，敷以无菌纱布。

导管留置期间可能出现以下并发症：

1. 感染　导管内感染是最常见的并发症。典型表现：透析过程中寒战、发热，血象明显升高，血培养阳性，致病菌主要是革兰阳性菌。国内一般可先予以抗生素（庆大霉素+肝素、头孢类抗生素+尿激酶）或高浓度枸橼酸（47.60%）封管，同时辅以全身抗菌治疗 2~3 周，无效时应将导管拔除。

2. 导管功能不良　指不能获得或维持充分透析的血流量。通常是指最低血流量不能达到250~300 mL/min（K/DOQI），国内标准为 200~250 mL/min。可能的原因有导管位置异常或移位、血栓形成及纤维蛋白鞘形成。若因为导管位置原因可进行相应调整；对有血栓形成倾向的患者，可增加封管的肝素盐水浓度（如 30~50 mg/mL）或用尿激酶 1 万 U/次封管，以预防导管内血栓形成；若已形成血栓者，应予尿激酶或组织纤溶酶原激活物（tPA）溶栓，处理无效时更换导管。

（二）留置带隧道和涤纶套导管

带隧道和涤纶套导管（tunneled cuffed catheter，TCC，或称长期导管）主要适用于拟行动静脉内瘘手术的患者、永久性动静脉内瘘尚处于成熟期而需等待 4 周以上的患者、肾移植前过渡期的患者、晚期肿瘤合并尿毒症等生命有限的患者、不能建立自体动静脉内瘘或移植血管内瘘的患者、制作内瘘可能加重或诱发心力衰竭的患者、低血压而不能维持瘘管血流量的患者、患有严重动脉血管病的患者、老年患者。

穿刺采用 Seldinger 技术，并行撕脱型扩张导管置管术。操作步骤及并发症参见无隧道无涤纶套导管置管术。但留置带隧道和涤纶套导管功能不良的主要原因是导管皮下隧道弧度太小导致导管成角，故穿刺点选择要比临时导管常用穿刺点低，一般选择颈内静脉在颈三角的中下段。这样，导管皮下隧道弧度较大，不易成角。术后常规行 X 线胸片检查。围术期静脉使用抗生素 1 次。一般患者使用肝素封管，若有高凝状态，加用口服抗凝药物，如阿司匹林、氯吡格雷、华法林等，注意监测血小板、INR 及有无出血倾向等，并建议每半个月至 1 个月使用一次尿激酶封管，预防血栓。

（三）自体动静脉内瘘

是目前维持性血液透析患者最常用的一种血管通路。即将毗邻动、静脉于皮下直接行侧-侧、侧-端或端-端吻合，形成永久通路。适用于慢性肾衰竭需要长时间血液透析的患者。慢性肾脏病患者肾小球滤过率<15 mL/min 或血清肌酐>6 mg/dL（528 μmol/L），应考虑实施自体动静脉内瘘成形术。其中，糖尿病患者肾小球滤过率<25 mL/min 或血清肌酐>4 mg/dL（352 μmol/L），则可考虑实施自体动静脉内瘘成形术。常用部位有前臂桡动脉-头静脉等。

手术步骤（以前臂桡动脉-头静脉侧端吻合为例）：患者取仰卧位或坐位，手术侧上肢外旋外展，平放于手术操作台上。用手术记号笔或甲紫棉签标记动静脉血管走行。常规聚维酮碘消毒、铺巾。0.5%~1%利多卡因局部浸润麻醉（加入少许肾上腺素可减少渗血），也可以采取臂丛麻醉。在桡动脉和头静脉之间纵行切开皮肤 3~4 cm，有时根据血管走行也可采用横切口或其他形状切口，切口选择应尽量能充分暴露桡动脉及头静脉，便于分离血管。若动脉与静脉相距较远，也可在动脉和静脉侧分别做两个纵行切口。血管钳分离皮下组织，寻找并游离头静脉，结扎并切断近心端分支，分支血管靠近头静脉主干的残端留取不宜过短，以免结扎时引起头静脉狭窄。头静脉游离长度为 2~3 cm，以能搭到桡动脉处为宜。术者示指触及桡动脉搏动，游离皮下组织，血管钳分离腕掌侧韧带，用弯血管钳前端挑出动脉鞘，打开动脉鞘，游离桡动脉 1.0~1.5 cm 并结扎分支。用血管钳挑起已游离好的头静脉并确保头静脉无扭曲，近心端夹血管夹，远心端结扎。以刀片靠远心端剖开头静脉约 1 cm（必要时以 5 m 注射器针头辅助），10 mL 注射器接扩张器，自剖开口将扩张器插入头静脉内，肝素生理盐水注入头静脉管腔冲洗残余血液，并适当以扩张器扩张头静脉。将桡动脉置于皮肤拉钩柄上，两端夹血管夹，用手术刀尖（11 号尖刀）剖开破桡动脉（必要时以 5 mL 注射器针头辅助）约 1 cm，肝素生理盐水冲洗血管腔。用 6-0 无创伤血管缝合线穿过桡动脉切口近心端（从外侧壁进针内侧壁穿出），再从头静脉近心端穿出（从静脉内侧壁进外侧壁穿出），打结固定近心端，注意至少打 3 个结。桡动脉、头静脉远心端固定方法同近心端。然后作动静脉前壁和后壁连续吻合，针距间隔大约 1 mm，吻合口径以 8~10 mm 为宜。缝合过程中应间断用无创针头注入肝素生理盐水冲洗，湿润血管腔。缝合完毕后，摆正血管吻合口的位置，先松开静脉夹，然后松开动脉夹。此时观察血管吻合口有无漏血以及血流通畅情况。如有少量漏血，用湿纱布块轻轻压迫后即可止血。如漏血较多，要找准漏血点，用单针缝合。开放血流后，一般情况下，在静脉段均能摸到较为明显的血管震颤。用手触摸到吻合口血管震颤，说明内瘘通畅。若吻合口漏血速度快，可以补针，如轻度漏血，可以轻压吻合口数分钟，一般都能止血，必要时也可局部敷用凝血酶。检查无渗血后，可给予庆大霉素 5 mL 冲洗切口缝合皮肤（注意缝合皮肤不易过紧，以免压迫瘘口影响瘘的血流量）。

内瘘制作后，成熟一般至少需 4~6 周，所谓成熟是指静脉明显扩张动脉化，可触及震颤，测定自然流量≥500 mL/min，内瘘直径>5 mm，距皮深度小于 6 mm。过早使用内瘘易导致损伤血管壁、血管纤维化，管腔狭窄等并发症，使用寿命缩短。建议最好手术后 8~12 周以后开始穿刺使用动静脉内瘘。术后 3 个月尚未成熟，则需考虑制作新的内瘘。

内瘘的并发症与处理：

1. 血管狭窄　对于动静脉内瘘行物理检查、血流量测定或是静态静脉压有持续异常时需尽快完善影像学检查，包括：彩色多普勒超声、CT 血管成像（CT angiography，CTA）及数字减影血管造影术（digital subtraction angiography，DSA）等，其中 DSA 是诊断金标准。血管狭窄干预指征：狭窄超过周围正常血管管径 50% 伴有以下情况：内瘘自然血流量<500 mL/min；不能满足透析处方所需血流量；透析静脉压升高，穿刺困难；透析充分性下降。干预方法：包括经皮腔内血管成形术（percutaneous transluminal angioplasty，PTA）及外科手术。发生在动静脉吻合口或近吻合口静脉侧者可选择外科手术或 PTA；发生穿刺部位优选 PTA。

2. 急性血栓形成　好发于吻合口、内瘘流出道。一旦发现血栓应尽早干预，措施包括：手法按摩、药物溶栓、Fogarty 导管取栓、手术切开取栓、内瘘重建等。

3. 感染　临床很少见，主要是因瘘管附近部位皮肤等感染，以及长期透析患者伴有的免疫功能缺陷。处理措施：①感染部位应禁止穿刺，手臂制动。②在病原微生物监测的基础上使用抗生素，初始采用万古霉素联合一种头孢类或青霉素类药物，并根据药敏结果调整抗生素的应用；初次自体内瘘感染治疗时间至少为 6 周。③极少数情况下瘘管感染需要立即进行外科手术。

4. 动脉瘤　是指自体动静脉内瘘的静脉在内瘘手术后数月或数年发生扩张，伴有搏动，瘤壁含血管壁全层，超过相邻正常血管内径 3 倍以上，且内径大于 2 cm。处理措施：小于 3 cm 或无破裂风险者可严密观察，避免穿刺，佩戴护腕。大于 3 cm 或有破裂风险的动脉瘤推荐血管外科手术处理。

5. 高输出量心力衰竭　吻合口径大或近心部位的内瘘在合并贫血、高血压及其他器质性心脏病或慢性心功能不全等基础疾病时，容易发生心力衰竭。一般建议高位动静脉内瘘吻合口直径应限制在 7 mm 以下，同时应积极治疗基础疾病。前臂内瘘发生心衰比较少见，一旦发生，可采用内瘘包扎压迫，必要时采取外科手术缩小瘘口。反复心衰者必须闭合内瘘，改用留置带隧道和涤纶套导管或腹膜透析的方式治疗。

6. 肿胀手综合征　主要是由于肢体远端静脉回流障碍所致。早期可以通过抬高术侧肢体、握拳增加回流，减轻水肿。如内瘘术后 2 周仍有肢端水肿，或内瘘使用过程中出现内瘘侧肢体水肿、胸部静脉曲张等，应行 CTA、磁共振血管成像（MR angiography，MRA）、DSA 等评价中心静脉是否通畅。若存在中心静脉狭窄可首选 PTA，但当狭窄超过 50% 或 3 个月内狭窄复发者，可考虑支架植入。PTA 失败可结扎内瘘，更换部位重新制作内瘘。

7. 通路相关性缺血综合征　侧–侧吻合或侧–端吻合特别是伴糖尿病或其他疾病引起的血管结构异常或动脉粥样硬化的患者，易于发生血管通路相关性的缺血综合征，导致肢体末端缺血在手术后数小时到数月出现。轻度缺血时患者感觉肢体发凉，测量相应部位皮肤温度下降，一般对症治疗即可。如果上述治疗不见好转，或者患者感到手部疼痛及麻木，检查时发现手背水肿或发绀，部分出现手指末端的坏死等病变加重表现，则应当进行外科处理。

（四）移植物动静脉内瘘

终末期肾衰患者首选动静脉内瘘，但对于部分患者因为年龄大、血管条件差等因素，不能成功地建立自体动静脉内瘘，此时，移植物动静脉内瘘就成为较好的选择。移植血管分为两类，非生物血管和生物性血管。非生物血管目前主要是人造血管。临床上使用广泛的是膨体聚四氟乙烯（expanded polytetrafluorothylene，E-PTFE）和聚醚–氨基甲酸酯（PEU）。生物性血管分为自体血管（如大隐静脉）、同种异体血管（如活体或尸体大隐静脉、股动脉、髂动脉等）、异种血管（如牛颈总动脉）。移植物动静脉内瘘最常见的手术方式为前臂直桥式桡动脉与贵要静脉侧–端或端–端吻合。虽然移植物动静脉内瘘具有长期通畅率高、血流量大、口径和长度可以任选、能反复穿刺等优点，但由于其价格昂贵、手术难度较高、术后穿刺部位易感染、易形成血栓，目前在我国永久性血管通路中占有比例还有待提高。

五、抗凝技术

血液透析系体外循环操作，需要使用抗凝剂以防止透析器和血路管凝血，但又不能引起体内出血。常用抗凝方法有以下几种。

（一）全身肝素化

为血液透析最常用的抗凝方法，适用于无明显出血倾向者。一般于透析开始前给予一个首次肝素剂量，而后于透析中持续追加适量肝素以维持抗凝活性。首次肝素剂量，慢性肾衰者为 0.3~0.5 mg/kg（1 mg 相当于 125 U）。急性肾衰或急性中毒者多无贫血并常有高凝倾向，常需加大剂量至 0.8~1.0 mg/kg；追加肝素一般为 6~10 mg/h，必要时监测凝血时间如部分凝血活酶时间（WBPTT）、活化凝血时间（ACT），调整肝素用量以保持其在透析中延长至基础值的 2 倍左右，透析结束前 30~60 分钟停用肝素。本法一般不需要鱼精蛋白中和，如果透析后马上要施行手术或出现出血倾向者，可在透析结束时，用鱼精蛋白按 1：1 的比例，稀释后缓慢静脉注射以中和肝素。鱼精蛋白中和肝素在少数患者中可出现反跳现象。肝素长期使用会产生血小板减少症、骨质疏松、高脂血症等并发症。

（二）小剂量肝素化

又称边缘肝素化，适用于有轻中度出血倾向或合并出血性心包炎者。肝素首次剂量 6~10 mg，以后每小时追加肝素 3~5 mg。透析中宜监测凝血时间，保持其延长为基础值的 1.5 倍，透析结束前 30 分钟停用肝素。本法可使肝素总量减少 50%，但也增加了透析器发生凝血的可能性。大的血流量有助于减少凝血的发生。

（三）体外肝素化

适用于创伤大手术后或有活动性出血病例，但因操作复杂即透析后易出现肝素反跳现象，现较少应用。本法是在透析器的入口（动脉端）不断注入肝素（剂量为 12~16 mg/h）而在透析器出口的静脉端不断注入鱼精蛋白，用以中和肝素，目的是使肝素只在透析器内起抗凝作用而体内抗凝过程不受影响。鱼精蛋白用量可根据鱼精蛋白与肝素的中和试验确定，二者比值一般为 1：1。

（四）无肝素透析

适用于活动性出血、高危出血或有抗凝禁忌的患者。预先用肝素盐水（30~50 mg/L）冲洗透析器及管路 30 分钟，透析前再用生理盐水冲洗一遍，以避免含肝素的液体进入血循环。透析全过程不用肝素，而每 60 分钟左右用生理盐水 100~200 mL 快速冲洗透析器，同时夹闭动脉端血路管，并加大超滤，使输入的生理盐水及时去除，以避免血容量增加导致心衰。透析中加大血流量至 250~300 mL/min 和使用血仿膜、聚乙烯醇膜（EVAV）均有助减少透析器的凝血。如病情允许，操作中酌情加用少量肝素，可减少透析器凝血，而又不至引起出血危险。

（五）低分子量肝素抗凝

低分子量肝素（LMNH）适用于有轻、中度出血倾向的患者。LMWH 分子量 4 000~6 000 Da，抗 Xa 因子作用强，而抗 IIa 因子作用弱，具有较强抗血栓作用和较弱的抗凝血（致出血）作用。通常给予 60~80 IU/kg 静脉注射。血液透析、血液灌流、血浆吸附或血浆置换的患者无须追加剂量；CRRT 患者可每 4~6 小时给予 30~40 IU/kg 静脉注射，随着治疗时间延长，给予的追加剂量应逐渐减少。

（六）局部枸橼酸盐抗凝

枸橼酸盐抗凝（regional citrate anticoagulation，RCA）的基本原理：枸橼酸盐能与血中的游离钙结合生成难以解离的可溶性枸橼酸盐复合物，使血中钙离子减少，阻止凝血酶原转化为凝血酶，达到抗凝作用；在体外循环血液进入体内时，补充适量钙剂，可使体内的凝血功能不受影响。其操作方法通常是在体外循环的动脉端输入适量的枸橼酸盐，同时在体外循环的静脉端或外周静脉输入适量的钙离子。钙剂可选用葡萄糖酸钙或氯化钙。RCA 原操作较烦琐，近些年该方法经不断改进，操作大为简化，临床应用日趋广泛，已成为伴有出血倾向的危重症患者血液净化抗凝的常用方法。

1. RCA 在 CRRT（CVVH）中的应用　①置换液的要求：无钙、低钠、低碱（调整 Na^+ 浓度为 130～135 mmol/L，HCO_3^- 为 22～25 mmol/L）。②枸橼酸钠的输入：从血泵前动脉小支路滴入，输入速度约为 22 mmol/h。如使用 3% 枸橼酸钠（113 mmol/L），推荐从 200 mL/h 开始；如使用 4% 枸橼酸钠（136 mmol/L），推荐从 160～170 mL/h 开始。根据体外钙离子的浓度，适当调整枸橼酸钠的输入速度。③钙剂的补充：静脉端接三通管泵入，初始输入速度约为 4.5 mmol/h，即 10% 葡萄糖酸钙（0.232 mol/L），推荐的输入速度为 15～20 mL/h（原液）；5% $CaCl_2$（0.45 mol/L），推荐的输入速度为 7～10 mL/h（原液）。以体内血中离子钙水平调整补钙量，维持体内钙离子在 0.9～1.1 mmol/L。

2. RCA 在联机血液透析中的应用　①采用常规含钙透析液，可通过透析机的可调钠功能调整 Na^+ 浓度为 130～135 mmol/L，HCO_3^- 为 22～25 mmol/L。②枸橼酸钠的初始输入速度：3% 枸橼酸钠 300 mL/h，4% 枸橼酸钠 250 mL/h。③钙剂的补充：一般情况下不需另行补充钙剂，但为安全起见，建议上机后 30～45 分钟检测体内钙离子及滤器后钙离子，视体内钙离子浓度补钙。

RCA 监测指标及目标值：钙离子检测是 RCA 主要的监测指标，其体外血钙离子浓度反映 RCA 的有效性，体内血钙离子浓度反映 RCA 的安全性。体外血离子钙（滤器后离子钙）从滤器后静脉滤网之前或静脉壶内采血检测，治疗过程中应维持在 0.35～0.45 mmol/L。体内离子钙（滤器前离子钙）检测最好采集外周血，或者体外循环动脉端（检测结果可能偏低），治疗过程中应维持在 0.9～1.1 mmol/L。另可采用活化凝血时间（ACT）或部分凝血活酶时间（APTT）作为 RCA 的辅助监测指标：静脉端的 ACT 或 APTT 维持于治疗前的 1.5～2.5 倍；动脉端的 ACT 或 APTT 应与治疗前无明显变化。治疗过程中还应注意监测电解质和酸碱，预防高钠血症和碱中毒。

（七）其他抗凝剂

1. 甲磺酸萘莫司他　是一种人工合成的丝氨酸蛋白酶抑制剂，能有效抑制凝血活化，而且可抑制透析过程中的炎症反应，提高生物相容性。半衰期仅 5～8 分钟，对凝血活化时间和凝血时间影响较小。此药在日本应用较多，国内报道较少。但应注意甲磺酸萘莫司他能被带有负电荷的膜吸附，故不能与聚丙烯腈膜滤器合用。

2. 直接凝血酶抑制剂　包括一价的阿加曲班和二价的水蛭素及比伐卢定，均是肝素诱导的血小板减少症（HIT）血透患者的一线用药。阿加曲班是人工合成的新型直接凝血酶抑制剂，具有良好的抗凝抗栓作用，半衰期较短（30～50 分钟）。推荐剂量为首剂 0.1 mg/kg，每小时追加 0.05 mg/kg，或者以持续输入的方法，输入速度 2 μg/（kg·min），结束前 20 分钟停用。

湘雅医院尝试采用超小剂量阿加曲班脉冲输注方法应用于高危出血患者的血液净化抗凝，取得良好效果。该方法操作要点为：以无肝素透析操作作为基础，滤器需充分预冲，血流量>200～250 mL/min，全通路无气室，并避免气泡进入；阿加曲班溶液脉冲式输注冲洗滤器，阿加曲班浓度 0.2～0.5 μg/mL，每次输注 200 mL 左右，每小时一次。

六、几种特殊类型的血液透析方式及装置

（一）单纯超滤、序贯透析

常规血液透析是将弥散透析和超滤脱水同时进行，由于小分子量溶质（如尿素、肌酐）弥散速率快，致血浆晶体渗透压下降并低于组织间液晶体渗透压，促使血管内水分在透析超滤同时还部分移向组织间液。这种不等渗性脱水使得血容量的变化大于透析超滤量，故当超滤过快或过多时，则易引起血容量不足，发生低血压。单纯超滤（isolated ultrafiltration），也称"限外滤过"（extracorporeal ultrafiltration，ECUF），是指把血液引入透析器后，不用透析液而单纯依赖负压超滤，以等渗性脱水的方式达到清除体内水分的目的，适用于急需清除体内过多的体液治疗心衰，而血流动力学不稳定的患者。序贯透析（sequential dialysis）则是将超滤和弥散两个过程先后分别进行，即在超滤时不用透析液，只通过负压脱水；在弥散透析时不用负压超滤，只单纯通过弥散清除溶质，以减少低血压的发生。适用于伴有心衰或症状性低血压的急、慢性肾衰患者的治疗。

（二）高通量血液透析

普通透析一般采用低通量透析器，而高通量血液透析（HFHD）是应用高通量透析器或血液滤过器进行血液透析的一种技术，即利用合成膜很好的扩散性能和水通透性，不仅能清除小分子和中分子物质，还能部分清除分子量为 1 万~6 万 Da 的较大分子物质，如 β_2-微球蛋白。HFHD 要求滤器膜面积在 1.5~1.8 m^2，血流量 250~350 mL/min，透析液流量 600~800 mL/min，使用容量控制超滤的透析机。因其可能存在反超现象，需使用超纯净水与超纯透析液。HFHD 能显著降低长期透析患者的并发症和死亡率。HFHD 不需要特殊设备，治疗费用相对便宜，较适合我国国情。但 HFHD 也存在一定潜在的不利因素，如致热原进入患者的血液、白蛋白、可溶性维生素、微量元素的丢失增多等。

（三）每日透析

常规血液透析患者机体内环境呈现正弦曲线，为非稳定状态。而每日透析（daily hemodialysis，DHD）则通过透析频率使其更接近正常的肾脏功能。目前每日透析的方式有短时每日透析（每天每次透析 1.5~3 小时，每周 6~7 次，血流量 400~500 mL/min，透析液流量 500~800 mL/min）和长时间频繁透析（又称每日夜间家庭透析，此透析方式在患者夜间睡眠中进行，每夜透析时间约 8 小时，每周 6~7 次，血流量 200~300 mL/min，透析液流量 100~200 mL/min）。DHD 克服了常规血液透析造成的体内溶质及容量状态非生理性剧烈波动，利于改善患者贫血及高血压状态，提高患者生活质量。DHD 现已成为国外许多透析中心较为普遍的透析方式，并逐步走向家庭，为血液透析患者提供了一个更好的选择，但其也存在一定潜在风险，如透析次数增加导致经透析管路及透析器失血增多及安全性问题等。

（四）杂合型血液透析

是指一组采用持续、低效、延长时间的日间血液透析或血液透析滤过的治疗方式，包括每日持续低效透析或透析滤过、延长的每日透析或透析滤过和运用 Geniu 单程透析系统。杂合型血液透析使用普通透析机，每日透析时间 6~12 小时，透析液流量和血流量介于连续性肾脏替代治疗（continuous renal replacement therapy，CRRT）和间歇型血液透析（intermittent hemodialysis，IHD）之间，兼具 CRRT 和 IHD 的优点，对水和溶质清除较 IHD 更为充分，对设备、专业技术要求低，且安全有效。较 CRRT 更为经济、护理工作量减少。由于其独特优点，目前应用越来越广泛，主要应用于 ICU 急性肾损伤的危

重患者，近年来在多器官衰竭、急性中毒及心力衰竭救治方面也发挥了一定的作用。

（五）便携式透析装置

维持性血液透析治疗的一大缺点是患者必须频繁到医院接受治疗，对患者工作及生活造成极大不便。为解决这一问题，便携式透析装置（wearable dialysis device，WDD）成为近几年的研究热点之一。WDD 的核心技术是联线再生及循环使用透析液，采用碳、尿素酶、磷酸锆、活性炭等再生透析液，通过吸附技术清除透析液中的毒素。此装置的弊端是需持续抗凝，同时需补充钙、镁及碳酸盐以维持酸碱、电解质平衡。由欧盟多个成员国科技界与工业界参与组成的欧洲 NEPHRON 研发团队，成功研制开发出一款可穿戴式的人工肾透析装置，可方便地挎在身上进行 24 小时/7 天连续不断的肾透析。相对传统透析设备体积缩小近百倍，其主要优势：①便携式更轻巧，免去患者往返医院透析中心的烦恼，不影响正常的工作与生活；②类似于自然肾脏平稳和均匀地排除身体毒素，功能大大优于传统的间歇式肾透析，在原有基础上可提高病患的生命预期 10~16 年；③医疗费用成本更低廉，每年每位患者可节省至少 1.5 万~2 万欧元的医疗费用；④患者可随时监控其肾功能数据，从而改进生活方式，并通过无线连接同专业医生保持互动。

七、透析急性并发症

1. **失衡综合征**（disequilibrium syndrome，DS）　指在透析中后期或结束后不久发生的与透析有关的以神经系统症状为主的综合征，大多数在透析结束后 12 小时，最迟 24 小时内恢复正常。失衡综合征多见于急性肾衰、初次血透或透析间期过长的慢性肾衰患者。轻者表现为头痛、不安、恶心呕吐、视力模糊、血压升高，重者可出现抽搐、意识障碍、癫痫样大发作、昏迷甚至死亡。脑电图显示弥漫性慢波，其发生机制一般认为是由于透析时血液内代谢产物迅速被清除，但脑组织、脑脊液中的尿素和其他物质因受血脑屏障限制，浓度下降较慢，形成相对的高渗状态，促使水分自血浆进入脑组织造成脑水肿。脑脊液和脑细胞内酸中毒使细胞内渗透压增高，更加重了脑水肿。其他如脑缺氧、低血糖和低血钠可能也促使失衡综合征的发生。

预防失衡综合征最简单的方法是合理安排诱导透析，即缩短透析时间，适当减少单次透析效率，增加透析频度。适当提高透析液钠浓度（140~150 mmol/L），预防性吸氧及透析结束时静注高渗葡萄糖液等都有助防止失衡综合征发生。失衡综合征轻症予静注高渗盐水或 50% 葡萄糖液；重症应停止透析，监护，静滴 20% 甘露醇 100~250 mL；癫痫大发作时可静注 10 mg 地西泮。

2. **透析器首次使用综合征**（first use syndrome）　即由于使用新透析器而产生的一组症状。多在透析开始后 5~30 分钟内发生，轻者表现有瘙痒、荨麻疹、咳嗽、胸背痛等，重者出现全身灼热感、呼吸困难，甚至心脏骤停。本征多发生于铜仿膜或其他纤维膜透析器，很少见于高分子聚合物膜透析器。其原因可能是补体被透析膜经旁路途径活化而引起一系列反应，对透析器的消毒剂环氧乙烷过敏可能也是重要原因。发生反应后，轻者给予抗过敏对症治疗，一般可自行缓解，重者应立即停止透析，体外血液不宜再回输（作弃去处理），并给予吸氧，静注异丙嗪 25 mg 和氢化可的松 100~200 mg 或地塞米松 5~10 mg，必要时可使用肾上腺素。使用复用的透析器、新透析器使用前充分冲洗等措施可减少本反应的发生。

3. **低血压**　为透析中常见并发症，发生率可达 20%~40%。透析早期血压下降可由于过敏反应、原有心脏病变、自主神经功能紊乱及透析液钠离子浓度过低引起。透析中、后期低血压多由于超滤速度快和超滤量过多，超滤率大于毛细血管再充盈率，可致血容量不足，或由于对醋酸盐不耐受等引起。另外，引起低血压少见而紧急的情况尚有血路管道破口失血、心脏压塞、急性心肌梗死及严重心律失常等。预防措施：避免患者在透析间期体重增加过多及透析治疗时间过短；避免过度超滤；避免透析液钠离子浓度过低；易感患者透析前不服用降压药等。低血压处理主要是快速输注生理盐水（高渗盐水更佳），补充血容量，同时减少超滤和吸氧。如输入 500 mL 盐水或更多而血压仍不升，应加用升压药，并进一步检查是否有特殊原因并作相应处理。若处理无效，则立即回血，停止透析。

4. 心力衰竭　透析超滤可治疗心衰，然而在透析过程中也可发生心衰。多见于原有心脏病变、心功能减退者，可因寒战、发热等透析反应，透析中输液输血过快或结束时回血过快，低氧血症等诱发。在处理上，除去诱因外，对容量过多引起者，可改用单纯超滤；对非容量负荷引起者应终止透析并作相应纠正心衰的处理。

八、血液透析评估指标

1. 血液透析充分性的评估　为提高慢性血液透析患者的生存率，必须提高透析质量，达到充分透析。透析充分是指在摄入一定量的蛋白质情况下，能有效清除血中毒素，并在透析间期使之保持在一定的低水平值；通过超滤使透析间期潴留的水分脱出；透析过程平稳，透后患者感到舒适；不发生心血管并发症。一般采用尿素氮清除指数（KT/V 值）来评估。目前认为 KT/V 值最低标准须达到 1.3。

$$KT/V = -In（R-0.008×T）+（4-3.5×R）×UF/W$$

In 为自然对数；R 为透析后 BUN/透析前 BUN；T 为透析时间（h）；UF 为超滤量（L）；W 为透析后体重（kg）。

2. 干体重　指患者体液处于平衡状态时的体重。肾衰患者透析间期时由于肾脏排泄功能障碍及水钠潴留会出现体液超负荷，如透析时超滤不足易出现高血压和心衰，如超滤过多，则会出现低血压、休克。正确评价透析患者的体液平衡状态，是提高透析效率，提高患者生存质量的一个重要环节，也是检验透析效果必不可少的内容。一般通过临床综合评估干体重：①体表无水肿；②无容量性高血压、心衰；③X 线心胸比值<50%；④下腔静脉直径在正常范围；⑤透析中、后无血容量不足所致的肌肉抽搐及低血压或直立性低血压。临床透析尽量要求于透析后达到患者的干体重。

（何　剑）

第二节　腹膜透析技术

以连续性不卧床性腹膜透析（CAPD）为代表的腹膜透析（peritoneal dialysis）是终末期肾衰（ERSD）替代治疗三大方法（血液透析、腹膜透析、肾移植）之一。腹膜透析具有技术成熟，操作简便，不依赖于医院及特殊大型医疗设备，利于保护残余肾功能等诸多优势，已被国内外患者广泛接受。原来曾因为腹膜炎等并发症，腹膜透析一度停滞不前。10 余年来，随着腹膜透析技术的日趋成熟，腹膜感染率大幅度降低，透析效率明显提高。目前在全球范围内，腹膜透析患者正逐年稳步增加。

一、腹膜透析原理

腹膜透析是利用腹膜作为半透膜，通过腹膜透析导管（国内常用 Tenckhoff 导管），向腹腔内注入透析液，借助膜两侧的毛细血管内血浆和腹腔内的透析液中的溶质浓度和渗透梯度，通过弥散和渗透原理以清除机体代谢废物、毒物和过多的水分（随废旧透析液排出体外），纠正电解质紊乱。

二、腹膜透析的适应证和禁忌证

腹膜透析的适应证基本同血液透析，可参见血液透析章节。此外，不能耐受血液透析的患者，如有充血性心衰或缺血性心脏病者，血管条件差、未能建立有效血管通路者和婴幼儿患者，均适宜选择腹膜透析。

腹膜透析的绝对禁忌证：①腹腔感染或肿瘤等所致腹膜广泛粘连或纤维化；②腹壁感染或严重烧伤或其他皮肤病。

腹膜透析的相对禁忌证：①腹部手术三天内，腹腔置有外科引流管；②腹腔有局限性炎性病灶及易发腹膜炎者；③腹腔内血管病变；④肠梗阻、晚期妊娠、腹内巨大肿瘤者；⑤长期蛋白质及热量摄入不足或高分解代谢者；⑥过度肥胖者；⑦腹部疝未修补或横膈有裂孔者；⑧严重肺功能不全者；⑨不合作或精神病患者。

三、腹膜透析方式

1. 持续性不卧床腹膜透析（CAPD）　每日交换透析液 4 次，每次 2 L，透析周期为 4~6 小时，晚上透析液在腹腔停留 8~10 小时。由于 CAPD 为 24 小时持续低流量透析，符合生理要求，每周累积透析效能最高，是目前临床应用最广泛的一种腹膜透析方法。

2. 持续性循环腹膜透析（CCPD）　基本过程同 CAPD，但是借助腹膜透析机操作，每日只需装卸两次，即患者夜晚入睡时，接装上腹透机，由机器自动操作 4~6 次至次日晨，最后一次灌入 2 L 腹透液，白天保留于腹腔。此方法白天无透析操作，患者可自由活动和工作。

3. 间歇性腹膜透析（IPD）　每个透析周期 1 小时，每日交换 8~10 次，每周 4~5 个透析日，透析总时数为 36~42 小时。IPD 的透析周期短，能迅速清除血中的小分子溶质和水分，在短时间内达到最大的透析效能。适用于急性肾衰竭、慢性肾衰竭行 CAPD 的初始（3~7 天）阶段或伴明显体液潴留者。

4. 夜间间歇性腹膜透析（NIPD）　于每晚夜间透析 8~10 次，每次 2 L，每周 7 晚。与 CCPD 一样，也是借助腹透机操作，但不同于 CCPD 之处是白天腹腔内不留腹透液。NIPD 一般适用于腹膜高转运型和行 CAPD 出现腰背痛而不能耐受者。

腹膜溶质转运性能直接影响透析效能。在接受腹透的患者中，常规进行腹膜平衡试验（PET）来评估腹膜溶质转运性能，并作为选择腹透方式、方案的主要依据。

四、腹膜透析主要并发症及处理

1. 引流不畅　多因为：①腹透管位置不良、移位、扭曲；②大网膜、输卵管伞部包裹；③纤维蛋白凝块堵塞腹透管。可插入可塑性导丝疏通、试以小幅度的复位、变换体位或用肝素盐水反复冲洗，如仍旧无效，则应停止透析，重新置管。正确而熟练的腹透置管操作是预防此类并发症的重要而基本的措施。

2. 腹膜炎　是腹膜透析最常见的并发症，也是患者脱离腹膜透析的主要因素。研究显示腹透患者住院原因中 25% 是腹膜炎，而因腹膜炎导致技术失败转向 HD 占长期 CAPD 患者的 13%~54%。目前 CAPD 患者中腹膜炎的发生率已降至 1/60。腹膜炎的发生多因无菌操作不严格所致。常见病原菌依次为表皮葡萄球菌、金黄色葡萄球菌、肠链球菌、大肠埃希菌。腹膜炎的诊断主要根据临床表现、透出液常规和实验室病原学检查：①腹痛及压痛，腹透液变浑浊；②腹透液常规检查白细胞数>100/mL，其中中性粒细胞>50%；③腹透液细菌涂片或细菌培养阳性。符合三项指标中两项以上即可诊断为细菌性腹膜炎，具有任何 1 条者为疑诊。

腹膜炎治疗：

（1）腹膜灌洗：一旦诊断为腹膜炎，应立即用 1.5%腹透液 1~2 L，每升加入庆大霉素 6 mg 或/和头孢唑林 0.125 g 进行灌洗，连续 3 次。腹腔感染时常有纤维蛋白增多，故宜在腹透液中同时加入肝素 500~1 000 U/L 以减少腹腔粘连，防止透析管堵塞。

（2）抗生素应用：为针对性使用抗生素，应尽早并在抗生素使用前留取腹透液标本作细菌培养。留取标本后即开始腹腔内抗感染治疗，抗生素的使用不得推延至 12 小时以后。在未获得细菌培养结果前常予以经验治疗：先按革阳性球菌处理，可选用头孢唑林或克林霉素或万古霉素，疑为革兰阴性菌者则多选用一种氨基糖苷类药物或第三代头孢菌素。抗生素常先予首次负荷量，后用维持量维持用药 5~7 天。对疑有混合细菌感染的患者，尚有残余肾功能、尿量>100 mL/d 者，推荐选用第一代头孢菌素（如头孢唑林）联合应用第三代头孢菌素；没有残余肾功能、尿量<100 mL/d 者，推荐选用第一代头孢菌素（头孢唑林或头孢拉定）联合应用氨基糖苷类药物。对腹膜透析相关性腹膜炎一般采用腹腔内给药，并发严重感染或败血症者则需同时静脉用药。治疗中及时根据细菌培养及药敏结果调整治疗方案。

（3）腹透方式改变：腹膜炎发生后，一般采用 IPD 腹透方式，腹透液夜间不留腹；或短期停止腹膜透析，改为血液透析，此有助于腹膜的休整与修复。

（4）难治性腹膜炎的处理：经适当抗生素治疗 5 天后，腹膜炎的病情仍不能控制的难治性腹膜炎可考虑拔除腹膜透析管，全身使用抗生素，改用血液透析维持透析治疗，感染完全控制 2~3 周后才能考虑腹膜透析管重新植入。

（5）真菌性腹膜炎的治疗：真菌性腹膜炎确诊后，应停用抗生素，静脉给予氟康唑 200~400 mg/d 或两性霉素 B 等抗真菌药物，并立即拔出腹透管。

3. 腹膜失超滤　此为腹膜透析的长期并发症，也是影响腹透治疗的重要原因之一。反复腹膜炎或长期高糖腹透液刺激致腹膜硬化，造成超滤减少、体液潴留、氮质血症加重。大多数患者在腹透 4 年以后开始出现腹膜超滤及小分子溶质转运能力下降，6 年发生率约 60%。目前尚无有效治疗，现阶段的措施主要是减少对腹膜的不良刺激，积极防治腹膜炎，改善腹透液的生物相容性。

4. 丢失综合征　CAPD 患者每日由腹透液丢失蛋白质约 10 g，而血白蛋白每下降 1 g/L，危险度就会增加 5%。低蛋白血症还可造成血浆渗透压下降，从而进一步加重腹膜透析超滤不良。因此临床稳定的腹膜透析患者应保证每日蛋白质摄入量为 1.2~1.3 g/（kg·d），同时补充水溶性维生素、氨基酸及微量元素。

如果患者出现下列情况，宜转为血液透析：①持续不能达到 KT/V≥1.7/周和 CCr 目标值；②溶质或液体转运不充分；③高转运型患者；④严重的高脂血症；⑤频繁的腹膜炎或其他腹膜透析并发症；⑥透析通路失败；⑦无法纠正的营养不良。

五、新型腹膜透析液的临床应用进展

目前，国内 CAPD 常规使用不同浓度葡萄糖为渗透剂的乳酸盐透析液，其中葡萄糖的吸收可能随治疗时间的延长而增加。葡萄糖的吸收会导致渗透梯度的减小或消失加快，超滤量减少。同时，葡萄糖的吸收可能导致高血糖、高胰岛素血症、高脂血症、高血压、体质量增加等代谢紊乱。因此，在获得最佳超滤同时减少对腹膜功能的损伤是腹膜透析治疗的理想目标。葡聚糖透析液是以淀粉类多糖（葡聚糖）为渗透剂的一种新型透析液，由于其吸收慢且不会降解为葡萄糖（血液中缺乏麦芽糖酶），避免了传统透析液葡萄糖快速吸收带来的渗透性超滤下降及高血糖、高胰岛素血症、高血脂、高血压、体重增加等代谢紊乱问题，减少了糖基化终末产物的形成及对腹膜的损伤，目前在欧美许多国家得到广泛应用。

另外，生理钙透析液（含钙 1.25 mmol/L）也在临床中逐渐推广使用，避免了传统透析液（含钙 1.75 mmol/L）所带来的高钙血症及继发血管、软组织钙化问题，有助于减少患者血管钙化的发生，降低心血管事件的病死率。

（何　剑）

第三节　肾移植

肾移植是治疗终末期肾病最理想的肾替代疗法。成功的肾移植可显著提高终末期肾病患者的生活质量，减少并发症的发生，并降低终末期肾病患者的死亡率。中国肾移植科学登记系统数据中心（CSRKT）统计数据表明，2015 年我国共完成肾移植手术 7 131 例，仅次于美国，居世界第 2 位。随着供肾保存技术的提高，经腹腔镜行活体供肾摘取的采用及特异性更高的免疫抑制方法的发展，肾移植的成功率将进一步提高，所以每年肾移植的例数也会继续增多。本节内容总结了有关肾移植供受的手术和药物处理方法及其最新进展。

随着手术技术的成熟和新型免疫抑制剂的应用，肾移植的近期存活率得到显著提高，国内大中心 1 年移植肾存活率已普遍超过 95%。移植肾丢失的主要原因是慢性排斥和患者死亡，肾功能正常患者死亡因素居移植肾丢失原因的第 2 位。术后第 1 年肾功能正常患者死亡的原因主要是原有的心血管疾病。术后 10 年，尸体供肾移植中肾功能仍正常的不到 40%~50%。

一、受者的选择和准备

目前还没有明确认定哪些患者因肾移植后可能出现并发症发生率与死亡率增高而不能行肾移植手术。除了活动性感染与恶性肿瘤外，现已很少有肾移植绝对禁忌者。随着供受者存活率的提高，对肾移植的限制已越来越少。一般肾移植受者年龄的上限是 70 岁，但肾移植的选择需个体化，如患者的预期存活时间小于 5 年，则应继续维持透析治疗。是否行肾移植手术取决于移植风险的评估，包括死亡率与移植物丢失率是否增加。肾移植受者选择时，下列危险因素有助于确定高危患者并在诊治方面加以特殊考虑。

（一）心脏状况

待移植患者既往如有冠心病或糖尿病史，或属高龄，即认为有冠心病危险因素，应行冠状动脉造影。Doppler 超声心动等非侵袭性检查也有帮助，但这些检查不能有效区分哪些患者适于外科手术治疗，哪些患者属高风险或不适于外科治疗。对于前一种情况，在移植前行冠状动脉旁路移植手术可有效降低肾移植死亡率。

（二）恶性肿瘤

活动性恶性肿瘤是肾移植的绝对禁忌证。当前的免疫抑制药物可促进肿瘤微小转移灶的生长。各种肿瘤在实体瘤切除后可行肾移植的安全等待期并不相同，这取决于当时肿瘤的分级和分期及转移的相关风险。等待时间从低转移风险肿瘤的 1~2 年到高转移风险肿瘤的 5~6 年。有报道大部分肿瘤在移植后 2 年内复发。肿瘤切除后经密切随访并对其转移和复发风险进行评估后，有些患者也可安全进行肾移植手术。

（三）感染

活动性感染是肾移植的绝对禁忌证。对于膀胱炎、肾盂肾炎和前列腺炎等尿路感染，应区别仅是表面细菌增殖还是组织侵入性感染。如是前者，在肾移植膀胱打开前，采用留置三腔 Foley 尿管、抗生素膀胱冲洗并全身应用抗生素治疗即可控制细菌感染。待移植患者如有复发性尿路感染，则应在移植前行全面的泌尿系统检查，以明确感染的原因。人类免疫缺陷病毒（HIV）感染被认为是一种活动性感染，由于此类患者终将发展为获得性免疫缺陷综合征，故均不考虑行肾移植手术。

（四）全身性与代谢性疾病

病毒性肝炎（HCV 抗体阳性和 HBV 抗原阳性）可导致进展性肝硬化的发生率和死亡率增加 2~3 倍。病毒性肝炎属移植的相对禁忌证，但如组织学证据显示无活动性肝功能不全，告知患者移植后可能出现的问题并获其同意的情况下，仍可行肾移植。与此类似，对于活动性和广泛性的全身性疾病，如 Fabry 病、胱氨酸病、脉管炎、系统性红斑狼疮、淀粉样变性病和草酸盐沉着症等，在确定移植前，亦应对每一个体进行具体分析和详细评估。其基本原则是移植后患者所获益处超过发生术后并发症的相对风险。

（五）胃肠道疾病

患者如有活动性消化性溃疡，应在移植前予以治疗直至完全缓解。在移植前如怀疑有消化性溃疡，则需行内镜检查以明确诊断，必要时，甚至需推迟肾移植手术。当症状和大便隐血提示有下消化道疾病时，应行泛影酸钠（泛影钠）灌肠造影或结肠镜检以了解是否有炎性肠疾病或潜在恶性肿瘤的可能。有憩室炎病史的患者在移植后应密切观察。

（六）泌尿生殖系疾病

有泌尿系功能障碍或复发性尿路感染病史患者应行排泄性膀胱尿道造影，以排除膀胱输尿管反流并评估下尿路功能。如有较多的残余尿，可进一步行尿动力学检查，以排除膀胱或膀胱颈痉挛，以及尿道括约肌和尿道梗阻。有时，3 度以上的膀胱输尿管反流（肾积水）需行双侧肾切除。当存在 3 度以上反流而又伴有膀胱缩小和无顺应性时，则需行膀胱扩大术以形成一个压力低的贮尿器官。尽管膀胱扩大术后的生活质量要高些，但如膀胱不可修复或不可利用时，也可采用回肠代膀胱作为肾移植后的尿液引流。尿液内引流一般要优于外引流。此外，膀胱以上的尿液引流可导致 20% 的男性患者发生脓性膀胱炎。胃、回肠和结肠已用于膀胱扩大术，以增加贮尿容积。这些方法有其各自特殊的并发症，也有人对常规使用这些方法提出疑问。自身扩张的输尿管也曾用于膀胱扩大术。神经源性膀胱患者肾移植前就可采用这种自身输尿管膀胱成形扩大术。神经源性膀胱患者多由于重度膀胱输尿管反流引起反复化脓性肾盂肾炎，在肾移植前须行患肾切除，自身输尿管膀胱扩大术正适合于这种情况，避免了采用消化道扩大膀胱所带来的并发症。

（七）远端尿路梗阻

不完全尿道狭窄和前列腺增生可以在肾移植后通过外科手术得以矫正。这些患者在移植前多由于肾衰竭而无尿，肾移植后产生的尿液常可减轻膀胱颈挛缩及由此所致的尿道狭窄。此外，大部分患者在肾移植后膀胱逼尿肌功能可得以完全恢复，但需一段时间，在此期间，患者可采用间歇性清洁直接导尿或耻骨上膀胱造瘘。

（八）获得性肾囊性疾病和肾细胞癌的危险

慢性肾衰竭是获得性肾囊性疾病（ARCD）和肾细胞癌（RCC）的高危因素。ARCD 是一种双侧性和癌前病变，其中 45%以上发生于肾衰竭超过 3 年者。20%的 ARCD 患者将发生肾肿瘤，其中 1%~2%发生全身转移。终末期肾病患者在肾移植前需行超声检查以筛除 RCC。具有单个高危因素（腰痛、既往有肾肿瘤病史或肉眼血尿）或 2 个中等危险因素（ARCD 增大、透析 4 年以上、男性或可疑肾肿瘤）的患者应进行这项检查。怀疑肾肿瘤时，应定期行放射学检查（最好行 CT 检查）随访，一旦确定为肾肿瘤时，应行根治性肾切除。

（九）腹膜透析

大部分活体亲属供肾的移植受者在移植手术完成后，在麻醉状态下，可同时拔除腹膜透析（PD）导管。对于尸体供肾移植受者，由于肾功能恢复较晚及高免疫排斥风险，PD 导管拔除可稍晚些。一旦需要腹膜透析，移植术后也可立即进行。当肾功能恢复后，PD 导管的拔除也相当容易（一般在术后 1~8 周，局部麻醉下拔除）。

（十）移植前双侧自身肾切除

移植前自身肾很少需要切除。自身肾切除的适应证主要有：化脓性肾盂肾炎、药物难控制的肾素介导的高血压、恶性疾病和肾病综合征。其他少见的原因有巨大多囊肾。经腹腔镜双侧肾切除明显优于开放手术。对于伴有双侧重度膀胱输尿管反流患者，应彻底检查膀胱功能以确定是否需行膀胱扩大术。如有需要，可采用双侧自身扩张的输尿管作为扩大术的修补组织。由于人工合成促红素的出现，过去有关是否保留有问题的或有症状自身肾的争论已无意义。

（十一）同种异体移植肾的切除

对于再次移植患者，如果对侧可容纳移植肾，切除慢性排斥并失功的无症状移植肾并不是必需的。再次移植患者的预后与初次移植肾丢失的时间有密切相关性。初次移植 6 个月内即失功患者，再次移植的成功率将大大低于初次移植 6 个月以上失功患者的成功率。同种异体移植肾切除的指征有：需透析的急性排斥、发热、肉眼血尿、长期的全身炎症和反应引起的肌肉疼痛、乏力、移植肾疼痛、感染和不能控制的高血压。包膜下移植肾切除是最安全的方法，可以避免髂血管的损伤。

二、供肾的选择

（一）供肾的种类

1. 活体亲属供肾（LRDs）　供者必须没有增加手术并发症风险，以及降低留存肾功能或改变其基本生活质量的影响因素存在。直系亲属活体供肾的移植成功率显著高于尸体供肾移植。对经严格规定的，医学上确认合适的活体供肾移植的长期研究（随访 45 年以上）显示，活体供肾摘取的手术并发症发生率是可以接受的，不危及供者肾功能，死亡率也是极低。

目前，LRD 移植的移植物半数生存期已超过尸体供肾移植半数生存期 10 年以上（13.4 年 vs 8.2 年）。在环孢素治疗下，人类白细胞抗原（HLA）错配的活体亲属肾移植的移植物和患者存活率已接近于 HLA 相配的活体亲属肾移植。由于 LRD 肾移植的高成功率及尸体供肾的紧缺，活体亲属供肾将仍是肾移植的有效方法和重要来源。

2. 活体无关供肾（LURDs） 活体无关供肾是指无基因相关供者的肾，在我国仅限于夫妻关系（要求婚姻时间>3年或者婚后已育有子女），因帮扶等形成亲情关系（仅限于养父母和养子女之间的关系、继父母与继子女之间的关系）。近年来，由于腹腔镜活体供肾摘取术的进展，活体供肾已成为增长最快的移植供体来源。此外，由于当前世界范围的器官短缺，LURDs也成为移植的重要方法。文献报道，活体无关供肾的移植物1年存活率为83%~93%。但供者的选择并无一定的标准。不发达国家的医生曾从完全陌生的人那里购买肾进行移植，据报道，供者和移植物的存活期很差，前者的1年存活率为71%~85%，后者的1年存活率为63%~82%。在这项研究中，还发现有5例受者因此获得HIV感染。因此，公开的商业化的器官组织买卖和移植是不可接受的。LURDs只有在医学和伦理均许可的情况下才可考虑。医学上，应认为LURDs移植效果优于尸体供肾移植才可接受，伦理上，供受者间应有密切关系，如夫妻关系时，LURDs才是合适的。任何违背上述最基本原则的LURDs，都将损害器官捐献的利他主义精神，并破坏肾移植事业的各个方面。采用以上原则进行的活体无关供肾移植的移植肾和患者存活率仍优于尸体供肾移植，并接近于活体亲属供肾移植的效果。由于无须保存，也没有缺血性损伤，LURDs生理功能良好，这是LURDs移植效果突出的主要原因之一。

3. 尸体供肾 近5年来我国公民逝世器官捐献移植发展迅速，心脏死亡器官捐献（DCD）供肾已成为我国肾移植供肾来源的主要渠道。尸体供者应没有影响肾血管完整性和肾灌注的全身性疾病，如慢性高血压、糖尿病、恶性疾病（潜在转移可能）或感染。对于大于60岁的老年供者，有全身性疾病可能者或具轻度全身性疾病者（如高血压），对供肾应行活检。当活检显示明显的肾小球硬化（>10%~20%）、内膜增生、间质纤维化、肾小管萎缩或播散性血管内凝血病变时，这种供肾不能用于移植。HIV高危人群的供肾也不可使用。取自血流动力学稳定、仍有心跳供者的肾不容易发生低血压引起的少尿，以及由此所致的ATN。年轻成人的供肾较少发生ATN，所以如有可能，尽量利用这类供肾。2~60岁供者的肾移植成功率最高。如果采用免疫抑制诱导治疗，供受者间体形接近的情况下，2岁以下供者的尸肾移植也可获得成功。经采用特殊的免疫抑制方案，整体或单肾儿童供肾移植（供者<2岁或体重<14 kg）均取得了良好效果。

（二）供肾的处理

1. 供者的预处理 尸肾供者的预处理原则虽简单，但难以作明确规定，其困难之处在于呼吸机支持的"脑死亡"患者在被判断为不可逆的大脑脑死亡之前，需进行神经科方面的处理。此时，为避免脑水肿，液体入量被严格限制。此外，大部分中枢神经系统病变患者（74%）伴发尿崩症，这影响利尿效果，引起全身性低血压，进而引起肾功能丧失。全世界肾移植受者发生ATN差异极大，故摘取供肾前对供者适量输液和维持一定血容量有重要意义。这也反映了供者取肾前状态和供者预处理方案并没有如取肾和移植技术那样有一致认识。

2. 输血 历史上，受者接受血液输注曾被认为有利于移植物的存活；但在环孢素和人工合成促红素时代，有证据显示输注供者血或第三者血的效果取决于移植后免疫抑制方案作用。除了输血可能感染病毒性肝炎和巨细胞病毒，输血还可能导致过敏，使受者匹配机会降低。所以无论是尸体供肾移植，还是活体供肾移植，输血在免疫抑制方案中的作用将越来越小。

3. HLA组织配型 在活体亲属供肾移植中，移植物存活与A、B和DR位点抗原组织相容匹配密切相关的观点已被广泛接受。在直系亲属中（兄弟姐妹、父母和子女），位于第6对染色体的组织相容性复合物抗原具有稳定的遗传同质性，故直系亲属间，如这些位点相配，则提示整条染色体的大部分也是相配的。

与活体亲属供肾移植相比，HLA配型在尸体供肾或无关供肾移植中的意义相对较小。尸体肾移植中，上述位点相配与否对移植效果的影响并不突出，对同种异体肾移植物存活的临床意义仍在争议中。单中心研究结果有支持HLA配型（A、B、DR）的，也有认为其没有意义的。但大多数经验认为6个抗原（6-AG）相配的肾移植要优于其他相配结果较差的肾移植。美国的器官分享联合网（UNOS）6-AG相配或零错配研究显示相配者的移植物1年存活率为87%，半数生存期是13年，而对照组的存活率为79%，半数生存期是7年。此外，相配组的排斥发生率也较低。

（三）体外肾保存

1. 单纯低温保存和直接灌注　移植供肾保存方法有单纯低温保存和持续低温脉冲式灌注保存。这些方法和适用情况已有详细描述。最常用的方法是单纯低温保存。该方法是当供肾离体后立即用冷保存液灌注。对于大多数活体供肾，由于冷缺血时间（CIT）很短（1~3小时），可以采用细胞外液类溶液（乳酸林格液）作为灌注液。当CIT较长时，需以细胞内液类溶液作为灌注液以避免细胞肿胀。自由水进入细胞内将导致细胞肿胀，高渗溶液可以对抗这种效应。目前，最常用的冷灌注保存液是UW-1液。正是UW-1液的出现，供肝的保存质量得以显著提高。由于大部分器官供者同时提供多个器官（如肝、肾和胰腺），UW-1液现在是腹部器官灌注和保存的首选溶液，也是大多数尸体供肾的首选。

HLA相配与排斥反应发生率呈负相关。对于每位患者发生排斥反应的平均次数，6-AG相配（$P<0.008$）组和2-DR相配（$P<0.03$）组显著少于1-DR和0-DR相配组（图10-1）。HLA对移植物的存活率有显著的正性影响（$P<0.04$）（图10-2）。

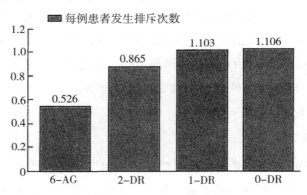

图10-1　HLA匹配对排斥反应发生率的影响

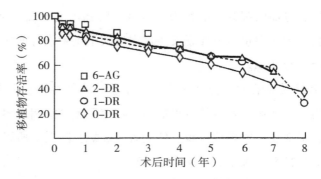

图10-2　HLA匹配对移植物存活率的影响

2. 脉冲式灌注　对活性可疑供肾，脉冲式灌注是最常用的方法，但因为存在与供肾分享相关的分配和运输方面的困难，以及这种技术需要笨重的仪器，所以其应用受到了限制。如果在冷缺血 24 小时内完成移植，无论采用何种方法，供肾活性将得以良好保持。如果保存时间超过 48 小时，ATN 和肾功能延迟恢复的发生率将显著增加。功能延迟恢复的肾容易发生隐性排斥，临床肾功能参数通常用于监测肾功能以评估并及时治疗排斥反应，但此时却不能获得这方面数据。24 小时内完成的尸体供肾移植存活率显著高于冷缺血时间超过 24 小时者（P<0.04）（图 10-3）。除单纯低温保存方法外，更多的新的肾保存方法也在研究和尝试之中。我们希望这些进展既能减少移植肾功能延迟恢复的发生，又可以提高移植肾的存活率。

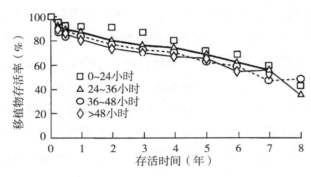

图 10-3　冷缺血时间对移植物存活率的影响

（四）供肾摘取

如前所述，经严格筛选的健康活体供肾的肾移植效果最好。但由于供肾的长期短缺，在全世界，尸体供肾不仅是一种可取途径，而且还占移植供肾的很大部分（>50%）。

1. 活体供肾　2016 年中华医学会器官移植学分会更新了《中国活体供肾移植临床指南》，使我国活体肾移植得到进一步规范。

（1）告知内容：应当指出，活体器官移植实际上从根本上违背了医学伦理学的基本原则。决定捐献器官的人必须是有能力的（有决定能力）、自愿的、没有被强迫的，从医疗和社会心理学方面是适合的，供者完全被告知器官捐献的利弊。另外，对于供者来说捐献过程必须是自愿的，且可以随时终止捐献。

（2）活体供肾的评估

1）必需的检查：活体供肾者术前必查项目包括全面病史及体格检查；心理学评估；测量体重指数；X 线胸片、心电图；血细胞计数、凝血酶原时间、活化部分凝血活酶时间、生化检查、尿液分析、24 小时尿蛋白；血糖、胆固醇和三酰甘油；定时收集尿液测量肌酐清除率或利用放射性标志物检测肾小球滤过率（GFR）；肾螺旋 CT、CT 血管造影或磁共振血管造影；病毒血清学检测：艾滋病（HIV）、乙肝和丙肝、嗜人 T 淋巴细胞病毒 I 型（HTLV-I）、巨细胞病毒（CMV）、EB 病毒，以及梅毒快速血浆反应素试验（RPR）或性病研究实验室试验（VDRL）。

2）选择性检查：动态血压监测、超声心动图、心脏应激试验；24 小时尿蛋白定量或尿蛋白/肌酐比；结肠镜检查、膀胱镜检、乳房 X 线照片；前列腺特异性抗原；2 小时口服糖耐量试验；血液高凝性检查；结核菌素皮肤试验；有特殊接触史时，要筛查传染病（如疟疾、锥形虫症、血吸虫病、类圆线虫病）；供肾活检。

3）供者的选择：原则上，若家族中有多个供体可供选择，理论上应仔细评估谁的基因位点匹配得最好（如两个位点相配比一个位点相配）。若供体的匹配位点相同的话（如双亲和同胞都有一个基因位点相配），应该先选择双亲作为供体，因为考虑到如果第一次肾移植失败，年轻的兄弟姐妹可作为二次移植的供体。

4）社会心理学评估：在供者起始评估时是非常重要的。它能为正确进行评估提供有力保证，揭示供者动机，以排除强迫因素。严重的精神疾病不仅可影响供者评估进行，还会由于手术应激引起负面影响，这是活体供肾的禁忌证。对于那些所谓的利他主义者或非血缘关系的供者来说，心理测试就显得格外重要，因为他们对这种利他行为所造成的放大效应并不感兴趣。

5）活体供肾的排除标准

绝对禁忌证：严重认知障碍，不能了解供肾的危险性者；有明显的精神疾病者；吸毒和酗酒者；明显肾疾病（肾小球滤过率低、蛋白尿、不明原因血尿或脓尿）者；严重肾动脉畸形；复发性尿石症或双侧肾结石；胶原血管病；糖尿病；高血压；曾患有心肌梗死或经治疗的冠状动脉疾病者；中至重度肺疾病；目前患有肿瘤，不包括已经治愈的无转移癌症，如结肠癌（Dukes A，>5年）、宫颈原位癌、低度恶性非黑色素皮肤癌；有癌症家族史（肺、乳腺、肾或泌尿系统、胃肠系统、血液系统癌症）；肾细胞癌家族史；活动性感染；慢性活动性病毒感染（乙型或丙型肝炎、HIV、HTLV）；明显慢性肝疾病；明显神经系统疾病；需要抗凝治疗的疾病；妊娠；有血栓病史，未来存在危险因素（如抗心磷脂抗体、因子Ⅴ莱顿变异）。

相对禁忌证：ABO血型不符；年龄<18岁或>65岁；过度肥胖〔特别是体重指数（BMI）>35 kg/m²〕；轻度或中度的高血压；尿路结石症状发作1次；轻度尿路畸形；年轻供者其一级亲属中有多人患糖尿病或家族性肾疾病史；有妊娠期糖尿病病史；吸烟。

6）供者年龄：供者年龄没有绝对要求，但是，从伦理学角度考虑，至少要在18岁以上（含18岁）。年龄上限没有严格界定，应当在供者的利益得到保证的情况下，考虑肾捐献的可行性。通常，供体年龄过大会增加围术期的风险，大多数移植中心都有一个供体年龄上限，超过此标准的人不能成为供者，但各中心标准相差很大。据美国器官分享网（UNOS）统计有资质的移植中心报告：27%的移植中心无年龄限制，3%以75~80岁为上限。使用这些年龄较大供者的肾脏其远期效果要比那些年轻供者的肾效果差。

7）肾功能评价

肾小球滤过率：多数移植中心通过收集24小时尿计算肌酐清除率或碘酞酸盐、二亚乙三胺五乙酸（DT-PA）清除率来更准确地计算肾小球滤过率。允许供肾的肾功能下限不仅要考虑供肾后其肾小球滤过率至少应为75%，还要考虑随着年龄的增长肾小球滤过率降低的问题。肾小球滤过率（GFR）是评估供者肾功能的重要指标之一。测定GFR的标准方法为测定菊粉清除率，而临床常用方法为收集24小时尿液检测肌酐清除率或者放射性核素扫描。指南推荐供者的GFR应≥80 mL/（min·1.73m²），两侧侧肾的GFR应均≥40 mL/（min·1.73m²）。

蛋白尿：蛋白尿一般来说是肾疾病的一个现象。因此若存在明显的蛋白尿，则不能成为供体。24小时尿蛋白>150 mg者禁忌捐献。

血尿：血尿的定义为红细胞每高倍镜视野多于5个，代表尿路系统中存在异常。尿沉渣镜检发现管型或异形红细胞伴有或不伴有蛋白尿均暗示存在肾疾病。存在病理性或者不明原因镜下血尿的供者不宜捐献。

高血压：一般来说，患有严重高血压的人不能成为供者。因高血压一般都伴有进展性慢性肾疾病，切肾后的孤肾高滤过状态会加大孤肾损伤的风险，使高血压更不易控制。但目前对于轻度高血压患者供肾后孤肾功能的长期风险尚无结论。因只有很少一部分轻度高血压患者其肾疾病变会进展，故一些移植中心将那些无导致肾疾病进展因素的人列为供者。轻度高血压患者不应有微白蛋白尿或其他终末期器官损害。

糖尿病：指南推荐明确诊断为糖尿病的患者不能捐献。对空腹血糖受损者，如一级亲属有 2 型糖尿病病史，不适合捐献，如一级亲属没有 2 型糖尿病病史，需行 OGTT，如为糖尿病则禁忌捐献，如为糖耐量降低，可根据情况综合评估。

肥胖：肥胖者的手术并发症危险增加。肥胖者更易发展为糖尿病、高血压或无高血压、糖尿病伴有蛋白尿的肾小球肾病。此外，也有单侧肾切除后的肥胖者易患蛋白尿或肾功能不全的报道。在此人群中，其他因素如心血管疾病、睡眠呼吸暂停综合征、脂肪肝等的影响也应考虑。肥胖者在减肥后可进行供肾。指南推荐供者的理想 BMI 应<30 kg/m²，BMI>35 kg/m² 者通常不适合供肾。

尿石症：对既往有结石病史的人群来说，必须考虑供肾后若残余肾结石复发将会导致输尿管梗阻，甚至肾功能受损。然而，对于那些 10 年前有过单一结石发作、近期未发作，且没有代谢性疾病（如高钙血症、代谢性酸中毒）的患者来说，可进行供肾。

遗传性肾病：预备供者，特别是亲属供者，应评估遗传性肾病的可能。一级亲属有肾病的患者，增加了其患肾病的风险，若其一级亲属中有多人患肾病，则其风险大大增加。对供者应着重检查受体所患的肾病。

奥尔波特综合征（家族性出血性肾炎）：绝大多数奥尔波特综合征是 X 连锁隐性遗传病。有 15% 的患者是常染色体隐性遗传。有多种不同变异可引起奥尔波特综合征，但它们都是引起肾小球基底膜Ⅳ胶原 α₅ 糖链的缺陷，此可导致肾小球硬化症和肾衰竭。这种变异可合并眼和听觉系统内感觉神经的基底膜损伤，可导致视觉障碍如圆锥形晶状体或耳聋。对有奥尔波特综合征家族史的人群进行供肾评估，应仔细检查血尿、高血压、听力和视力。若奥尔波特综合征患者的男性亲属尿检正常，则认为其无基因变异，可供肾。奥尔波特综合征患者的女性亲属若尿检正常，则其患病概率小，可供肾。若女性亲属有持久血尿，则其很可能是患病基因携带者。其患进展性慢性肾衰竭的可能性会升高至 10%~15%，不能作为供者。

8）活体供肾者的外科评估：外科评估在这里狭义的定义为对供者肾的解剖特征进行评价，以确定肾切除是否能顺利进行，应切除哪一侧肾及应采取何种手术方式。术前行泌尿系螺旋 CT 检查可发现绝大多数极动脉，提供功能及充足的解剖学信息。目前这种无创检查在绝大多数中心已代替静脉肾盂造影。一般选取左肾进行移植，因左肾静脉较长，便于手术操作，特别是在进行腹腔镜手术时。若左肾有多支动脉而右肾只有一支动脉，可选右肾进行移植。若双肾都有两支动脉，仍可选取一侧肾进行移植。

（3）活体供肾的外科技术：腹腔镜技术及内镜辅助的活体肾移植是器官摘取的一大进步。从 20 世纪 90 年代中期只在一小部分中心谨慎地开展，到目前已发展到绝大多数中心都在开展。腹腔镜技术兴起的主要原因是传统开放手术后的疼痛与不适。因康复时间不断缩短，腹腔镜手术已成为推动活体肾移植的动力。两种手术方式，肾的远期存活率无差异。腹腔镜手术推动了活体供肾数量的增加。

传统供肾切除采用开放术式改良肋腹切口。多数医生采用第 12 肋下或第 11 肋间腹膜外手术切口。需仔细分离肾，保护所有肾脏动脉、静脉及输尿管周围血管。避免过多牵拉血管以防止血管痉挛。供者必须水化良好，术中给予甘露醇保证利尿。当肾血管安全结扎切断后，将肾取出并置于冰水混合物中以降低肾代谢。肾动脉插管灌注冰肝素化的生理盐水或乳酸林格氏液以代替供者全身肝素化。

1）外科技术：活体供肾摘取方法有多种，目前最常用的是腹膜外经腹腔镜摘取的方法，这一方法最近已取代原先标准的经第 11 肋或第 12 肋缘上腰切口摘取的方法。由于大部分（>60%）供者至少在一侧只具有单支肾动脉，结合术前肾动脉造影，大部分血管损伤得以避免。有时会遇到双侧多支肾动脉的情况，这需要受者手术医生在低温条件下对供肾进行血管重建，以方便最后供受者动脉的原位吻合。2 支或 3 支动脉重建时，较小支可以端侧方式吻合于最大支动脉。小的上极动脉（<2 mm）可弃之不用，但下极动脉则需保留，以免危及输尿管血供。

2）肾切除后远期问题：肾切除后，因残留肾的高滤过率导致 GFR 代偿升高至原有双肾的 75%～80%。代偿程度直接取决年龄依赖的肾脏储备功能。一项肾切除后长达 35 年的随访证实了该手术的安全性。肾功能的降低与那些同龄健康人的肾功能下降有相同趋势。伴随肾的高滤过率，尿白蛋白分泌可升高，但幅度小，不会引起肾功能的损害。肾切除后高血压的发生，随着年龄增大有所增高，但多数研究表明其发生率在不同年龄群体中有差异。活体供肾者远期存活率并无明显降低，实际上还较正常死亡率低。造成这一结果最可能的原因是只有那些身体健康的人才能成为供者。

2. 尸体供肾　一般由相关医院指定的两位独立内科医师宣布供者脑死亡，此外须获得供者亲属的同意。供者往往捐献多个器官，除了肾外，还包括肝、心脏和胰腺。器官摘取常由肝和心脏摘取人员完成。

三、肾移植技术

双侧髂窝均可用于肾移植，但由于右侧髂窝的髂外血管更加平行，有利于血管吻合，所以右侧髂窝是更好的选择。取下腹弧形切口，经腹膜后径路暴露髂血管。

首先采用 5-0 号永久单纤维丝线以端侧方式完成供肾静脉和髂静脉吻合。肝素并不需要。游离切断髂内动脉，再行供肾动脉与髂内动脉的端-端吻合。对双侧髂内动脉功能受损的男性患者，如糖尿病患者，采用上述方法后，由于阴茎海绵体血供不足加重，术后阳痿较常见。所以若受者有这方面的危险因素，应避免端-端吻合方式。正因如此，我们更乐于采用供肾动脉髂外动脉端-侧吻合方式。

移植输尿管再植时，常采用膀胱外输尿管膀胱再吻合术（多用 Gregoir-Lich 技术）。与传统的 Politano-Leadbetter 输尿管再植技术相比，该技术并不需要大的膀胱切开，不仅手术时间缩短，术后梗阻的发生率也较低。

四、肾移植前后的近期处理

术前、术后处理可分为外科和免疫抑制两方面。在患者收入院拟行尸体肾移植之前，术前外科评估应已完成，即经广泛的门诊检查以确定患者是否可行肾脏移植。术后中心静脉压应保持在正常值的高限，保证有合适的前负荷，尿液排出应以等毫升量液体及时补充。应保证术后尿量大于 1 mL/（kg·h），一般常规使用低剂量多巴胺 [2～3 g/（kg·min）]。如已达上述要求，但尿量仍不满意时，应考虑是否存在其他因素。冷缺血时间或热缺血时间过长易导致术后近期发生 ATN。此外，手术技术问题亦应考虑。多普勒超声检查是最方便的检查方法，可通过移植肾血流情况间接证明有无吻合口缺口，也能确定有无输尿管扩张。体液负荷过大可导致肺水肿，为避免这种情况，应在术后中心静脉压过高（>14 cmH₂O）时，即限制液体入量，并给予呋塞米。

五、移植免疫生物学和排斥反应

移植相关抗原是表达于细胞表面的糖蛋白。每位个体都有一套各自遗传的移植相关性抗原——人类白细胞抗原（HLA），其编码基因位于第 6 号染色体上。父母各提供一条编码 HLA 的染色体，并共同表达于子代。这些抗原的作用在于帮助机体识别自我与非我。通过这种方法，细菌和其他有害病原体被认为是非我部分，并被免疫系统破坏。当在两位没有关系的人之间进行器官移植（同种异体移植）时，由于不能识别 HLA，移植器官会被认为非自身器官而被破坏，这种现象称为排斥反应。以同样的方式，在双胞胎间移植的器官则被认为是自身器官而不发生排斥。第 1 例成功的人类器官移植就是利用这一机理，在一对双胞胎间进行了肾移植。

临床上根据排斥反应发生的时间，肾移植排斥反应分为 4 种类型：超急性排斥反应（HAR）、加速性排斥反应（AAR）、急性排斥反应（AR）和慢性排斥反应（CR）。HAR 与输血反应类似，是由受者预存抗体介导的体液免疫反应，这些抗体攻击表达于供肾血管内皮细胞表面的 HLA。受者只有通过既往输血、妊娠或移植致敏后，才能产生这些预存抗体。移植前常规进行交叉配型、补体依赖淋巴细胞毒性试验（CDC）和群体反应性抗体（PRA）检测可有效降低 HAR 的发生风险。临床上，HAR 多发生在移植后数分钟至数小时内，一般发生在 24 小时内。当供肾重新恢复血供时，移植肾饱满，呈深红色，数分钟后变为花斑色，体积增大，乃至呈紫褐色并失去光泽，移植肾由饱胀变柔软，体积缩小；肾动脉搏动有力，肾静脉塌陷，肾搏动消失，泌尿停止。

AAR 多发生在移植术后 2~5 天，是介于 HAR 和 AR 之间的一种排斥反应。病因与 HAR 类似，多由体内预存或新产生的抗体所致。临床表现主要为术后移植肾功能恢复过程中突然出现少尿或无尿，体温上升，血压升高，移植肾肿胀、疼痛，并出现明显的血尿，原已下降的肌酐水平又迅速升高。排斥反应程度剧烈，病程进展快，严重时可致移植肾破裂出血，移植肾功能常迅速丧失。

AR 是最常见的排斥反应类型，多发生于肾移植后前 3 个月内。主要鉴别诊断有 ATN 和输尿管梗阻。IL-2（interleukin-2）抑制剂（环孢素和普乐可复）可造成移植肾中毒，在诊断急性排斥之前应予以排除。肾移植后，有 25%~55% 的患者发生急性排斥，5%~12% 的患者发生 2 次或 2 次以上。急性排斥时，T 淋巴细胞是主要的参与细胞。在同种异体移植 T 淋巴细胞表面发现可被外来移植抗原（HLA）激活的受体。T 细胞其他表面抗原有 CD2、CD4、CD8 和 CD25 受体。T 细胞激活后，启动了排斥的级联反应。在这一级联反应的开始，由供体或受者的抗原递呈细胞产生 IL-1，受者的 CD4$^+$T 辅助淋巴细胞产生 IL-2。这时，MHC-Ⅱ型抗原激活的 CD4$^+$细胞克隆扩增。受外源性 MHC-I 型抗原的刺激，受者 CD8$^+$细胞在 IL-2 存在情况下，对移植物进行破坏。典型的 AR 患者在临床上为局部表现加上全身反应。局部表现为移植肾的肿胀、疼痛，或伴发血尿，全身反应为无特殊原因的尿量减少和体质量增加，突发的不可解释的血压升高、发热、乏力、关节疼痛等。虽然许多患者通过临床表现就可诊断为 AR，但诊断的"金标准"还是肾活检。在进一步激素治疗无效的急性排斥时，大部分患者需行肾活检。

CR 是移植肾远期功能衰竭的最主要原因。CR 是移植器官或组织功能逐渐而缓慢恶化的一种排斥反应，至少发生在移植术后 3 个月之后，持续 6 个月以上，并且有特征性组织学和影像学变化。做出 CR 诊断之前，需排除其他造成肾功能不全的原因，如急性排斥、感染或尿路梗阻性病变。与超急性排斥和急性排斥不同，慢性排斥的免疫机制还不很清楚。尸体肾移植 1 年后，每年有 5%~7% 的移植肾因此而丢失。结果显示，尸体供肾移植的 1 年肾存活率大于 80%，但 5 年肾存活率却降至 60%。影响 CR 发生的因素包括供肾来源、急性排斥发生的时间和次数、术后感染、缺血性肾损伤、免疫抑制不适当和不遵医嘱用药。目前对 CR 还没有有效的治疗方法，许多患者在后期仍不得不恢复透析治疗。有关 CR 的原因、发病机制和治疗是当今移植研究的前沿领域。

六、免疫抑制剂的种类和应用

如前所述，超急性排斥是通过抗体介导的，由于当前筛查技术（交叉配对）的应用，现已很少发生。对慢性排斥的研究正在增多，但仍未清楚阐明其发病机理。所以免疫抑制主要针对预防和逆转急性排斥反应。虽然很大部分患者在免疫抑制状态下，仍将发生 1 次以上的急性排斥，但一般情况下，这些急性排斥可以得到逆转。

免疫抑制剂主要应用于以下 3 个方面：①作为免疫抑制诱导剂，在移植后立即使用。②用于免疫抑制维持治疗，在血肌酐正常后开始使用。③治疗急性排斥。

硫唑嘌呤是一种嘌呤类似剂，于 1960 年早期发现其具有免疫抑制作用。硫唑嘌呤是过去大部分免疫抑制方案中的主要药物。硫唑嘌呤及其代谢产物可与 DNA 结合，抑制细胞有丝分裂和增殖。这种药物的主要不良反应是骨髓抑制，如白细胞减少。硫唑嘌呤可用于免疫抑制诱导和维持治疗，但对急性排斥无治疗作用。

皮质类固醇类药物自 1960 年早期即已被应用。这类药物有多种免疫抑制和抗炎症作用，包括抑制抗原递呈细胞产生 IL-1。因此，皮质类固醇类药物的作用是非特异性的，继发的不良反应也很常见，尤其是在长期大剂量使用的情况下。类固醇类药物用于免疫抑制的诱导和维持，以及急性排斥的治疗。

环孢素 A 大约在 1978 年进入临床应用。环孢素对实体器官移植领域具有革命性的影响，引入环孢素后，尸体供肾移植的 1 年肾存活率从 50%提高至将近 90%。

抗淋巴细胞/抗胸腺细胞球蛋白（ALG/ATG）是一类异种蛋白，通过人淋巴细胞免疫致敏的实验动物制备所得。抗淋巴细胞/抗胸腺细胞球蛋白可用于免疫诱导和逆转急性排斥。由于其存在严重的不良反应，ALG/ATG 不是治疗的主流药物。

OKT3 是针对 T 淋巴细胞受体复合物 CD3 的鼠源性单克隆抗体。属针对 T 淋巴细胞的特异性免疫抑制药物。

新的抗体免疫治疗：新的 DNA 技术的应用有助于解决如前所述的单克隆抗体（OKT3）和多克隆抗体（ALG/ATG）相关的临床问题。如发明了嵌合型（舒莱或人源化赛尼哌）的特异针对 T 细胞表面蛋白（CD3 受体）的单克隆抗体。由于异种表位的减少，异种抗体产生及由此所致的血清病的发生率也得以降低。这些新的单克隆抗体既减少了急性排斥反应的发生，又没有毒副作用，因此，目前已取代大部分多克隆抗体应用于序贯的免疫治疗中。

FK506（他克莫西、普乐可复）是最近才发现的免疫抑制药物。它与环孢素的特性及作用机制类似，也能抑制 $CD4^+T$ 细胞产生 IL-2。FK506 在肾移植的临床应用结果显示其与环孢素 A 有疗效相似。与环孢素一样，FK506 也用于免疫抑制维持治疗。作为环孢素的替代药物，FK506 可避免移植肾发生排斥。

西罗莫司是另一种阻断 IL-2 作用的免疫抑制剂。与 FK506 和环孢素不同，西罗莫司似乎没有肾毒性。西罗莫司与环孢素有协同作用，故两者可以联合应用。

霉酚酸酯（MMF）是一种抑制嘌呤合成的抗代谢药物。其作用不同于硫唑嘌呤，有更强的淋巴细胞特异性，因此，在当前的大部分免疫抑制方案中已取代硫唑嘌呤。霉酚酸酯在免疫抑制诱导和维持治疗中的疗效良好，使高达 50%的术后第 1 年急性排斥发生率得以降低。

当前的免疫抑制方案因各移植中心习惯和临床研究进展而有所不同。美国大多数医疗机构的免疫诱导方案采用联合使用泼尼松和一种抗代谢药，用或不用抗 CD3 或 CD25 抗体。该方案避免了环孢素或 FK506 在移植早期对移植肾的毒性作用。对于亲属活体供肾移植，一般在术中给予受者甲强龙 7 mg/kg。术后次日，开始口服环孢素［5 mg/（kg·2h）］或他克莫西［0.1 mg/（kg·12h）］，并分别使治疗浓度维持于 200~250 μg/L 和 10~15 μg/L；此外，还予以 MMF。进行尸体供肾移植时，对于可能发生 ATN、移植肾功能延迟恢复或高免疫风险者［再次移植者或群体反应性抗体（PRA）>15%］，术中给予 OKT3（5 mg）或术前给予赛尼哌（1 mg/kg）。使用这些药物直至患者血清肌酐正常（<2.5 mg/dl），一般需要 5~14 天。然后开始给予环孢素［5 mg/（kg·12h）］或他克莫西［0.1 mg/（kg·12h）］，当环孢素血清浓度合适后，停止抗体类药物。逐步调整患者的个体用药剂量，患者开始联合维持治疗后即可出院回家。这种方案称为序贯 IL-2 抑制四联方案。对于急性排斥患者，通常给予大剂量类固醇药物（7 mg/kg）3 天，如患者对类固醇药物无反应，则行移植肾活检，根据活检结果予以相应处理。对于中度至重度排斥者，一般使用 OKT3（5 mg）7~14 天。同时监测 CD3 细胞水平，如绝对数大于50 个/立方毫米，刚需加大用药剂量。

七、并发症的预防与处理

（一）手术相关性并发症

移植术后可发生各种手术相关性并发症，包括肾动脉或肾静脉闭塞、肾动脉狭窄、输尿管尿漏、输尿管闭塞和淋巴囊肿。

移植肾动脉突然闭塞少见（发生率<1%），但可造成术后尿突然减少或没有。如已排除 Foley 尿管堵塞，术后多尿期肾脏突然没有尿液排出，需紧急再手术探查。这时，正确的诊断和处理是挽救移植肾的唯一机会。

对远期移植肾动脉狭窄的认识较为深入，最近的回顾性研究显示这种并发症的发生率为 1.5%~8%。原因既与手术相关，也有免疫因素。患者可表现为难以控制的高血压、移植肾部杂音或肾功能逐步恶化。出现上述情况时，虽然排斥或环孢素中毒的可能更大，但需考虑动脉狭窄的可能。双相和彩色多普勒超声是非侵入性的有效检查方法，也能提供准确的报告，但确诊依赖于肾动脉造影。治疗包括手术矫正或经皮腔内血管成形。尽管有争议，一般认为经皮腔内血管成形更适于小的节段性或壁内动脉狭窄，以及进一步手术风险高的患者。

尿路并发症不多见，大部分报道其发生率是 2%~5%。特异性的手术相关性并发症包括吻合口漏、输尿管或吻合口狭窄、输尿管梗阻和输尿管膀胱破裂。临床表现为尿量减少或移植肾功能不全。大多数此类并发症可通过超声肾扫描得以诊断。淋巴囊肿也是一种术后并发症，认为是游离髂血管时淋巴管破坏所致。其发生率为 6%~18%。大部分无症状并在数月后自行消失。临床表现取决于盆腔受压程度，可有伤口肿胀、同侧下肢水肿和移植肾功能不全。超声检查可对此做出诊断。一项多变量分析研究显示，急性排斥可能是有症状淋巴囊肿形成的主要因素。治疗方法是经腹腔镜囊肿开口并引流入腹腔。经皮囊肿引流只用于诊断，而无治疗作用。

早期急性肾衰竭或 ATN 可见于 5%~40% 的尸体供肾移植。这种情况多由于冷缺血时间或吻合时间过长所致。年龄较大或不稳定供肾者更易发生这种并发症。超声扫描显示肾血流良好，肾小管功能差，并经双相超声排除其他尿路梗阻等原因后，ATN 可得以确诊。

ATN 可采用等待和支持治疗，有时需数周时间才可缓解。形态学上，移植肾 ATN 与原肾 ATN 不同，前者的间质渗透压和肾小管坏死细胞增加。ATN 与远期移植肾功能预后及更易发生急慢性排斥是否相关仍存在争议。ATN 期间的免疫抑制方法包括序贯应用 ALG/ATG 或抗 CD25 单克隆抗体，密切监测 IL-2 抑制剂（环孢素或他克莫西）浓度，移植肾活检以发现可能存在的排斥反应。

（二）非手术相关性并发症

非手术相关性并发症主要有感染和肿瘤。最近研究显示，移植术后感染是造成移植后患者死亡的第 2 位常见原因。围术期预防性应用抗生素有效降低了肾移植患者伤口感染的发生率（约占 1%）。术后常规使用甲氧苄啶-磺胺甲基异噁唑（TMP-SMX）可有效减少尿路感染和卡氏肺囊虫感染的发生率。如对磺胺药物过敏，吸入喷他脒替代亦有效。虽还没有抗生素/抗真菌药物膀胱灌注的随机研究，但许多移植中心常规采用此方法。

术后 2~6 个月，机会性感染最常见。由于免疫抑制剂抑制了机体的免疫反应，移植后患者最易发生病毒和细胞内病原体感染。这一时期，最常见的致病病毒是巨细胞病毒（CMV），可造成 35% 的患者出现有症状感染，以及 2% 的移植受者死亡。受体血清 CMV 抗体阴性而供者血清阳性时，发生有症状 CMV 感染的概率最高（50%~60%）。最初的临床表现是流感样症状，如发热、乏力、不适、肌痛和关节疼痛。如未治疗，可出现特异器官的感染，主要影响呼吸系统、泌尿系统和消化系统。早期常见的实验室检查表现有血清转氨酶升高和不典型的淋巴细胞增多，白细胞减少和血小板减少也常见。细胞培养是目前最常用的检测活动感染的方法。确定 CMV 感染后，治疗方法有减少免疫抑制药物用量、支持治疗（如补液、退热）和给予更昔洛韦等抗病毒药物。对于 CMV 感染的肾移植患者，更昔洛韦可减少病毒的扩散、缓解症状及抑制 CMV 病的进展。术后的前 6 个月，预防性口服阿昔洛韦可有效抑制病毒感染。使用 OKT3 患者预防性应用更昔洛韦能减少 CMV 感染。

免疫抑制的另一影响是增加肿瘤的发生率。环孢素应用于临床后，对恶性肿瘤的发生情况进行研究显示淋巴瘤和 Kaposi 肉瘤的发病率增加了。尸体供肾移植者发生移植后淋巴增殖性疾病（PTLD）的概率是 2.5%。环孢素使用者开始出现 PTLD 的平均时间是 15 个月，其中 32% 在同种异体移植后 4 个月内即发生。术后早期 Epstein-Barr 病毒感染可能是主要的危险因素。患者的移植肾可被累及，也可不被累及。采用免疫组化方法，如有单克隆或多克隆的 B 淋巴细胞增殖，则可确定病变。减少或停止免疫抑制治疗可能恢复机体免疫系统，而使 PTLD 得以控制。单克隆 PTLD 的预后更差，但如及早停止免疫抑制治疗，也有得以缓解的报道。

（王　欢）

第四节　连续性血液净化技术

随着血液净化技术不断革新，急性肾损伤（acute kidney injury, AKI）死亡率逐渐趋下降，但重症 AKI 死亡率仍居高不下，合并三个脏器功能衰竭者死亡率可高达 85% 以上。近些年单纯性 AKI 所占比例下降，而并发多脏器功能障碍综合征（multiple organ dysfunction syndrome, MODS）及老年患者等比例上升，传统的间歇性血液净化技术也有着不可避免的缺陷。为了解决这一问题，Kramer 等在 1977 年首次提出连续性动静脉血液滤过（continuous anerlo-venous hemofiltration, CAVH），并成功应用于临床，很大程度上克服了间歇性血液透析非生理性的缺点，其后该技术不断得以改进、扩展，衍生出多种连续性血液净化技术，如连续性静脉-静脉血液滤过（CVVH）、连续性静脉-静脉血液透析（CVVHD）、连续性静脉−静脉血液透析滤过（CVVHDF）、缓慢连续性超滤（SCUF）、连续性高容量血液滤过（HVHF）等，统称为连续性肾脏替代治疗（continuous renal replacement therapy，CRRT），其中以连续性静脉−静脉血液滤过（CVVH）应用最为广泛。近年来，由于CRRT和生物膜的不断发展和成熟，其临床应用范围远远超过了肾脏替代治疗领域，已扩展成为临床危重病症重要治疗手段之一，被认为是近20年来急救医学治疗中最重要的进展之一。

一、CRRT 适应证

CRRT的主要适应证为：①急性肾损伤或伴脑水肿者；②体液（容量）超负荷，如肾病综合征、难治性心衰、急性肺水肿及心脏体外循环手术等；③严重电解质紊乱，如高钾、高钠、低钠血症，严重酸中毒等；④各种中毒；⑤急性呼吸窘迫综合征（ARDS）；⑥全身性炎症反应综合征（SIRS）、全身脓毒反应综合征（Sepsis）、多器官功能衰竭（MODS）；⑦重症出血坏死性胰腺炎；⑧严重烧伤；⑨肝脏衰竭；⑩其他。

二、CRRT 技术要点

1. 血管通路　通常采用留置无隧道无涤纶套导管，如颈内静脉、股静脉双腔导管。

2. 抗凝方法　无出血倾向者，一般选用全身肝素或低分子量肝素抗凝法，对有出血倾向或有活动性出血者，应使用无肝素或局部枸橼酸盐抗凝法。

3. 置换液　置换液电解质浓度原则上与人体血清成分相近，可根据病情调节电解质及碱基浓度，常用碳酸氢盐置换液。置换液输入方式有前、后稀释法两种，通常采用前稀释法。置换液常规剂量为2 L/h，高容量剂量为4~6 L/h或>50 L/d。

4. 治疗时间　根据病情及临床治疗需要而定，可连续24小时、48小时、72小时，甚至96小时等。临床上也有采用改良的"日间CRRT"治疗模式，即每天白天连续治疗10~16小时。

三、CRRT 治疗进展

1. 连续性高容量血液滤过（HVHF）　是在常规血液滤过和CVVH治疗基础上衍生出的一种大剂量治疗模式，即每日完成超滤量为100~144 L。该治疗需选用高通透性、生物相容性好、吸附能力强的血液滤过器，面积一般为1.6~2.0 m²，血流量应达到250~300 mL/min。通常有两种治疗方式：一种将超滤率定为6 L/h，连续治疗24小时，超滤量达到144 L/d；另一种将日间超滤率定为6~9 L/h，连续治疗12小时，夜间超滤率定为2~3 L/h，累计超滤量达到100 L/d以上。与常规HF相比，HVHF能够最大程度地纠正水、电解质紊乱，清除部分炎症介质，维持机体内环境的平衡和免疫系统的稳定，减少细胞因子和炎症物质的产生，目前主要用于临床急危重症患者（如重症急性肾损伤、重症急性胰腺炎、SIRS、MODS）的救治。

2. 连续性肾脏替代疗联合体外膜肺氧合治疗　体外膜肺氧合（extracorporeal membrane oxygen ation，ECMO），简称膜肺，是一种较长时间的可全部或部分替代心肺功能的技术。而CRRT能治疗急性肾损伤，并可以纠正水、电解质及酸碱平衡失调。因此，对于患有呼吸衰竭合并急性肾损伤或（和）水、电解质及酸碱失衡的危重患者，近几年来国内外许多学者提出应用CRRT联合ECMO治疗，但由于缺乏前瞻性大型临床研究，目前尚无特定的CRRT与ECMO联合治疗模式。最近一项研究显示，50.8%的医疗机构采用传统模式（即单独建立CRRT管路，与ECMO无连接关系，也称为串联式），21.5%的医疗

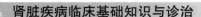

机构采用嵌入式（即 CRRT 嵌入 ECMO 管路中，也称为并联式），23% 的医疗机构两者不同时使用。CRRT 并联 ECMO 治疗，需自行建立血管通路，与 ECMO 体外循环不直接相连，缺点是要占用患者的中心静脉，增加手术创伤、出血和感染的概率。CRRT 嵌入 ECMO 治疗，又分为无主机 CRRT 嵌入 ECMO 治疗和有主机 CRRT 嵌入 ECMO 治疗。前者是无须 CRRT 治疗机器驱动血液，而是将血液滤过器动脉端连接在体外膜肺血泵后、氧合器前，静脉端连接在体外膜肺血泵前，可以借助体外膜肺血泵动力驱动血液在 CRRT 治疗血路中运行，血流量以流量控制阀加以控制，但置换液和滤出液可能与实际出入量存在误差。另外该模式由于血液产生较大的涡流，存在溶血和血栓的风险。有主机 CRRT 嵌入 ECMO 治疗，如果体外膜肺动力为滚压泵，将血滤器嵌入体外膜肺血路的血泵前（如果体外膜肺动力为离心泵，必须将血滤器嵌入体外膜肺血路的血泵后、氧合器前），CRRT 主机设备控制 CRRT 治疗参数。这种模式由于体外膜肺血流压力较大，可以导致 CRRT 治疗循环动脉端不同于常规血管通路，进入血滤器的压力较高，必须要求 CRRT 机的原设计可以解除默认值、调到压力为零或正压仍不报警，可以正常工作。另外这种治疗模式也可以产生 20 g/h 左右的出入平衡误差。随着中国经济和医疗状况的改善，CRRT 联合 ECMO 的治疗目前在临床应用不断推广，对提高危重患者的救治水平将起到积极的作用。

（王　欢）

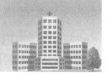

第七章 常见肾脏疾病

第一节 急性肾小球肾炎

一、急性链球菌感染后肾小球肾炎

（一）概述

急性链球菌感染后肾小球肾炎（PSGN），简称急性肾小球肾炎，是由于链球菌感染后诱发的急性肾炎综合征（血尿、蛋白尿、水肿和高血压），可伴一过性肾功能损害。其他病原微生物如细菌、病毒及寄生虫等亦可致病，但临床表现一般不如链球菌感染所致的急性肾小球肾炎典型。

（二）病因和发病机制

发病机制：①免疫复合物沉积于肾脏。②抗原原位种植于肾脏。③肾脏正常抗原改变，诱导自身免疫反应。

以往研究发现 A 组链球菌表面的 M 蛋白是致 PSGN 的抗原，它与肾小球成分存在交叉抗原。抗肾小球皮质抗体可以与 M 蛋白中的 6 型和 12 型起交叉反应，而抗 1 型 M 蛋白氨基端的抗体可以与肾小球系膜细胞的骨架蛋白起交叉反应。但研究显示，M 蛋白并不是致 PSGN 抗原。目前已经从 PSGN 患者肾组织沉积物中提纯两个抗原，一个是从 A 型和 C 型链球菌中分离的肾炎相关血纤溶酶受体（NAPlr），它是甘油醛-3-磷酸脱氢酶，具有结合纤溶酶的能力，是致日本人群 PSGN 的主要抗原，92% 的 PSGN 恢复期患者和 60% 的链球菌感染患者血清 NAPlr 抗体呈阳性。另一个肾炎抗原是从 A 型链球菌提取的 pK>8.0 的阳离子链球菌抗原，即阳离子蛋白酶链球菌致热性外毒素 B 和它的具免疫原性酶原，它是导致欧洲、美国和拉丁美洲人群 PSGN 的主要致病原。电镜证实肾小球上皮侧驼峰中 SPEB、补体和 IgG 共同沉积。但在欧美患者肾组织中只发现 SPEB 而无 NAPlr，血清中也只发现 SPEB 抗体，可能在不同的种族中，由不同的链球菌抗原导致 PSGN。

持续的链球菌感染产生抗原血症，形成循环免疫复合物，沉积于上皮侧和系膜，触发炎症反应。SPEB 可沉积在上皮侧，形成原位复合物，NAPlr 和 SPEB 两者均可促进循环免疫复合物的形成，沉积于内皮侧，激活补体，产生低补体血症，诱导肾小球炎症。SPEB 是一种超抗原，可以不依赖抗原递呈细胞激发 T 细胞激活和增殖，产生细胞介导的免疫反应。此外，NAPlr 和 SPEB 可激活血纤溶酶，导致肾小球基底膜和系膜基质被金属蛋白酶和胶原酶降解和破坏。它们也可能通过凝集素途径激活先天性免疫反应。甘露醇结合凝集素激活链球菌细胞壁多糖，激活补体途径，这是激活获得性免疫前的第一道防御屏障。

（三）病理

PSGN 的病理改变与病程密切相关。急性期（起病后 1~2 周内）肾脏体积常较正常增大，病理改变为弥漫性毛细血管内增生性肾小球肾炎。肾小球内皮细胞和系膜细胞增生，较多炎细胞浸润，早期主要为中性粒细胞，后出现单核细胞，嗜酸性粒细胞、淋巴细胞偶见。部分毛细血管袢可见轻度增厚，Masson 染色高倍镜下有时可见上皮侧小结节状嗜复红物沉积。鲍曼囊腔中有时可见红细胞及中性粒细胞浸润。若 4 周以后，在疾病的恢复期，光镜下可仅表现为系膜增生，而肾小球肿胀、炎细胞浸润和上皮侧嗜复红物沉积均可消失，毛细血管袢也恢复正常厚度。肾小管间质病变一般较轻，当蛋白尿较多时，有时可见近端小管上皮细胞胞质内的蛋白吸收颗粒，间质可有轻度水肿或散在炎细胞浸润。免疫荧光显示 C3 沿毛细血管壁呈弥漫粗颗粒样沉积，半数患者可见 IgM 沉积，一般无 IgA 和 C1q 沉积。荧光沉积呈三种形态：满天星状、花环状和系膜区散在沉积，这与疾病的发生时间和临床表现有一定相关。满天星状一般在疾病发生 2 周内出现，IgG 和 C3 沿肾小球毛细血管袢和系膜区弥漫细颗粒状沉积；花环状指 IgG 和 C3 在内皮下沉积、融合，形如花环，多出现于有大量蛋白尿时；疾病发生 4 周后，病情好转，仅残留 C3 在系膜区散在沉积，有时也伴有很弱的 IgG 在系膜区散在沉积。电镜检查最特征性的表现是上皮细胞下"驼峰状"电子致密物沉积。PSGN 病理改变呈自限性，一般 6 周以后趋于恢复正常。若起病 1 个月后仍有较强 IgG 沉积，则可致病变迁延不愈。

（四）临床表现

本病主要发生于儿童，高峰年龄为 2~6 岁，2 岁以下或 40 岁以上的患者仅占 15%。发作前常有前驱感染，潜伏期为 7~21 天，一般为 10 天左右。皮肤感染引起者的潜伏期较呼吸道感染稍长。典型的急性 PSGN 临床表现为急性肾炎综合征，突发的血尿、蛋白尿、高血压，部分患者表现为一过性肾功能减退。患者的病情轻重不一，轻者可无明显临床症状，仅表现为镜下血尿及血 C3 的规律性变化，重者表现为少尿型急性肾损伤。

1. 尿液改变　患者均有肾小球源性血尿，可表现为不同程度的镜下血尿甚至肉眼血尿，尿液中可出现红细胞管型。血尿常伴有轻、中度的蛋白尿，少数患者出现肾病综合征水平的蛋白尿。水肿时尿量减少，尿比重稍增高，重症患者可出现少尿和无尿。尿量减少持续 1~2 周后逐渐增加，恢复期每天尿量可达 2 000 mL 以上。若尿少持续存在，则提示可能形成新月体肾炎。

2. 水肿　90% 的 PSGN 患者可发生水肿，是多数患者就诊的首发症状。水肿的原因是肾小球滤过减少产生原发性水钠潴留。典型表现为晨起时颜面水肿或伴双下肢凹陷性水肿，严重患者可出现腹水和全身水肿。利尿后，急性 PSGN 的水肿和高血压均好转，通常 1~2 周内消失。

3. 肾功能减退　部分患者在起病的早期由于肾小球滤过率降低，尿量减少而出现一过性肾功能减退，多数患者予以利尿消肿数日后恢复正常，仅极少数患者发展至严重的急性肾损伤。在肾活检确诊的 PSGN 患者中，约 5% 表现为急进性肾小球肾炎、新月体肾炎，但在发展中国家，新月体肾炎的发生率较高。

4. 高血压　75% 以上患者会出现轻至中度高血压。主要因为是水、钠潴留，经利尿治疗后可很快恢复正常，约半数患者需要降压治疗。

此外，儿童或老年人由于耐受力低或存在基础疾病，当肾小球滤过率降低、水钠潴留、容量增加时容易并发充血性心力衰竭、颈静脉怒张、出现 S3 奔马律、呼吸困难、肺水肿等危重情况，需要高度重视，及时对症处理。

（五）辅助检查

1. 尿液检查

（1）血尿：几乎所有患者都有镜下血尿或肉眼血尿。尿中红细胞多为畸形红细胞。肉眼血尿持续时间不长，大多数天后转为镜下血尿，此后可持续很久，但一般在 6 个月至 1 年内完全恢复。

（2）蛋白尿：患者常有蛋白尿，半数患者蛋白尿少于 500 mg/d。约 20% 的患者可出现肾病综合征范围的蛋白尿，成人多见。一般于病后 2~3 周尿蛋白转为少量或微量，2~3 个月多消失，成人患者消失较慢。若蛋白尿持续异常提示患者为慢性增生性肾炎。

（3）尿沉渣：早期除有多量红细胞外，白细胞也常增加，小管上皮细胞及各种管型也很常见。管型中以透明管型及颗粒管型最多见，红细胞管型的出现提示病情的活动性。

（4）尿中纤维蛋白降解产物（FDP）和 C3 含量常增高，尤其在利尿期。

2. 血常规、肾功能检查

（1）血常规检查：可有轻度贫血，常与水钠潴留、血液稀释有关。白细胞计数可正常或升高，血沉在急性期常加快。急性期出、凝血功能可出现异常，血小板减少。血纤维蛋白、血纤溶酶、Ⅷ因子降低，循环中见高分子的血纤维蛋白复合物，往往提示疾病活动且预后不良。

（2）肾功能、电解质检查：在 PSGN 的急性期，肾小球滤过率（GFR）下降，多见于老年患者。由于肾小球滤过率下降，血容量增加，部分患者出现低肾素、低血管紧张素血症，从而产生轻至中度的高钾血症。利尿治疗后高钾血症可纠正。肾小管重吸收功能、浓缩稀释功能一般不受影响，但尿中钠、钙排泄下降。

3. 链球菌感染的细菌学及感染相关血清学检查

（1）咽拭子和细菌培养：急性 PSGN 自咽部或皮肤感染灶培养细菌，其结果可提示 A 组链球菌的感染。但试验的敏感性与特异性同试验方法有关，一般阳性率仅 20%~30%。相比血清学检查结果，受影响的因素较多。

（2）抗链球菌溶血素"O"抗体（ASO）：在咽部感染的患者中，90% 患者 ASO 滴度可>200 U。在诊断价值上，ASO 滴度的逐渐上升比单纯的滴度高水平更有意义。在上呼吸道感染的患者中 2/3 会有 ASO 滴度上升。ASO 滴度上升两倍以上，高度提示近期曾有过链球菌感染。因皮肤天疱疮感染产生 PSGN 的患者，抗核糖核酸酶和抗脱氧核苷酸酶 B 检测有助于诊断。

4. 免疫学检查

动态观察 C3 的变化对诊断 PSGN 非常重要。疾病早期，补体下降，8 周内逐渐恢复到正常水平，是 PSGN 的重要特征。血浆中可溶性补体终末产物 C5b-9 在急性期上升，随疾病恢复逐渐恢复正常。若患者有大于 3 个月以上的低补体血症常提示其他疾病的存在，如膜增生性肾小球肾炎、狼疮性肾炎、潜在感染或先天性低补体血症等。

（六）诊断和鉴别诊断

链球菌感染后 1~3 周出现血尿、蛋白尿、水肿和高血压等典型临床表现，伴血清 C3 的动态变化，8 周内病情逐渐减轻至完全缓解者，即可做出临床诊断。若起病后 2~3 个月病情无明显好转，仍有高血压或持续性低补体血症，或肾小球滤过率进行性下降，应行肾活检以明确诊断。

急性肾小球肾炎应与以下疾病鉴别：

1. 系膜增生性肾小球肾炎

可呈急性肾炎综合征表现，潜伏期较短，多于前驱感染后同时或 5~6 天内出现血尿等急性肾炎综合征症状。患者无血清 ASO 滴度进行性升高，无补体 C3 下降，病情反复迁延。患者的血尿发作常与上呼吸道感染有关。

2. 其他病原微生物感染后所致的急性肾炎　其他细菌、病毒及寄生虫等感染所引起的肾小球肾炎常于感染的极期或感染后 3~5 天出现急性肾炎综合征表现。病毒感染所引起的肾炎临床症状较轻，血清补体多正常，水肿和高血压少见，肾功能正常，呈自限性发展过程。

3. 膜增生性肾小球肾炎（MPGN）　又称系膜毛细血管性肾小球肾炎。临床表现类似急性肾炎综合征，但蛋白尿明显，血清补体水平持续低下，8 周内不恢复，病变持续发展，无自愈倾向。鉴别诊断困难者需做肾活检。

4. C3 肾病　由于补体替代途径异常所致的肾小球肾炎。临床可表现为蛋白尿、血尿、高血压，约半数患者可出现肾功能减退。患者持续低补体 C3 血症。肾活检是确诊和鉴别诊断的依据。

5. 急进性肾小球肾炎　临床表现及发病过程与急性肾炎相似，但临床症状常较重，早期出现少尿或无尿，肾功能持续进行性下降。确诊有困难时，应尽快做肾活检明确诊断。

6. 全身性疾病肾脏损害　系统性红斑狼疮、系统性血管炎、原发性冷球蛋白血症等均可引起肾损害，亦可合并低补体血症，临床表现类似急性肾炎综合征，可根据其他系统受累的典型临床表现和实验室检查来鉴别。

（七）治疗

PSGN 是一自限性疾病，以对症支持治疗为主，同时防治各种并发症、保护肾功能，以利于其自然病程的恢复。

1. 一般治疗　急性期应休息 2~3 周，直至肉眼血尿消失、水肿消退及血压恢复正常。水肿明显及血压高者应限制饮食中水和钠的摄入。肾功能正常者无需限制饮食中蛋白的摄入量，氮质血症时应适当减少蛋白的摄入。

2. 感染灶的治疗　活动性上呼吸道或皮肤感染者，应选用无肾毒性的抗生素治疗 10~14 天，如青霉素、头孢菌素等，青霉素过敏者可用大环内酯类抗生素。在链球菌感染流行区域或疑似链球菌感染咽炎或脓疱疮患者可预防性应用抗生素。而由于 PSGN 是免疫介导的疾病，抗生素的应用对于 PSGN 治疗作用不大。与尿异常相关反复发作的慢性扁桃体炎，可在病情稳定 [尿蛋白少于（+），尿沉渣红细胞少于 10 个/HP] 后行扁桃体摘除术，手术前、后使用抗生素 2 周。

3. 对症治疗　限制水、钠摄入，水肿仍明显者，应适当使用利尿剂。经上述处理血压仍控制不佳者，应给予降压药，防止心、脑并发症的发生。高钾血症患者应用离子交换树脂或透析，此时一些保钾制剂如螺内酯、阿米洛利、氨苯蝶啶等不能应用。

4. 糖皮质激素治疗及透析治疗　若肾活检提示有较多新月体形成，病程呈急进性进展，则治疗同新月体肾炎类似，可用大剂量甲泼尼龙冲击治疗。对于有容量过多、心力衰竭、肺淤血，经利尿疗效不佳的患者或发生急性肾衰竭有透析指征者应及时行透析治疗。成人患者可行血透或连续性静脉血滤，儿童患者可行腹透治疗。由于本病呈自愈倾向，透析治疗帮助患者渡过危险期后，肾功能即可恢复，一般不需维持性透析治疗。

5. 持续蛋白尿的治疗　对于成人 PSGN 患者，若起病后 6 个月仍有蛋白尿，甚至尿蛋白>1.0 g/24 h，则需应用血管紧张素转换酶抑制剂（ACE-I）或血管紧张素受体拮抗剂。

（八）预后

本病急性期预后良好，尤其是儿童。绝大多数患者于 2~4 周内水肿消退、肉眼血尿消失、血压恢复正常。少数患者的少量镜下血尿和微量白蛋白尿可迁延6~12个月才消失。血清补体水平4~8周内恢复正常。

PSGN的长期预后，尤其是成年患者的预后报道不一。但多数患者的预后良好，仅有少部分患者遗留尿异常和（或）高血压。若蛋白尿持续，往往提示患者病情迁延至慢性增生性肾小球肾炎。影响预后的因素主要有：①年龄，成人较儿童差，尤其是老年人；②散发者较流行者差；③持续大量蛋白尿、肾病综合征、高血压和（或）肾功能损害者预后较差；④肾组织增生病变重，有广泛新月体形成者预后差；⑤低出生体重、有基础疾病或存在危险因素的患者。虽然PSGN总体预后良好，但仍有17%的PSGN患者经5~18年随访，持续存在少量蛋白尿或高血压，因此PSGN患者即使痊愈后也需要定期随访观察。

二、非链球菌感染后肾小球肾炎

非链球菌感染后肾小球肾炎的病因以细菌引起者较常见，包括菌血症状态，肺炎链球菌、金黄色葡萄球菌、表皮葡萄球菌、肺炎杆菌、脑膜炎球菌、伤寒杆菌等均有报道。若感染时间短，或疾病有自愈倾向，则临床表现为急性肾炎；若长期不愈，则按患者免疫状态可转变为急进性肾炎或膜增生性肾炎。其他感染如梅毒、钩端螺旋体病、组织胞浆菌病、弓形体病以及恶性疟疾中也有发生；病毒感染后如传染性单核细胞增多症、流感病毒、艾可病毒、麻疹病毒、乙型肝炎病毒、丙肝病毒、巨细胞病毒等均可发生肾炎。

（一）其他细菌感染后肾小球肾炎

骨髓炎、腹内、盆腔浆膜腔和肠道脓肿与肾小球肾炎相关。常在感染出现数月后才被确诊和治疗。肾脏病变从轻的尿检异常至快速进展性肾炎均可出现，最常见肾病综合征。补体通常正常，常见多克隆丙种球蛋白病，这可能与许多微生物具有超抗原相关。肾组织学病变包括膜增生性肾小球肾炎（MPGN）、弥漫增生性肾小球肾炎或系膜增生性肾炎，可以出现新月体。治疗方式是根治感染。只有早期治疗，肾功能才能完全恢复。

先天性和继发性（或早期潜伏）梅毒可能与肾小球肾炎相关。先天性梅毒患儿出生4~12周出现全身水肿。8%的患者出现肾病综合征，为最主要的临床表现。0.3%获得性梅毒患者累及肾。成人可表现为肾病综合征或偶见急性肾炎。膜性肾病是最常见的病理类型，也可见其他类型，如弥漫增生性肾小球肾炎和系膜增生性肾小球肾炎。治疗梅毒也可治疗梅毒相关的肾小球疾病，4~18周后肾脏病变有可能完全缓解。

急性伤寒热（沙门菌感染）重症患者可出现弥散性血管内凝血或溶血尿毒综合征、休克或急性肾损伤。2%的患者出现有临床症状的肾小球肾炎，25%的患者出现无症状镜下血尿或轻的蛋白尿。尿道中沙门菌和血吸虫共同感染可产生特殊类型的肾小球肾炎。

麻风（分枝杆菌）感染可能与肾小球肾炎、间质性肾炎、淀粉样变相关。只有约2%的感染者具有肾小球肾炎的临床表现，但肾活检病理检查中13%~70%患者有肾小球肾炎。临床表现多为肾病综合征，少见的为急性肾炎综合征，快速进展性肾小球肾炎更为罕见。最常见的病理类型是MPGN和弥漫增生性肾小球肾炎。免疫荧光示IgG、C3、IgM、IgA和纤维素沉积。不同麻风相关肾小球疾病患者对麻风治疗反应不一。红斑结节麻风伴急性肾损伤可用短程泼尼松（40~50 mg/d）治疗。

急性葡萄球菌感染性肺炎可出现镜下血尿和蛋白尿，为免疫复合物介导的肾损伤，病理表现为系膜增生性或弥漫增生性肾炎，免疫荧光和电镜表现类似于链球菌感染后肾炎。已在免疫沉积中发现肺炎球菌抗原，细菌囊壁抗原可以激活补体替代途径。

胃肠炎症可能与系膜增生或弥漫增生性肾炎相关。其他细菌如大肠埃希菌、脑膜炎球菌和支原体都有报道诱发肾炎。

（二）病毒感染后肾小球肾炎

肾小球肾炎可由一些病毒感染所致，最常见的为乙型肝炎、丙型肝炎病毒和人免疫缺陷病毒（HIV）。少见的肾小球肾炎也可因黄热病、腮腺炎、疟疾、疱疹或水痘感染所致。发病机制包括外源性免疫复合物沉积于肾脏或在肾脏形成原位免疫复合物；病毒损伤后导致机体针对内源性抗原产生自身抗体；病毒诱导前炎症因子、化学趋化因子、黏附分子、生长因子释放以及病毒蛋白产生的直接的细胞损伤作用。

1. 甲型肝炎病毒相关性肾病　严重甲型肝炎病毒感染相关肾衰竭可能是由于诱发间质性肾炎或者急性肾小管坏死所致。极少数也可表现为免疫复合物相关的弥漫增生性肾炎伴免疫球蛋白和补体 C3 沉积，临床表现为肾炎或肾病综合征。肝炎病情改善时，肾炎通常也可以缓解。

2. 乙型肝炎病毒相关性肾病　急性乙型肝炎病毒感染可能与短期的血清病样综合征相关：荨麻疹或斑丘疹、神经病变、关节痛或关节炎、镜下血尿和非肾病综合征范围蛋白尿。肾活检病理检查示系膜增生性肾炎。当肝炎缓解时，肾脏病临床表现可自行恢复。乙型肝炎病毒携带者最常见的乙肝相关性肾炎是膜性肾病、膜性增生性肾小球肾炎、结节性多动脉炎和 IgA 肾病。

3. 丙型肝炎病毒相关性肾炎　丙型肝炎相关肾脏疾病通常为膜增生性肾炎，表现为蛋白尿（轻度或大量）、镜下血尿及轻度至中度肾功能不全。丙型肝炎病毒感染可能导致严重的肾小管间质损伤，偶见严重的血管炎，包括急进性肾炎，见于长期丙型肝炎病毒感染（>10 年）的成年女性患者。丙型肝炎病毒感染还可导致膜性肾病、纤维丝状肾炎、局灶性肾小球硬化、血栓性微血管病与抗心磷脂抗体综合征（尤其是肾移植后）。

4. HIV 相关性肾脏疾病　HIV 感染与一些肾脏综合征，包括免疫复合物肾小球肾炎、血栓性微血管病、血管炎、急性肾损伤和电解质紊乱相关。此外，HIV 相关性肾病可以与其他感染所致肾病共存，如梅毒相关性膜性肾病、HCV（MPGN 伴冷球蛋白血症），也可合并糖尿病。此外，多种治疗 HIV 感染的药物也可导致肾功能减退。

5. 其他病毒感染相关的肾小球疾病　健康人重症巨细胞病毒（CMV）感染罕见。CMV 感染与 IgA 肾病和移植肾肾病可能并无因果关系。CMV 感染可累及移植肾，其特点是肾小管细胞和间质巨噬细胞中有"枭眼样"包涵体，可能导致肾小管功能障碍，但无证据表明它可导致肾小球损伤。但当巨细胞病毒合并 HIV 感染时，可出现塌陷性肾小球病及终末期肾脏病。

细小病毒 B19 感染可导致镰状细胞病患者出现再生障碍危象，极少数危象患者 3 天至 7 周后发生肾病综合征。急性期肾组织病理改变为弥漫增生性肾小球肾炎或 MPGN，后期为塌陷性局灶性节段性肾小球硬化症，类似于海洛因肾病和 HIV 相关性肾病。少数无镰状细胞病患者发生细小病毒 B19 感染相关肾小球肾炎。临床体征包括短暂出现皮疹、关节痛或关节炎和贫血。

其他病毒，特别是导致上呼吸道感染的病毒可诱发短暂的蛋白尿，肾组织学改变为系膜增生。这表明，发热性疾病引起的轻度蛋白尿并不总是通过改变肾小球内跨膜压，即通过血流动力学改变引起肾小球滤过率改变所致，而可能是由轻的肾小球肾炎所致。例如超过 25% 的流行性腮腺炎患者可以出现短期的镜下血尿和非肾病蛋白尿，肾功能正常。肾活检提示系膜增生性肾小球肾炎，出现 IgM、IgA、C3 沉积，在系膜区发现腮腺炎抗原。麻疹感染偶见与之相关的毛细血管内增生性肾炎。极少数水痘感染患者可出现相关的肾病综合征，肾组织病理改变类似于腮腺炎感染时病变，在肾小球毛细血管壁和系膜区可发现水痘病毒。腺病毒及甲型和乙型流感病毒感染也可致短暂的镜下血尿、蛋白尿，3% 的患者出现补体下降。肾组织病理为 MPGN 伴免疫沉积，主要是 C3 及少量的 IgM 和 IgG 沉积。上呼吸道柯萨奇病毒 B-5 和 A-4 株感染有时与镜下血尿、轻度蛋白尿和弥漫增生性肾炎相关。严重登革出血热患者，可出现急性肾损伤，在一些非重症患者中，可出现急性毛细血管内增生性肾炎伴系膜增生，临床表现为镜下血尿和蛋白尿。在系膜区和毛细血管中袢有粗颗粒 IgG、IgM 和 C3 沉积，在毛细血管中袢沉积强度较系膜区弱。10%~15% 的急性 EB 病毒感染患者可出现镜下血尿和蛋白尿。急性间质性肾炎最为常见，但也可为肾小球弥漫增生和 MPGN。EB 病毒不仅在浸润的巨噬细胞中复制，还可在近端小管细胞内复制。EB 病毒感染可能是导致慢性间质性肾炎的主要原因。

（三）寄生虫感染

1. 疟疾相关的肾脏疾病　疟疾是由感染疟原虫的按蚊叮咬所致，疟疾性急性肾损伤、肾衰竭的死亡率为 15%~45%。恶性疟原虫感染常见急性肾炎和肾病综合征，肾组织病理多表现为系膜增生、IgM 和 C3 细颗粒状沉积、电镜下系膜区电子致密物沉积。患者临床表现为镜下血尿、轻度蛋白尿和低补体血症（低 C3 和 C4 水平）伴循环免疫复合物。三日疟感染可导致慢性肾小球肾炎，临床表现除每 4 天发疟疾症状外无特殊。儿童（高峰年龄 6~8 岁）和年轻患者可有肾病综合征。血清补体正常，肾脏病理表现为 IgG、IgM 和 C3 粗颗粒状沉积，电镜见内皮下电子致密物，膜内空泡（免疫复合物吸收所致）形成，罕见新月体形成。三日疟即使治疗成功，患者仍将在 3~5 年后进展至慢性肾功能不全。使用激素的免疫抑制剂治疗不能改变三日疟肾脏损伤的病程。

2. 丝虫感染相关性肾脏疾病　盘尾丝虫、罗阿丝虫、班氏吴策线虫、马来丝虫黑热病、旋毛虫病等均可诱发肾脏病。

（朱伯成）

第二节　肾病综合征

肾病综合征（NS）是肾小球疾病中最常见的一组临床综合征，表现为大量蛋白尿（>3.5 g/d）和低白蛋白血症，常有水肿及高脂血症。NS 不是一个独立的疾病，约 75% 是由原发性肾小球疾病引起，如微小病变肾病、膜性肾病、局灶节段性肾小球硬化、IgA 肾病，约 25% 为继发性肾小球疾病引起，如糖尿病肾病、狼疮性肾炎、肾淀粉样变等继发性肾小球疾病。本节仅讨论原发性 NS。

一、临床表现和发病机制

（一）大量蛋白尿

大量蛋白尿是 NS 最主要的诊断依据。大量蛋白尿是指每日从尿液中丢失蛋白质多达 3.0~3.5 g，儿童为 50 mg/kg；大量蛋白尿的产生是由于肾小球滤过膜通透性异常，即机械屏障和电荷屏障损伤。机械屏障损伤，肾小球基底膜大量漏出大分子蛋白和中分子量白蛋白，电荷屏障损伤，基底膜涎酸成分明显减少，阴电荷减少，带阴电荷的白蛋白滤过基膜增多，出现蛋白尿。此外，肾小球血流动力学改变也能影响肾小球滤过膜的通透性。临床监测 NS 患者 24 小时尿液蛋白定量，了解蛋白尿成分，有助于判断肾脏病变的部位和程度。如尿液中出现大量 IgG 成分，说明大分子量蛋白从尿液中丢失，提示肾小球滤过膜屏障结构破坏严重，若尿液中蛋白几乎均为中分子量的白蛋白或转铁蛋白，一般提示病变在肾小球或肾小管间质。

（二）低白蛋白血症

低白蛋白血症指血清白蛋白水平在 30 g/L 以下，见于绝大部分 NS 患者。主要原因是尿中丢失白蛋白，同时受血浆白蛋白合成与分解代谢平衡的影响。NS 时：①肝脏代偿性合成白蛋白量增加。如果饮食中能给予足够的蛋白质，正常人肝脏每日可合成白蛋白达 20 g 以上。体质健壮和摄入高蛋白饮食的 NS 患者可不出现低蛋白血症。血浆胶体渗透压在调节肝脏合成白蛋白方面可能有重要的作用。②肾小管分解白蛋白能力增加。正常人肝脏合成的白蛋白 10% 在肾小管内代谢。在 NS 时，由于近端小管摄取和分解滤过蛋白明显增加，肾内代谢可增加至 16%～30%。③胃肠道水肿，吸收能力下降。NS 患者常呈负氮平衡状态。年龄、病程、慢性肝病、营养不良均可影响血浆白蛋白水平。低白蛋白血症是 NS 的核心症状，长期低白蛋白血症会致营养不良。

由于低白蛋白血症，药物与白蛋白的结合会有所减少，血中游离的药物水平升高，此时，即使常规剂量也可产生毒性或不良反应。低蛋白血症时，花生四烯酸和血浆蛋白结合减少，促使血小板聚集和血栓素（TXAz）增加，可加重蛋白尿和肾损害。

（三）水肿

NS 时水肿的形成机制理论分为两种：①容量不足理论，由于血浆白蛋白下降导致血管内渗透压下降，体液渗出至组织间隙，引起血管内容量下降，激活肾素-血管紧张素系统、交感神经和血管加压素系统，共同作用导致肾小管重吸收增加，水钠潴留，形成水肿。②容量增多理论，多数肾脏疾病致水肿是由于排钠减少，钠潴留，血浆容量增加，血管内体液增多，渗漏至组织间隙，导致水肿，与低血容量激活肾素-血管紧张素-醛固酮系统无关。目前提出分子理论，即集合管主细胞上的上皮钠通道过于活跃致钠重吸收增加。此外，心房利钠肽（ANP）和脑利钠肽（BNP）也参与了 NS 时水肿的形成，在 NS 时两者水平升高，但它们的利尿和排钠作用钝化，导致水钠潴留和水肿形成。

（四）高脂血症

高脂血症是 NS 的主要特点之一，是由于脂质产生增多而代谢减少所致。胆固醇、甘油三酯、低密度脂蛋白（LDL-C）、极低密度脂蛋白（VLDL-C）、中间密度脂蛋白、脂蛋白 a［LP（a）］升高，高密度脂蛋白（HDL-C）降低或无改变。LDL-C/HDL-C 升高，患者的心血管风险升高。NS 时，肝脏中合成胆固醇的限速酶 3-羟基-3-甲基戊二酰辅酶 A（HMG-CoA）还原酶升高而降解胆固醇的限速酶 7α 羟化酶降低，肝脏过度合成胆固醇和脂蛋白 B。此外，LDL 受体不足，限制了肝脏对胆固醇的摄取和代谢。低 HDL 可能是由于尿中丢失重要的卵磷脂酶胆固醇脂肪酰转移酶（LCAT）。HDL 降低，减少了 HDL 介导的肝外胆固醇的摄取。NS 时高甘油三酯血症也是由于多种原因所致，包括脂蛋白脂酶、VLDL 受体下调和甘油三酯脂肪酶损伤。由于脂质合成增多，LP（a）显著升高，这是导致动脉粥样硬化的独立危险因素。LP（a）以二硫键与载脂蛋白 a 结合，而载脂蛋白 a 与血纤溶酶原具有高度的相同性，它可以干扰血纤溶酶原介导的纤维蛋白溶解过程，因此 LP（a）升高，血栓形成增加。高脂血症也进一步加重肾脏损伤。

（五）血中其他蛋白浓度改变

NS 时多种血浆蛋白浓度可发生变化。如血清蛋白电泳中 α_2 和 β 球蛋白升高，α_1 球蛋白正常或降低，IgG 水平可显著下降，IgA、IgM 和 IgE 水平多正常或升高，但免疫球蛋白的变化同原发病有关。补体激活旁路 B 因子的缺乏可损害机体对细菌的调理作用，为 NS 患者易感染的原因之一。纤维蛋白原与凝血因子 V、Ⅶ、Ⅹ 可升高；血小板也可轻度升高；抗凝血酶Ⅲ可从尿中丢失而导致严重减少；C 蛋白和 S 蛋白浓度正常或升高，但其活性降低；血小板凝集力增加和 β 血栓球蛋白的升高，可能是潜在的自发性血栓形成的一个征象。

二、并发症

（一）感染

感染是最常见且严重的并发症，是 NS 患者的主要死因之一。NS 患者对感染的抵抗力下降最主要的原因是：①免疫抑制剂的长期使用引起机体免疫损害。②尿中丢失大量 IgG。③B 因子（补体的替代途径成分）的缺乏导致对细菌免疫调理作用缺陷。④营养不良时，机体非特异性免疫应答能力减弱，造成机体免疫功能受损。⑤转铁蛋白和锌大量从尿中丢失。⑥局部因素，如胸腔积液、腹水、皮肤高度水肿引起的皮肤破裂和严重水肿使局部体液因子稀释、防御功能减弱。高龄、全身营养状态较差、长期使用激素及（或）免疫抑制剂、严重低蛋白血症是发生严重感染的高危因素。临床上常见的感染有原发性腹膜炎、蜂窝织炎、呼吸道感染和泌尿道感染等。一旦感染诊断成立，应立即予以相应治疗，并根据感染严重程度减量或停用激素和免疫抑制剂。

（二）静脉血栓形成

NS 存在高凝状态，主要是由于血中凝血因子的改变。包括Ⅸ、Ⅺ因子下降，Ⅴ、Ⅷ、Ⅹ因子以及纤维蛋白原、β 血栓球蛋白、血小板水平增加；血小板的黏附和凝集力增强；抗凝血酶Ⅲ和抗纤溶酶活力降低。因此，促凝集和促凝血因子的增高，抗凝集和抗凝血因子的下降及纤维蛋白溶解机制的损害，是 NS 产生高凝状态的原因和静脉血栓形成的基础。激素和利尿剂的应用是静脉血栓形成的加重因素，激素通过凝血蛋白发挥作用，利尿剂则使血液浓缩、血液黏滞度增加，高脂血症亦是引起血浆黏滞度增加的因素。

NS 时，当血浆白蛋白<20 g/L 时，肾静脉血栓形成的危险性增加。膜性肾病患者中，肾静脉血栓形成发生率可高达 50%，在其他病理类型中，其发生率为 5%～16%。急性型肾静脉血栓形成患者可表现为突然发作的腰痛、血尿、尿蛋白增加和肾功能减退。慢性型患者则无任何症状，但血栓形成后的肾淤血常使蛋白尿加重，出现血尿或对治疗反应差，有时易误认为激素剂量不足或激素拮抗等现象而增加激素用量。明确诊断需做肾静脉造影，Doppler 血管超声、CT、MRI 等无创伤性检查也有助于诊断。血浆 β 血栓蛋白增高提示潜在的血栓形成，血中 α_2 抗纤溶酶增加也被认为是肾静脉血栓形成的标志。外周深静脉血栓形成率约为 6%，常见于小腿深静脉，仅 12% 有临床症状，25% 可由 Doppler 超声发现。肺栓塞的发生率为 7%，约有 12% 无临床症状。其他静脉累及罕见。有学者对 60 例 NS 患者进行肾 CT 检查发现 12 例有单侧或双侧肾静脉血栓形成。其中 4 例经肾动脉内注射尿激酶 20 万单位，3 例经肾静脉造影证实后，肾静脉导管内注入尿激酶 12 万单位，其余 5 例仅每日静脉内滴注尿激酶 4 万至 8 万单位和肝素 50～80 mg，共 2～3 周，全数病例均获好转。

（三）急性肾损伤

急性肾损伤为 NS 最严重的并发症。急性肾损伤的概念系指患者在 48 小时内血肌酐绝对值升高 0.3 mg/dL（26.5 μmol/L），或较原先值升高 50%；此外，每小时尿量少于 0.5 mL/kg，且持续 6 小时以上。常见的病因为：①血流动力学改变，NS 常有低蛋白血症及血管病变，特别是老年患者多伴肾小动脉硬化，对血容量变化及血压下降非常敏感，故当呕吐或腹泻致体液丢失、抽腹水、大量利尿及使用抗高血压药物后，都能使血压进一步下降，导致肾灌注骤然减少，进而使肾小球滤过率降低，并因急性缺血后小管上皮细胞肿胀、变性及坏死，导致急性肾损伤。②肾间质水肿，低蛋白血症可引起周围组织水肿，亦导致肾间质水肿，压迫肾小管，使邻近近端小管肾小球鲍曼囊静水压增高，GFR 下降。③药物引起的急性间质性肾炎。④双侧肾静脉血栓形成。⑤蛋白管型堵塞远端肾小管。⑥急进性肾小球肾炎。⑦肾炎活动。⑧心源性因素，特别是老年患者常因感染诱发心力衰竭。一般认为心排血量减少 1 L/min，即可使肾小球滤过率降低 24 mL/min，故原发性 NS 患者若心力衰竭前血肌酐为 2 mg/dL，则轻度心力衰竭后血肌酐浓度可能成倍上升，严重者导致少尿。

（四）肾小管功能减退

NS 的肾小管功能减退，以儿童多见。其机制认为是肾小管对滤过蛋白的大量重吸收，使小管上皮细胞受到损害以及肾小球疾病减少肾小管血供。常表现为糖尿、氨基酸尿、高磷酸盐尿、肾小管性失钾和高氯性酸中毒，肾小管功能严重受损提示预后不良。

（五）骨和钙代谢异常

NS 时血液循环中的 Vit D 结合蛋白（分子量 65 000 D）和 Vit D 的复合物从尿中丢失，使血中 1，25-(OH)$_2$Vit D$_3$ 水平下降，致使肠道钙吸收不良和骨质对 PTH 耐受，因而 NS 常表现有低钙血症。此外体内部分钙与白蛋白结合，大量蛋白尿使钙丢失，亦是造成低钙血症的常见原因。

（六）内分泌及代谢异常

NS 时尿中丢失甲状腺结合蛋白（TBG）和皮质激素结合蛋白（CBG）。临床上甲状腺功能可正常，但血清 TBG 和 T$_3$ 常下降，游离 T$_3$ 和 T$_4$、TSH 水平正常。由于血中 CBG 和 17-羟皮质醇减低，游离和结合皮质醇比值改变，组织对药理剂量的皮质醇反应不同于正常。由于铜蓝蛋白（分子量 151 000 D）、转铁蛋白（分子量 80 000 D）和白蛋白从尿中丢失，NS 患者常有血清铜、铁和锌浓度下降。锌缺乏可引起阳痿、味觉障碍、伤口难愈及细胞介导免疫受损等。持续转铁蛋白减少可引起临床上对铁剂治疗抵抗的小细胞低色素性贫血。许多 NS 患者由于肾功能减退，血促红素水平下降产生贫血，而尿中丢失促红素，加重贫血。此外，严重低蛋白血症可导致持续性的代谢性碱中毒，因血浆蛋白减少 10 g/L，则血浆重碳酸盐会相应增加 3 mmol/L。

三、诊断和鉴别诊断

临床上根据大量蛋白尿（3.0~3.5 g/d）、低蛋白血症（<30 g/L）、水肿和高脂血症四个特点，即可作出 NS 诊断；若仅有大量蛋白尿和低白蛋白血症，不伴水肿和高脂血症者也可考虑诊断，因其可能处在病程早期。确定 NS 后，应鉴别是原发还是继发性，两者病因各异，治疗方法不一。

四、治疗

由于 NS 是一组疾病，因此一旦患者确诊为 NS，需行肾活检，明确肾脏疾病病理类型，根据不同的病理类型，选择不同的治疗。儿童 NS 患者最常见的病理类型为微小病变，因此对于儿童患者先用糖皮质激素治疗。

（一）儿童激素敏感 NS（SSNS）的初始治疗

1. 推荐应用糖皮质激素（泼尼松或泼尼松龙），治疗至少 12 周。

2. 推荐口服泼尼松一次顿服，起始剂量为 60 mg/（m^2·d）或 2 mg/（kg·d），最大剂量为60 mg/d。

3. 推荐口服泼尼松 4~6 周后改为隔日服用，剂量为 40 mg/m^2 或 1.5 mg/kg（隔日最大剂量为 40 mg），逐渐减量，维持 2~5 个月。

（二）复发的 SSNS 应用糖皮质激素治疗

1. 对于非频繁复发的儿童 SSNS，应用糖皮质激素治疗：①建议应用泼尼松一次顿服，起始剂量为 60 mg/（m^2·d）或 2 mg/（kg·d），最大剂量为 60 mg/d，直到患儿完全缓解至少 3 天。②完全缓解后，予泼尼松隔日顿服，至少应用 4 周。

2. 对于频繁复发（FR）或激素依赖（SD）的 SSNS：①建议每日应用泼尼松直到患儿完全缓解 3 天后，改为隔日泼尼松治疗至少 3 个月。②以最低剂量泼尼松隔日维持，以达到持续缓解且无明显不良反应。③当隔日泼尼松疗效不好时，建议予最低剂量泼尼松，每日应用，以达到持续缓解且无明显副作用。④对于泼尼松隔日维持治疗的患儿，当出现上呼吸道感染或其他感染时，建议予泼尼松每日治疗，以减少复发的风险。

（三）非糖皮质激素制剂治疗 FR SSNS 或 SD SSNS

1. 推荐对 FR SSNS 或 SD SSNS 患儿，出现激素相关的不良反应时，应用非糖皮质激素治疗。

2. 对 FR SSNS 患儿，推荐烷化剂、CTX 或苯丁酸氮芥治疗。①对于 SD SSNS 患儿，建议烷化剂、CTX 或苯丁酸氮芥治疗。建议 CTX 2 mg/（kg·d）应用 8~12 周（最大累计剂量为 168 mg/kg）。②建议患儿在糖皮质激素治疗获得缓解后才开始 CTX 治疗。③建议可用苯丁酸氮芥 0.1~0.2 mg/（kg·d）治疗 8 周（最大累计剂量为 11.2 mg/kg）替代 CTX。④不建议应用第 2 个疗程的烷化剂治疗。

3. 推荐应用左旋咪唑作为糖皮质激素替代药。建议应用左旋咪唑隔日 2.5 mg/kg，至少 12 个月，但大多数患儿停用左旋咪唑后会复发。

4. 推荐钙调素抑制剂（CNI）环孢素或他克莫司作为糖皮质激素替代药。①建议起始环孢素剂量为 4~5 mg/（kg·d），用法为 1 天 2 次。②当不能耐受环孢素副作用时，建议用他克莫司，起始剂量为 0.1 mg/（kg·d），分 1 天 2 次应用。③治疗时需监测 CNI 血药浓度以减少毒副作用（未分级）。④建议 CNI 至少应用 12 个月，因为多数患儿停用时会复发。

5. 建议用 MMF 作为糖皮质激素替代剂。建议 MMF 起始剂量为 1 200 mg/（m^2·d），分 1 天 2 次应用，至少用 12 个月，因为多数患儿停用 MMF 时会复发。

6. 建议对于 SD SSNS 患儿，只有在联合应用泼尼松及糖皮质激素替代药仍反复复发，和（或）有严重治疗副作用时才考虑应用利妥昔单抗。

7. 对 FR 或 SD SSNS 不建议应用咪唑立宾作为糖皮质激素替代剂。

8. 对 FR 或 SD SSNS 不推荐应用硫唑嘌呤作为糖皮质激素替代剂。

（四）对 SSNS 患儿的免疫化治疗

为减少 SSNS 患儿感染的风险，患儿可接种肺炎葡萄球菌疫苗；患儿及其护理者每年接种流感疫苗。泼尼松剂量低于 1 mg/（kg·d）（<20 mg/d）或隔日 2 mg/kg（隔日<40 mg）时，可接种活疫苗。应用免疫抑制剂的患儿禁止接种活疫苗。健康监护者接种活疫苗，可减少感染传给免疫抑制患儿的风险，但接种后 3~6 周内，要避免患儿与接种者的胃肠道、尿道或呼吸道分泌物直接接触。与水痘感染者密切接触的无免疫的患儿，若有条件应给予带状疱疹免疫球蛋白治疗。

（五）儿童激素抵抗 NS（SRNS）

1. 评估儿童激素抵抗 NS。①激素治疗至少 8 周，尿蛋白不缓解，则定义为激素抵抗。②对 SRNS 患儿，需做诊断性肾活检；用 GFR 或 eGFR 评估肾功能；测定尿蛋白排泄量。

2. SRNS 儿童治疗方式推荐：①建议连续应用 CNI 至少 6 个月，如果不能达到尿蛋白完全或部分缓解则停用。②如果应用 6 个月后达到部分或全部缓解，则建议 CNI 至少连续应用 12 个月。③建议 CNI 联合应用小剂量糖皮质激素。

3. 对 SRNS 患儿，推荐应用 ACEI 或 ARBs。

4. 应用 CNI 治疗失败的患儿：联合应用 CNI 和糖皮质激素不能达到尿蛋白部分或完全缓解的患儿，建议用 MMF、足量糖皮质激素或两者联合应用。对 SRNS 患儿，不建议用 CTX 治疗。

5. 对于治疗后完全缓解但复发 NS 的患者，可以应用任何一种药物再次治疗：口服糖皮质激素；曾经治疗有效的免疫抑制剂；更换应用其他免疫抑制剂以减少可能存在的累积毒性。

（朱伯成）

第三节　膜性肾病

膜性肾病（MN）是成人肾病综合征的主要病因，系抗体介导，特征性的表现有肾小球上皮侧免疫复合物沉积，引起足细胞亚致死性损伤和肾小球滤过屏障的破坏，最终导致蛋白尿和肾病综合征的其他表现。在发达国家，75% 的 MN 为特发性膜性肾病（IMN），系器官特异性的自身免疫疾病，其余则为继发性膜性肾病，如继发于感染（HBV）、系统性的自身免疫病（SLE）、药物（NSAIDS）和恶性肿瘤等。本节主要介绍 IMN。

一、病因和发病机制

IMN 是一种自身免疫性肾小球疾病，即原位免疫复合物沉积于肾小球基底膜的上皮侧，导致免疫损伤和炎症。相反，继发性 MN 是循环免疫复合物沉积于肾小球基底膜所致。人们对 IMN 发病机制的了解源于大鼠 Heymann 肾炎模型，20 世纪 70 年代后期研究者就在该模型中发现上皮下原位免疫复合物的形成源于血清中的循环抗体与肾小球基底膜上自身抗原的结合，随后这一抗原即被证实为足细胞表面分子 megalin。补体与原位免疫复合物中的抗体结合，通过形成膜攻击复合物导致足细胞亚急性损伤、复杂的细胞骨架破坏和足细胞裂孔膜丢失等，最终导致显性的非选择性蛋白尿。损伤的足细胞也可以分泌细胞外基质（ECM）包绕在免疫复合物周围，病理学上表现为基底膜增厚和钉突形成。

2009 年 Beck 等采用肾小球微切割、代谢组学和高通量等技术，发现 70%~80% 的成人 IMN 的自身抗原为足细胞抗原 M 型磷脂酶 A_2 受体。在人肾脏中，PLA2R 仅表达于足细胞，不表达于人肾小球内的其他细胞，而在啮齿类动物中，PLA2R 可表达于肾小球内所有类型细胞中。2014 年 Tomas 等人在自身抗原非 PLA2R 的成人 IMN 患者中找到了新的自身抗原：1 型血小板反应蛋白 7A 域。THSD7A 在人肾小球内也仅表达于足细胞，它与 PLA2R 有类似的分子结构和功能，识别该抗原的自身抗体也主要是 IgG4

亚型，其在成人 IMN 中的作用和机制仍在进一步研究中。

继发性膜性肾病主要由循环免疫复合物沉积于肾小球基底膜所致。

二、病理

早期肾脏肿大、苍白，晚期肾脏大小仍正常或略小。光镜和电镜下病理特点为上皮下免疫复合物沉积及基底膜增厚与变形。IMN 的免疫复合物只分布在毛细血管袢而不分布在系膜区，一般无内皮或系膜细胞增生；而继发性 MN 由循环免疫复合物引起，免疫复合物除分布于毛细血管袢外，还可在系膜区沉积。免疫荧光检查可见 IgG、C3 呈细颗粒状弥漫性沉积于肾小球毛细血管袢。为鉴别原发和继发性 MN，需常规进行 PLA2R 抗原和 IgG 亚型染色，其中 PLA2R 抗原阳性和 IgG4 阳性提示 IMN 可能，而继发性 MN 主要是 IgG1 和 IgG2 阳性，PLA2R 抗原阴性。如出现 C1q 阳性也提示继发性可能，特别是与 SLE 有关。肾间质可见以淋巴细胞为主的细胞浸润，其程度与肾病综合征和肾功能减退程度明显相关。

根据光镜、免疫荧光和电镜所见，本病可分为四期。研究发现，上皮下免疫复合物颗粒小、基底膜无明显增厚，多提示临床症状明显、有免疫活动；而在基底膜明显增厚的 MN 后期，免疫活动多已静止。因此，免疫荧光和电镜在 MN 的诊断价值尤为重要。

三、临床表现

IMN 可见于任何年龄，但以成人多见，发病高峰在 30~50 岁，儿童不常见，男：女 = 2：1，占成人肾病综合征的 20%~40%，在原发性肾小球疾病中约占 10%。起病隐匿，少数有前驱感染史。15%~20% 以无症状性蛋白尿为首发症状，80% 表现为肾病综合征。蛋白尿为非选择性。30%~50% 的成人患者有镜下血尿，肉眼血尿罕见。早期血压多正常，随病程进展，约 50% 的患者出现高血压，可随肾病缓解而恢复正常。80% 有不同程度水肿，重者可有胸腔积液和腹水等浆膜腔积液。本病早期肾功能多正常，约 30% 缓慢进展为慢性肾功能减退，部分进入终末期肾病，需要透析或移植治疗。部分患者可以合并抗肾小球基底膜型新月体肾炎，可能由于基底膜受损引起膜抗原裸露或释放，导致抗基底膜抗体形成，血清中可能检测到抗基底膜抗体和抗中性粒细胞抗体。因此，如果病情稳定的患者出现迅速的肾功能减退和快速进展性肾炎样表现，应高度警惕合并此症的可能。

IMN 另一显著特点是易合并静脉血栓，发生率报道差异颇大，可能与各报道中患者的病情、诊断血栓的方法不同等因素有关。血栓形成可见于任何部位，但以肾静脉血栓相对多见，为 4%~52%。急性肾静脉血栓形成表现为突然出现的腰痛，伴肾区叩击痛，尿蛋白突然增加，常出现肉眼血尿、白细胞尿和高血压，超声波检查见病侧肾脏增大。双侧肾静脉血栓形成可致少尿和急性肾损伤。慢性肾静脉血栓形成表现为肾病综合征加重，并出现肾小管功能损害表现如肾性糖尿、氨基酸尿和肾小管性酸中毒等。核素肾图及 CT 亦有助于诊断，确诊需作肾静脉造影。肺、脑、心和下肢等部位血栓可有相应表现，需特别警惕的是，栓子脱落可导致猝死。

四、辅助检查

蛋白尿是膜性肾病最显著的特点，80% 以上的患者尿蛋白 >3 g/d，部分患者甚至可 >20 g/d。严重患者出现低白蛋白血症及其他蛋白如 IgG 的丢失。血脂蛋白升高，常见 LDL 和 VLDL 升高。30%~50% 的患者发病时可有镜下血尿，但不足 4% 的成人患者会出现肉眼血尿，儿童肉眼血尿的发生率较成人高。发病时患者的肾功能正常或仅轻度减退。补体 C3 和 C4 水平通常正常，在一些活动性膜性肾病患者，尿中可检测出膜攻击复合物 C5b-9，病变静止时，其排出减少而检测不出。膜性肾病患者有高凝倾向，血纤维蛋白原升高，循环中前凝血因子升高，抗凝因子如抗凝血酶Ⅲ降低。静脉血栓形成时静脉造影、彩超和磁共振检查可发现栓子。

继发性膜性肾病，行乙肝标志物、丙肝抗体、抗核抗体（ANA）、抗双链 DNA（SLE 标志）、补体 C3、C4 及冷球蛋白等检查可能有阳性发现。部分患者抗肾小球基底膜抗体和抗中性粒细胞胞质抗体可阳性，肿瘤相关性者检查胸片、结肠镜、大便隐血、女性乳房 X 线照相等，肿瘤标志物如 CEA 和 PSA 等可能有阳性发现。干细胞移植患者，需明确是否有明确的移植物抗宿主反应，这亦可能与继发性膜性肾病相关。

血清抗 PLA2R 自身抗体已成为成人 IMN 诊断、鉴别诊断和疾病活动度监测中有前景的标志物。若在蛋白尿患者中检测到血清抗 PLA2R 阳性高度提示肾穿结果为 IMN，而在 IMN 初诊的患者中约 80% 存在血清抗 PLA2R 阳性。高滴度的抗 PLA2R 也往往提示 IMN 很难自发缓解，肾脏预后差。

五、诊断和鉴别诊断

成人以大量蛋白尿尤其是以肾病综合征为主要表现者，应疑及本病，确诊靠肾脏病理学检查。早期膜性肾病应与轻微病变或局灶性肾小球硬化鉴别，有时在光镜下不能区别，需电镜检查区分。IMN 诊断之前必须除外继发性因素，如肿瘤、SLE、乙肝和药物（如 NSAIDS）等。

无论是初诊的还是复诊的膜性肾病患者，都要警惕是否存在并发症，如临床上出现急性腰腹痛，难以解释的血尿、蛋白尿增加，急性肾功能损害伴单或双侧肾体积增大等，应高度怀疑肾静脉血栓形成，并做 CT、MRI、彩超、肾静脉造影术等检查。

六、治疗

由于 MN 的自然病程不可预见，MN 的治疗仍有很大的挑战。1/3 的患者即使初始存在大量蛋白尿，数年后仍可自发缓解；其余部分患者可能持续存在蛋白尿，而肾功能减退不明显；但仍有部分患者持续存在大量蛋白尿，且肾功能进行性下降，并最终进展为 ESRD，或并发深静脉血栓等肾病综合征并发症。

（一）一般治疗

1. 休息：大量蛋白尿、水肿明显时应卧床休息。

2. 限钠：成人每日摄钠 2~3 g，儿童适当减少。尿少而血容量偏多时，还应限制水摄入。

3. 蛋白和热量摄入：高蛋白饮食可致肾小球高负荷、高滤过而致肾损伤，对无明显肾功能损害者，蛋白质摄入以 1~1.5 g/（kg·d）为宜，以优质蛋白为主。必要时适当静脉输入白蛋白，以提高胶体渗透压和循环血流量，增进利尿。每日摄入热量应达 1 800~2 000kcal，足够的热量摄入可减少蛋白质分解。

4. 利尿：水肿明显又无低血容量的少尿患者，在限制钠盐无效时，可适当应用利尿剂。

（二）激素及免疫抑制剂

对于无肾病综合征表现、无高危因素、肾功能正常的年轻患者，不建议使用免疫抑制剂，可给予 ACEI/ARB 类药物，控制血压在 125/75 mmHg，并长期随访肾功能和尿蛋白，定期评估风险。

对于表现为肾病综合征的患者，激素及免疫抑制剂的疗效和使用仍有争议。2012 年，改善全球肾脏病预后组织（KDIGO）发布的 IMN 治疗指南指出，对于表现为肾病综合征并至少具备以下条件之一的患者，才考虑使用糖皮质激素和免疫抑制剂：①经过至少 6 个月的降压和降蛋白（ACEI/ARB 治疗）观察期内，尿蛋白持续超过 4 g/d，且维持在基线水平 50% 以上，无下降趋势。②存在与肾病综合征相关的严重、致残或威胁生命的临床症状。③在确诊后 6~12 个月内血肌酐（SCr）升高 ≥30%，但 eGFR 不低于 25~30 mL/（min·1.73 m²），且上述改变非肾病综合征并发症所致。④对 SCr 持续 > 309.4 μmol/L [eGFR<30 mL/（min·1.73 m²）] 及肾脏体积明显缩小（长径<8 cm）者，或同时存在严重或潜在的威胁生命的感染患者，建议避免使用免疫抑制剂（未分级）。

至于激素和免疫抑制剂的选择，目前有最佳循证医学证据的是激素联合烷化剂或 CNI 治疗。①IMN 的初始治疗：推荐初始治疗包括 6 个月的交替周期性口服和静脉应用糖皮质激素及口服烷化剂。治疗方法：甲泼尼松龙每天静脉滴注 1 g，连续 3 天，继以泼尼松 0.5 mg/（kg·d）晨顿服，连用 27 天，下月用 CTX 2 mg/（kg·d），共 30 天。如此交替，共 6 个月。只要患者未出现肾功能减退或严重的致残或潜在致死的与肾病综合征相关的并发症，则至少完成 6 个月的上述周期性交替治疗。经 6 个月治疗后病情无缓解才考虑为治疗无效。治疗中需根据患者的年龄和 eGFR 调整 CTX 剂量。②初始治疗替代方案 CNI：符合初始治疗标准的 IMN，但不愿接受周期性激素和烷化剂治疗或存在治疗禁忌证的患者，推荐应用 CsA 或 FK506 治疗至少 6 个月。CsA 剂量：3.5~5 mg/（kg·d），分两次口服，间隔 12 小时，同时联合泼尼松 0.15 mg/（kg·d），治疗 6 个月。建议从小剂量开始，逐渐增加，以减少急性肾毒性。他克莫司 0.05~0.075 mg/（kg·d），分两次口服，间隔 12 小时，无需联合泼尼松，治疗 6~12 个月。建议从小剂量开始，逐渐增加，以减少急性肾毒性。若 CNI 治疗 6 个月仍未达到完全或部分缓解，建议停止使用；若达到完全或部分缓解，且无 CNI 相关肾毒性发生，建议在 4~8 周内将 CNI 剂量减至初始剂量的 50%，全疗程至少 12 个月；若在治疗中出现无法解释的 SCr 升高（>20%），注意检测 CNI 血药浓度。不建议单独使用糖皮质激素或单独使用吗替麦考酚酯（MMF）作为 IMN 的起始治疗。③对初始治疗抵抗的 IMN 治疗：对初始烷化剂/激素治疗抵抗物患者，建议应用 CNI 治疗。对初始应用 CNI 治疗抵抗的患者，建议应用烷化剂/激素治疗。④成人 IMN 肾病综合征复发的治疗：建议重新使用与初始治疗相同的方案。对采用 6 个月糖皮质激素/烷化剂为初始治疗方案者，若出现复发，建议该方案仅可再使用 1 次。⑤儿童 IMN 的治疗：建议遵循成人治疗 IMN 的推荐方案，但儿童周期性烷化剂/激素治疗最多仅用 1 个疗程。⑥其他免疫抑制治疗：鉴于上述激素和免疫抑制剂的严重副作用，已有其他的免疫抑制剂在一些小型的 RCT 研究或观察性研究中被试用，如抗 B 淋巴细胞的药物利妥昔单抗，抑制 T、B 淋巴细胞增殖的 MMF，以及促进内源性糖皮质激素分泌的人工合成肾上腺皮质激素等，可以显著减轻患者的蛋白尿，但其长期疗效仍需进一步研究。

（三）高凝血症及肾静脉血栓形成的治疗

对 IMN 肾病综合征患者，若其血清白蛋白显著降低（<25 g/L），并伴有其他血栓危险因素，建议口服华法林预防性抗凝。肾静脉或其他部位血栓形成的抗凝治疗，常用肝素 1~2 mg/（kg·d）及尿激酶 4 万~8 万单位加入 5% 葡萄糖液 250 mL 中缓慢静滴，2~4 周为 1 个疗程。亦可用低分子肝素 5 000 U 经腹壁皮下注射，每日 1 次。对血纤维蛋白原增高者，可用降纤酶 5 U 加入生理盐水 250 mL 缓慢静滴，每日 1 次，5~7 天为 1 个疗程。疗程结束后，继以口服华法林 2.5 mg/d，双嘧达莫 25~50 mg，1 日 3 次。上述治疗尚可减少蛋白尿，改善肾功能。抗凝治疗有潜在出血危险，应加强监护。已有肾静脉血栓形成者，除上述治疗外，可在早期（起病后 3 日内）行肾动脉插管给予溶栓药，如尿激酶、降纤酶等。

对于急性肾静脉大血栓，在保守治疗无效时，尤其是双肾、孤立肾或右肾大血栓，可考虑手术摘除血栓。在抗凝治疗的同时应积极治疗肾病综合征，防治加重高凝的因素，如合理应用激素与利尿剂、防治高脂血症及其他部位栓塞并发症等。

七、病程和预后

膜性肾病进展缓慢，儿童自然缓解率为 30%～50%，未经治疗的成人膜性肾病，其 1 年、2 年和 3 年的完全缓解率分别为 10%、16% 和 22%。

预后与多种因素有关：①持续大量蛋白尿是长期预后不佳最重要的指标。若患者尿蛋白>8 g/d，持续 6 个月以上，66% 可能进入慢性肾功能不全；尿蛋白>6 g/d，持续 9 个月以上，55% 可能进入慢性肾功能不全；若患者尿蛋白>4 g/d 达 18 个月以上，则进入慢性肾功能不全的风险更高。②就诊时肾功能减退，病程中肾功能进行性恶化的风险高。③年龄因素，儿童预后较好，50 岁以上者较差。④性别因素，女性预后比男性好。⑤肾活检病理分期，Ⅰ期多可缓解甚至恢复，Ⅱ期亦较好，Ⅲ～Ⅳ期预后不佳。肾小管萎缩、肾间质纤维化是预示 IMN 肾功能恶化的独立危险因素。IMN 伴新月体形成和局灶性节段性肾小球硬化也是预后不良的重要指标。⑥有严重并发症者预后亦差。

（朱伯成）

第四节　IgA 肾病

一、概述

IgA 肾病（IgAN）是指免疫球蛋白 A 在肾小球系膜区异常沉积所导致的慢性肾小球肾炎，病理上表现为系膜增生、系膜区以 IgA 为主的免疫复合物沉积。它是我国最常见的原发性肾小球疾病，约占肾活检中原发性肾小球疾病的 30%～50%，并且有上升趋势。IgAN 主要累及青年，发病高峰为 20～30 岁，5%～25% 的患者确诊后 10 年内进入终末期肾脏病（ESRD），15%～40% 的患者 20 年内进展至 ESRD，IgAN 是导致我国 ESRD 最重要的疾病。IgAN 最主要的临床表现为肉眼血尿或镜下血尿，伴不同程度的蛋白尿，病情呈慢性进行性发展。少数患者也可表现为快速进展性肾小球肾炎，甚至起病时就伴有高血压或肾功能减退。IgAN 组织病理学主要表现为不同程度的系膜增生，可伴有其他多种病变。IgAN 临床及病理表现多样，其预后也完全不同，治疗必须结合临床表现和病理特征制订个体化治疗方案。

二、病因和发病机制

IgAN 是免疫复合物性肾炎，其发病与免疫、遗传等因素有关。

（一）免疫发病机制

IgAN 是由于循环免疫复合物在肾小球系膜区异常沉积，激活补体替代途径所致。其中 IgA1 分子糖基化异常是致 IgAN 的关键原因。IgA1 分子重链的两个恒定区之间有一个独特的铰链结构，可结合 3～5 个 O 聚糖链。IgA1 分子 O 聚糖链半乳糖基化异常致使 O 聚糖链半乳糖缺失，异常的 IgA1 分子自身聚合或作为自身抗原与体内的 IgG 或 IgA1 抗体结合，形成免疫复合物，后者与细胞外基质（如 Fibronectin、胶原Ⅳ）亲和力增加，从而沉积于肾小球系膜区，促进炎症反应和补体激活，导致系膜细胞增生和细胞外基质合成增多。补体激活还可增加血小板衍生生长因子或肿瘤坏死因子-α 等细胞因子或化学趋化因子对足细胞的直接损伤。

（二）遗传因素

IgAN 发病率随种族和地理分布而不同，部分具有家族聚集现象，表明遗传因素在 IgAN 的发病机制中起重要作用。IgA1 糖基化异常具有遗传性。异常 IgA1 在病毒、细菌等抗原的作用下（二次打击），产生能结合异常 IgA1 的 IgG1 抗体，从而形成循环免疫复合物，最终导致 IgAN。

越来越多的研究专注于寻找 IgAN 的致病基因。通过家族性 IgAN 基因组连锁分析显示 IgAN 与染色体 6q22-23、4q26-31（IGAN2）和 17q12-22 连锁，但是在这三个候选位点中并未找到 IgAN 易感基因。国内学者通过对 1 194 例中国汉族 IgAN 患者的研究发现 5 个与疾病关联的位点。3 个在主要组织相容复合物区域，另外 2 个分别是染色体 1q32 的 CFHR1 和 22q12 的 CFHR3 缺失。

三、病理

（一）光镜

IgAN 病理表现多样，所有免疫复合物介导的增生性肾小球肾炎的肾组织病理改变都可以出现在 IgAN 中，但以系膜增生为其最主要和核心的病变。肾活检时，IgAN 通常表现为局灶或弥漫系膜增生或增生性肾小球肾炎，一些患者光镜下可仅表现为轻微病变，也有部分患者表现为进展性病变，出现新月体，也可见慢性的硬化性病变。以往 IgAN 的病理分级主要有 Lee 氏分级、Hass 分级和世界卫生组织（WHO）分级法，2009 年国际 IgAN 协作组发表了 IgAN 的牛津分型（OXFORD 分型），以系膜细胞增生（M）、节段性肾小球硬化（S）、毛细血管内增生（E）、肾小管萎缩/间质纤维化（T）4 项指标作为病理参数并进行量化分级。同时强调 IgAN 病理报告必须包括：①详细描述光镜、免疫组化、电镜所见的病变程度。②对 4 项病理指标的总结描述及积分。③总肾小球数目要求在 8 个或以上，并报告毛细血管内和毛细血管外增生的肾小球数目、球性硬化和节段性肾小球硬化的数目。

（二）免疫荧光

免疫荧光为确诊 IgAN 的重要手段，其特征性改变为肾小球系膜区弥漫分布的颗粒或团块状 IgA 沉积。将荧光强度分为 0~（++++），则 IgA 的平均沉积强度为（+++），IgM 和 IgG 的沉积率分别约为 84% 和 62%，但平均沉积强度为（+）。几乎所有患者均有 C3 沉积，罕见 C1q 和 C4 沉积。

（三）电镜

可见系膜细胞增生、基质增多，系膜区伴有高密度电子致密物沉积。病变严重的尚可见基底膜增厚、系膜插入、基底膜融解乃至断裂等改变。呈现大量蛋白尿或肾病综合征的 IgAN，可见上皮细胞足突融合和微绒毛形成。

四、临床表现

40%~50% 的患者起病时表现为单纯镜下血尿或肉眼血尿。其中约 50% 的患者肉眼血尿发生在上呼吸道感染后数小时至 2 日内，少数于胃肠道或尿道感染后发生。肉眼血尿可持续数小时至数日，个别达 1 周。30%~40% 表现为无症状持续或间歇性镜下血尿，伴或不伴蛋白尿，常于健康体检或其他疾病就诊时被发现。另有约 5% 者表现为肾病综合征，病理表现常为弥漫性系膜增生。不到 10% 的患者表现为重度急性肾损伤，主要由于肾小球病变严重（新月体形成）或大量血尿致肾小管或输尿管堵塞而引起。约 10% 的患者确诊时已有肾功能减退，尤其是确诊时年龄较大的患者。高血压常见，尤其是就诊较晚或年龄较大的患者，但在儿童中仅占 5%，少数出现恶性高血压。

实验室检查尿检示血尿和（或）蛋白尿，部分见红细胞管型，尿相差显微镜异形红细胞增多，提示为肾小球源性血尿。部分患者血清 IgA 升高，与病情活动无关，血补体成分大致正常。

五、诊断和鉴别诊断

IgAN 的诊断包括病理诊断和病因诊断。上呼吸道感染的同时或一周内出现肉眼血尿、镜下血尿和（或）蛋白尿，应考虑 IgAN 的可能，但需与紫癜性肾炎等继发性肾小球肾炎，以及急性链球菌感染后肾炎、其他病理类型的慢性肾小球肾炎急性发作、新月体肾炎等鉴别。

IgAN 的确诊必须依靠肾活检免疫病理检查。病理诊断的要点包括：①IgA 或以 IgA 为主的免疫球蛋白在肾小球系膜区弥漫沉积。②光镜下主要表现为系膜增生。病理确诊后应与继发性 IgAN 和家族性 IgAN 进行鉴别诊断，并进一步进行病因诊断。继发性 IgAN 常见于紫癜性肾炎、HIV 感染、强直性脊柱炎、干燥综合征、克罗恩病、肝脏疾病、酒精性肝硬化、赖特综合征、蕈样肉芽肿病、分泌黏蛋白癌等。

六、治疗

因为 IgAN 肾病病变表现极具不均一性，应根据患者的临床指标、病理改变进行个体化治疗。

（一）疾病评估

对所有确诊的 IgAN 患者，治疗前均须进行下列三个方面的评估：①排除继发性因素；②在诊断时和随访中评估尿蛋白、血压和 eGFR，判断疾病进展的风险；③根据病理改变评估预后。

（二）非免疫抑制剂治疗

1. 对于尿蛋白>1.0 g/24 h 的 IgAN 患者，推荐长期应用 ACEI 或 ARB 治疗，并根据血压调整 ACEI 或 ARB 的剂量。

2. 对于尿蛋白波动在 0.5~1 g/d［儿童 0.5~1 g/（d·1.73 m²）］的 IgAN 患者，建议应用 ACEI 或 ARB 治疗。

3. ACEI 或 ARB 剂量可上调至患者最大能耐受程度，以期达到尿蛋白<1.0 g/d。

4. 对于经 3~6 个月合适的支持治疗（ACEI 或 ARBs 治疗，血压控制良好），eGFR>50 mL/（min·1.73 m²）而尿蛋白≥1 g/d 的患者，可以应用鱼油治疗。

5. 对于尿蛋白<1 g/d 的 IgAN 患者，应控制血压<130/80 mmHg，而对于尿蛋白>1 g/d 的患者，血压应<125/75 mmHg。抗血小板药物和扁桃体切除术对 IgAN 的疗效尚无一致结论，故不建议常规应用。

（三）糖皮质激素治疗

2012 版 KDIGO 指南中指出对于经 3~6 个月合适支持治疗（ACEI 或 ARBs 治疗，血压控制良好），GFR>50 mL/（min·1.73 m²）、尿蛋白≥1 g/d 的 IgAN 患者，可以接受为期 6 个月的糖皮质激素治疗。

应用糖皮质激素治疗 IgAN 的研究较多，但由于大多数研究为小样本或回顾性、非随机对照研究，各研究中患者的年龄、病情轻重均不一致，故研究结论不完全一致。一项较大样本随机对照研究证实，应用糖皮质激素治疗尿蛋白>1.0 g/24 h 的 IgAN 患者有效。大剂量糖皮质激素冲击治疗（1、3、5 个月甲泼尼龙 1.0 g×3 天，后用泼尼松 0.5 mg/kg 隔日口服维持，共治疗 6 个月），不仅可以降低尿蛋白，还可以改善肾功能，而小剂量激素口服治疗虽然可以减轻患者蛋白尿，但不足以保护肾功能。糖皮质激素联合 ACEI 治疗 IgAN 优于单用激素治疗。

（四）免疫抑制剂

应用细胞毒药物环磷酰胺和硫唑嘌呤治疗 IgAN 的研究大多入组人数太少，各研究在联合用药的设计、药物类别、治疗期和随访期均不同，基础肾功能和组织学特点亦不同，无法得出一致的结论。2015年 Rauen 进行的随机、对照、开放标签的研究发现，对应用最大剂量或耐受剂量 RAAS 抑制剂治疗 6 个月的 IgAN 患者，若尿蛋白仍>0.75 g/d、eGFR>30 mL/（min·1.73 m^2）者随机分为继续最大剂量或耐受剂量 RAAS 抑制剂治疗或糖皮质激素+CTX+硫唑嘌呤联合治疗，随访 3 年，虽然免疫抑制治疗者尿蛋白较单纯 RAAS 抑制剂治疗者显著降低，但肾功能并无改善，相反感染、肥胖、糖耐量异常等副作用却更为常见。KDIGO 指南建议除新月体型 IgAN、肾功能快速减退的患者外，对 IgAN 患者不建议采用糖皮质激素联合环磷酰胺或硫唑嘌呤治疗。

环孢素治疗 IgAN 能显著降低尿蛋白，但可引起可逆性血肌酐升高，治疗时需慎重。上海复旦大学附属中山医院研究显示，对尿蛋白>1.0 g/d 的 IgAN 患者，予 3 mg/kg 的环孢素加 0.5 mg/kg（最大剂量不超过 30 mg/d）的泼尼松联合治疗，可以有效地降低患者的尿蛋白，保护肾功能，而且与单用 1 mg/kg（最大剂量不超过 60 mg/d）泼尼松治疗的患者相比，联合治疗降低患者尿蛋白的作用更强，且不影响肾功能。吗替麦考酚酯的疗效尚无一致意见。目前主要有 4 项随机对照研究。北美和欧洲的两项研究均显示其在保护患者肾功能、减少蛋白尿方面与对照组相比无显著疗效。而中国的两项随机对照研究则显示吗替麦考酚酯可以减少患者尿蛋白，改善肾功能。2012 版 KDIGO 指南不建议用吗替麦考酚酯治疗 IgAN。其他的一些免疫抑制剂如来氟米特、咪唑立宾、他克莫司治疗 IgAN 的疗效尚有待进一步的 RCT 研究证实。RCT 研究显示糖皮质激素联合咪唑立宾治疗疗效不优于单用激素治疗，因此不建议激素联合咪唑立宾治疗 IgAN。

（五）非典型 IgAN 的治疗

1. 对于临床表现为肾病综合征、肾病理示微小病变伴有系膜区 IgA 沉积的患者，治疗同微小病变。

2. 急性肾损伤伴肉眼血尿：①急性肾损伤伴肉眼血尿，肾功能减退 5 天无改善，需重复肾活检。②肾活检若提示急性肾小管坏死伴红细胞管型，建议一般支持治疗。

3. 新月体型 IgAN：建议应用激素和环磷酰胺。

七、预后

影响预后的临床指标主要是就诊时高血压、尿蛋白>1.0 g/d 和肾功能减退，随访中出现高血压且控制不良、持续尿蛋白>1.0 g/d。病理指标主要是出现明显的慢性化病变和小管间质病变。

（朱伯成）

第五节　系统性红斑狼疮性肾炎

系统性红斑狼疮（SLE）是一种病因未明的多系统累及的自身免疫性疾病，约 75% 的患者出现尿检异常和（或）肾功能异常等肾脏累及表现，即称为系统性红斑狼疮性肾炎（LN）。若行肾活检，则肾累及比例更高。LN 是我国最常见的继发性肾小球肾炎，约占肾脏疾病的 13.2%。

一、病因和发病机制

现认为 SLE 是多基因遗传病。此外，与紫外线暴露、体内高雌激素水平等因素也相关。

已发现 SLE 存在多个环节的免疫紊乱。物理与化学的损伤、病原体的损伤都可产生自身抗原。CD8$^+$ 效应性 T 淋巴细胞可以杀伤靶细胞，释放出核小体等自身抗原。

树突细胞负责呈递自身抗原给 T 淋巴细胞。树突细胞表面的 T 淋巴细胞受体（TLR）的异常可增加自身抗原的免疫原性。含 DNA 与 RNA 的自身抗原分别通过 TLR9、TLR7 激活树突细胞，但两者的细胞内信号传导可被氯喹阻断。

抗原提呈细胞以自身抗原为第一信号，以共刺激分子如 B7/CD28/CTLA-4 为第二信号，活化 T 辅助淋巴细胞。正常情况下，调节性 T 细胞可以抑制这个过程。但 SLE 患者 CD4$^+$、CD25$^+$ 调节性 T 细胞减少。而且，SLE 患者 Th2 淋巴细胞因子，如白细胞介素 6、10 过度产生，这些因素都导致 B 淋巴细胞持续活化，向浆细胞分化增多，自身抗体持续产生。

SLE 的自身抗体主要是抗核抗体，其中高滴度的抗 dsDNA 抗体、抗 Sm 抗体对诊断 SLE 有高特异性。自身抗体可以和肾小球抗原（如硫酸乙酰肝素、硫酸软骨素蛋白聚糖、Ⅳ型胶原、层粘连蛋白、磷脂、血管内皮表面抗原）结合，引起免疫炎症。自身抗体也可以同肾小球上已种植的自身抗原结合，或形成自身抗原抗体复合物经循环沉积于肾小球内。不同病理表现的 LN，其自身抗体的类型也有区别：增殖性 LN 的 IgG 自身抗体以 IgG1 和 IgG3 为主，补体活化途径有经典和替代两种；膜性 LN 以 IgG4 为主，补体活化以替代途径为主。

补体系统在 SLE 的发病过程中起重要作用。SLE 患者的补体受体 CR1 减少，影响免疫复合物清除。SLE 患者 C2、C4 缺乏，从而无法抑制免疫复合物沉积。另外，SLE 患者的 IgG Fc 受体（FcγRⅡa、FcγRⅢa）的异常，导致其与 IgG2 和 IgG3 的 Fc 端结合力下降，也影响了免疫复合物的清除。

肾脏的免疫复合物可以固定补体，引起免疫炎症。此外，免疫复合物还能激活其他炎症反应，上调及激活内皮细胞上的黏附分子，从而募集白细胞及启动自身免疫损伤。被激活及损伤的肾小球细胞、浸润的巨噬细胞产生的炎性因子包括肿瘤坏死因子-α、白介素-6、转化生长因子-β、干扰素-γ 及血小板源性生长因子，所有这些细胞因子均可使肾脏损害进一步扩大。

二、病理

（一）肾小球病变

LN 肾脏的组织病理变化广泛而多样。其多样化表现为病变不仅在患者与患者之间不同，而且同一患者的肾小球与肾小球之间，甚至同一肾小球的不同节段之间的病变也不一致。多样化还可表现在同一患者的肾脏病理在不同时间会发生变化，既可是自发的改变，亦可与治疗相关。

肾小球内细胞增生及浸润是本病的基本病变，致肾小球呈分叶状，部分细胞出现核碎裂。肾小球内免疫复合物沉着是本病的第二基本病变，可沉积于上皮下、内皮下、基底膜及系膜区。当镜下肾小球毛细血管袢内皮下有大量嗜复红物，袢壁呈铁丝圈样，袢腔呈"白金耳"样。毛细血管腔内有均匀着色的大块的嗜复红物，可堵塞毛细血管袢腔，称"透明血栓"。小血管可有血栓形成和纤维素样坏死。免疫荧光可见 IgG、IgM、IgA、C3、C1q 阳性，常称为"满堂亮"表现。电镜下可见到特殊的形态改变：肾小球内皮下的"指纹"样的电子致密物、内皮细胞中内质网里面的直径为 24 nm 的管状包涵体、足细胞质里的"发夹"样电子致密物。

（二）肾小管间质、血管病变

1. 肾小管间质性肾炎　肾小管间质性肾炎（间质浸润、肾小管损害）伴或不伴肾小管基底膜免疫复合物沉积，在 LN 中十分常见，常与其他肾小球病变同时存在。肾小管间质受累程度，是判断预后的一个重要指标，它同高血压、血肌酐水平及临床病程进行性发展呈正相关。相比较而言，单一小管基底膜区免疫复合物沉积与血清学 LN 活动指标相关，但同其预后无关。在有些病例中，小管间质病变是 LN 的唯一表现，这在那些血肌酐水平增高而尿检相对正常或仅为少量红/白细胞的患者中尤其值得注意。这些改变可伴小管功能损害如 I 型（远端）肾小管酸中毒、高钾或低钾及继发性醛固酮增多症等。抗集合管泌酸间质细胞自身抗体的产生可能对泌酸功能障碍起一定的作用。此时，激素治疗对保护其肾功能通常有效。

2. 肾血管病变　LN 的肾血管病变有以下几种。

（1）恶性小动脉性肾硬化：其主要病理特征：①入球小动脉纤维素样坏死，内膜下、动脉壁有颗粒状纤维素样物质沉积，伊红苏木精染色呈亮粉红色，Masson 染色呈深红色，免疫组化可证实为纤维蛋白。②动脉中层肌纤维、细胞核消失，有红细胞或其碎片及血浆成分渗入，有时有单个核与多形核细胞渗入。③管腔狭窄，有时可见纤维蛋白血栓。

（2）免疫复合物沉积：其主要病理特征为免疫荧光检测见免疫复合物沉积于血管内皮下或中层，但光镜下血管形态正常。

（3）非炎症性坏死性血管病变：其主要病理特征为光镜下见血管壁坏死（坏死定义为细胞核碎裂、纤维素沉积）但无细胞浸润。

（4）坏死性血管炎：其主要病理特征为光镜下见血管壁纤维素样坏死，伴炎性细胞浸润，但免疫荧光无明显免疫复合物沉积。

（5）血栓性微血管病：其主要病理特征为光镜下见内皮细胞肿胀；内皮下间隙增宽伴透亮的蓬松物质或稀疏的免疫复合物沉积，有时还可见破碎红细胞；管腔内见血栓。免疫荧光示以纤维蛋白相关抗原为主的沉积。

三、临床表现

LN 由于其病理改变的多样化，临床表现亦多种多样，可以从轻度尿常规异常到肾病综合征、慢性肾炎、急性肾炎、急进性肾炎、急性间质性肾炎、急慢性肾功能不全等。一般随着肾功能的减退，SLE 的活动性亦逐渐减退，但也有狼疮患者在接受维持性透析治疗时仍有肾外活动的表现。

1. 无症状性蛋白尿和（或）血尿　无症状，血压正常，无水肿，仅尿常规异常。尿蛋白 $<1\ \mathrm{g/d}$，肾功能正常。

2. 肾病综合征型　45%～65% 的患者呈肾病综合征表现。此型病理多属膜型或弥漫增殖型，前者病程缓慢，全身狼疮表现亦不活跃，而后者常同时伴肾炎综合征，全身性狼疮活动较显著，未经治疗容易发展成肾衰竭。

3. 急性/急进性肾炎综合征　起病急，出现蛋白尿、血尿、水肿、高血压，肾功能急性减退，可出现少尿性急性肾衰竭。若肾功能进行性恶化，病理多有新月体形成。

4. 慢性肾炎型　患者有高血压、不同程度蛋白尿，尿沉渣中有大量红细胞及管型，可伴肾功能损害甚至肾衰竭。病理改变多属弥漫增殖型，慢性化病变较多。

5. 肾小管间质病　以远端小管损害多见，可出现完全性或不完全性肾小管酸中毒、尿浓缩功能不全、夜尿等。

四、诊断

美国风湿病学会（ACR）给出了狼疮的分类标准，系统性红斑狼疮国际协作组（SLICC）随后作出修订，该标准较 ACR 标准有更好的敏感性（94% vs 86%），并与 ACR 标准有大致相同的特异性（92% vs 93%），同时明显减少误分类（$P = 0.008\ 2$）。该标准包括临床标准、免疫学标准、肾脏病理标准三部分。有以下两种情况之一的可确立 LN 的诊断：①包含至少一条临床标准和一条免疫学标准，总共满足四条以上标准。②肾脏病理符合 LN 表现，同时有抗核抗体或抗 dsDNA 抗体阳性。

（一）临床标准

（1）急性、亚急性皮肤狼疮。

①急性：脸颊红斑、光过敏、大疱性狼疮、中毒性表皮坏死松解症、丘疹。

②亚急性：银屑病样皮疹、环状多形性皮疹，愈后无疤，有色素缺失与毛细血管扩张。

（2）慢性皮肤狼疮：局限性（颈部以上）或全身性累及，肥厚性（疣状）、肿胀性狼疮，冻疮样狼疮，盘状红斑，扁平苔藓，黏膜狼疮，狼疮性脂膜炎。

（3）口鼻溃疡：上颚、颊黏膜、鼻咽、舌的溃疡，需排除以下疾病所致者：疱疹病毒感染、白塞病、炎症性肠病、血管炎。

（4）脱发：非瘢痕性脱发，排除斑秃。

（5）关节炎：医生观察到两个或两个以上关节肿胀或伴有 30 分钟以上的晨僵的关节触痛，不再强调是否为侵蚀性关节炎。

（6）肾病：24 小时尿蛋白超过 500 mg，或出现红细胞管型尿。

（7）神经病变：精神疾病、急性精神混乱状态、癫痫、脑炎、脊髓炎、脑神经或外周神经病变、多发性单神经炎。

（8）浆膜炎。

（9）溶血性贫血。

（10）白细胞减少（至少 1 次 $<4.0 \times 10^9/L$）或淋巴细胞减少（至少 1 次 $<1.0 \times 10^9/L$）。

（11）血小板减少（至少 1 次 $<100 \times 10^9/L$）。

（二）免疫学标准

（1）抗核抗体高于实验室参考值范围。

（2）抗 ds-DNA 抗体高于实验室参考值范围（ELISA 法另外，用此法检测，需两次高于实验室参考值范围）。

（3）抗 Sm 抗体阳性。

（4）抗磷脂抗体阳性：①狼疮抗凝物阳性；②梅毒血清学试验假阳性；③抗心磷脂抗体至少两倍正常值或中高滴度；④抗 β_2 糖蛋白 I 阳性。

（5）低补体血症：①低 C3；②低 C4；③低 CH50。

（6）无溶血性贫血者，直接 Coombs 试验阳性。

（三）肾脏病理标准

经肾穿刺活检证实的狼疮肾炎。

五、治疗

狼疮性肾炎的治疗在过去的半个世纪里已有很大的进展，特别是随着大剂量肾上腺皮质激素及细胞毒类药物的应用，LN 的预后得到明显改善。

狼疮性肾炎的治疗原则：①根据病理类型的不同制订相应的治疗方案。②除少数轻型病例外，一般分为诱导治疗和维持治疗两阶段。诱导治疗的目的是迅速控制免疫炎症反应和临床症状，调整免疫失衡，减少组织损伤及随后的纤维化，此期免疫抑制治疗药物剂量较大，作用较强。维持治疗的目的是稳定病情，防止复发，力求采用最小有效剂量控制病情，以降低长期治疗的不良反应。诱导治疗的时间一般为 6~9 个月，但有时诱导治疗和维持治疗并没有明显的界限。③狼疮性肾炎往往需要长期甚至终身的治疗，切忌在病情稳定阶段贸然减药或停药。在维持阶段的后期，可以在密切观察临床和实验室指标的前提下极缓慢地小量减少剂量，除少数极轻型狼疮性肾炎外，一般需要小剂量糖皮质激素和免疫抑制剂维持。④免疫抑制治疗是一把双刃剑，须密切观察治疗中的近期、中期和远期不良反应。不同治疗方案、疗程中可能发生的不良反应各有特点，临床医生须熟悉其特点。

（一）常用免疫抑制剂和用法

1. 糖皮质激素 是治疗 LN 首选和基本药物，尚无其他可替代。一般用泼尼松，一般起始剂量为 1 mg/（kg·d），持续 8~12 周逐渐减量，一般在治疗 6 个月（诱导治疗末期）减至 0.4~0.6 mg/（kg·d），后根据临床和实验室检查结果以及联合应用免疫抑制剂的种类继续缓慢减量，至 0.1~0.2 mg/（kg·d）长期维持。对于急进性肾炎的 LN 患者，起始治疗应予甲泼尼龙冲击：500~1 000 mg/d，共 3 天，必要时 5 天后再进行 1 个疗程，继以中等剂量口服维持。必要时，在诱导治疗阶段，可每月冲击治疗一次，并与环磷酰胺脉冲治疗相结合。

2. 环磷酰胺（CTX） 属烷化剂，既可影响增殖的细胞，也可影响处于静止期的细胞，其免疫抑制程度与剂量及疗程呈正相关。CTX 既可静脉应用，也可口服。有分析表明，加用环磷酰胺或硫唑嘌呤，较单用激素可使 LN 的终末期肾衰竭发生率降低 40%。

（1）美国 NIH 冲击方案：CTX 每月 1 次的冲击治疗加上糖皮质激素，疗效好，为重症 LN 的标准治疗方案。CTX，0.5~1 g/m² 体表面积，每月 1 次，共 6 个月；后续每 3 个月 1 次的同剂量治疗，持续 2 年，累计剂量 9~12 g。长疗程的 CTX 可减少晚期肾衰竭的风险。

（2）欧洲狼疮冲击方案：剂量小于 NIH 方案。CTX 500 mg，2 周 1 次，共 3 个月。初步报道该方案对增殖性 LN 的疗效不差于 NIH 方案，但不良反应减轻。

（3）口服 CTX 方案：1.0~1.5 mg/（kg·d），最大剂量不超过 150 mg/d，其疗效等同于静脉冲击方案，但也有报道其治疗毒性反应较脉冲大，可作为冲击治疗不能实施时的一种选择。

3. 吗替麦考酚酯（MMF） 可用于诱导治疗和维持治疗。在 LN 患者中可作 CTX 外的另一选择，尤其是当患者不愿接受 CTX 治疗，或在应用 CTX 过程中出现严重不良反应而使治疗无法继续（如发生出血性膀胱炎或卵巢功能障碍等）等情况下。有研究表明，MMF 对增殖性 LN（Ⅲ型和Ⅳ型）的疗效至少不低于环磷酰胺。但对重度增殖性 LN 的确切疗效尚未证实。也有研究显示，MMF 的长期肾功能保护作用似不及 CTX 方案，复发率也略高。MMF 诱导阶段的用量一般为 1.5~2.0 g/d，持续 6 个月后减为 1.0~1.5 g/d，维持半年至 1 年后减为 0.75~1.00 g/d，继续治疗 1 年左右。

4. 硫唑嘌呤（Aza）　在 SLE 中可选择应用，大多数用于肾外病变。在 LN 中，一般不用于诱导缓解治疗，而作为 CTX 诱导病情改善后的维持用药，帮助激素减量从而减少长期使用激素所产生的并发症。研究显示，以 Aza 或 MMF 作为维持治疗的方案显著优于 CTX 维持方案，且不良反应较少。Aza 维持治疗的剂量一般为 1~2 mg/（kg·d）。

5. 神经钙蛋白抑制剂　常用的为环孢素及他克莫司，两者同为神经钙蛋白抑制剂，能抑制 IL-2 的产生，从而发挥抗淋巴细胞增殖的作用。研究显示，神经钙蛋白除在 T 细胞激活中发挥枢纽作用外，还可以使肾脏足细胞中突触足蛋白去磷酸化，导致足细胞骨架结构的破坏和蛋白尿形成，而神经钙蛋白抑制剂可通过阻断这一过程而减轻足细胞的损伤和蛋白尿，从而发挥非免疫抑制降尿蛋白作用。常用剂量为环孢素 3~5 mg/（kg·d），或他克莫司 0.05~0.1 mg/（kg·d），分 2 次服用，一般 6~8 周可见效，病情稳定后逐渐减量。神经钙蛋白抑制剂作为一种选择性用药在 LN 中应用经验有限，主要用于膜性 LN 及一些难治性 LN。本药可加剧患者的高血压，同时对肾小管间质有毒性损害，在减药过程中易引起疾病复发，且其价格昂贵因而限制了它的应用。

6. 来氟米特　是一种新型免疫抑制剂。起始先予 50~100 mg/d 负荷量，连续 3 天，维持剂量为 20~30 mg/d。一项多中心研究显示，来氟米特联合激素治疗增殖性 LN 的总有效率达 80%，其中完全缓解率为 40%，疗效和 CTX 冲击方法相似。主要不良反应包括消化道症状、肝酶异常、感染、脱发等。

（二）其他治疗方法

1. 血浆置换　血浆置换可迅速清除致病自身抗体，但对照试验未发现血浆置换对 LN 治疗的益处，尚不能成为一线治疗。血浆置换在狼疮相关性抗磷脂综合征及血栓性血小板减少性紫癜的治疗中可发挥一定的作用。血浆置换同时需加用激素和细胞毒药物。

2. 免疫球蛋白静脉注射（IVIG）　静注人丙种球蛋白 0.2~0.4 g/（kg·d），每日或隔日 1 次，连用 5~10 天，可使 LN 症状缓解，蛋白尿显著减少或消失。通常用于治疗对激素及 CTX 禁忌或产生显著副作用；有严重感染；狼疮伴血小板减少或难治性中枢神经系统病变。研究表明此种疗法有免疫抑制的特性（如抑制致病性的抗 DNA 特种抗体），每月 1 次的脉冲治疗可作为 LN 诱导缓解后的辅助维持用药。

3. 利妥昔单抗　利妥昔单抗（RTX）是一种特异性针对 CD20 分子的抗体，能与 B 淋巴细胞表面的 CD20 结合，并通过补体介导的细胞毒作用等机制对 B 淋巴细胞进行特异性清除，从而达到治疗作用。目前推荐利妥昔单抗可作为难治性 LN 的"二线治疗"手段。由于尚无证据显示利妥昔单抗联合 MMF 和激素优于未联合组，不推荐该药作为 LN 初治的首选方案。常用的剂量为 375 mg/m² 体表面积，每周 1 次，共 4 次。

（三）其他协同治疗

1. 羟氯喹　推荐应用于各型 LN，可防止肾功能进展和狼疮复发，减少血管血栓性事件，降低心血管事件发生率。最大剂量不超过 6~6.5 mg/（kg·d）。接受羟氯喹治疗的患者须定期接受眼底检查，尤其是疗程超过 5 年的患者。

2. 降蛋白尿治疗　LN 患者存在蛋白尿者应常规使用血管紧张素转化酶抑制剂（ACEI）或血管紧张素 II 受体拮抗剂（ARB），目标蛋白尿控制应<500~1 000 mg/d。

3. 抗高血压　高血压的控制及药物选择应参照一般高血压治疗的标准。ACEI、ARB 为首选，目标血压控制在<130/80 mmHg。

4. 降脂 控制肾病综合征的高脂血症。当肾病综合征持续时间超过 2~3 个月时，通常需开始用 HMG-CoA 还原酶抑制剂或其他降脂药。目标 LDL<2.08~2.60 mmol/L。

（四） 不同类型 LN 治疗方案的选择

免疫抑制剂治疗并非适用于每个狼疮性肾炎的患者，也不是所有狼疮性肾炎患者出现肾功能损害时均需上述的强化免疫抑制剂治疗。LN 的治疗应按个体化分级进行，其中肾活检病理检查对 LN 的治疗起着重要的指导作用。

1. I 型 LN 通常预后良好，不需要特别的治疗，除非有肾外狼疮活动的表现，或进一步发展成更严重的肾小球病变。

2. II 型 LN 对于蛋白尿少于 1 g/d 者治疗同 I 型 LN。蛋白尿较多者（尤其是>3 g/d），应接受糖皮质激素和免疫抑制剂治疗。II 型 LN 达到肾病范围蛋白尿者往往存在足细胞病变，推荐神经钙蛋白抑制剂治疗。

3. 增殖性 LN（III 型和 IV 型 LN） 一般应采用强化治疗，可分为诱导治疗和维持治疗两阶段，联合激素和免疫抑制剂。诱导期治疗可予以静脉 CTX 脉冲，每月 1 次，共 6 次（NIH 方案）。也可采用欧洲狼疮冲击方案。同时给予口服泼尼松 1 mg/（kg·d），8~12 周后逐渐减量。亦有采用激素冲击治疗此型 LN。对于此型中相对较轻的患者，可用 MMF+激素的治疗方案以减少由 CTX 治疗带来的毒副作用，同样可获得较好的疗效。大约有半数此型患者在上述治疗药物减量或停药后会复发。故一旦达到缓解，需用维持剂量免疫抑制剂帮助维持缓解，预防复发，降低其发展成终末期的危险性。维持治疗须在末次 CTX 脉冲结束后至少 4 周，白细胞计数>$4.0×10^9$/L，中性粒细胞绝对计数>$1.5×10^9$/L 时方可进行。关于维持治疗的最佳方案及疗程并无明确定论。一般可做如下选择：口服 MMF 或硫唑嘌呤 12~24 个月；CTX 脉冲每 3 个月 1 次，直至患者完全缓解后 1 年；环孢素或他克莫司维持 24 个月。临床试验表明，MMF 或硫唑嘌呤维持治疗较 CTX 脉冲更加安全有效。

4. 膜性 LN（V 型 LN） 关于此型患者的预后可有很大差异。当其合并 III 型及 IV 型相关病变时，预后较差，一般应采用强化治疗，方案可参照弥漫增殖性 LN 治疗方案。对于纯 V 型 LN，如肾功能正常，且蛋白尿未达到肾病综合征范围者，通常无需免疫抑制剂治疗，除非存在肾外狼疮活动的表现。而对那些持续性肾病范围蛋白尿的患者，可参照弥漫增殖型肾小球肾炎的治疗方案，也可予环孢素或他克莫司加中等剂量泼尼松 0.4~0.6 mg/（kg·d）治疗。

5. 弥漫增殖性 LN 伴血栓性微血管病变（溶血尿毒综合征、血栓性血小板减少性紫癜或抗磷脂抗体综合征） 可考虑在泼尼松与细胞毒药物治疗的基础上加用抗凝药物或小剂量阿司匹林以减少血栓栓塞性并发症。如静脉注射肝素，剂量为 75~100 mg/d，一般 2 周为 1 个疗程，随之口服华法林（国际标准化比值 INR 维持在 2.6~3.0）等。双嘧达莫为抗血小板聚集药，可长期配合应用，剂量为 50~75 mg/d。在无症状或轻症患者中，可长期用小剂量阿司匹林，但一般不主张预防性用华法林抗凝。

对于肾功能急剧恶化、严重高血容量、顽固性心力衰竭者，则应采用紧急血液透析或腹膜透析等治疗，使患者度过危险期，为其他治疗创造条件。对于病情呈慢性过程，病理改变亦以慢性为主者，一般不宜盲目地长期使用泼尼松及细胞毒药物，以防产生严重的致死性副作用。

6. 难治性或复发性的 LN（通常为 IV 型） 除了采用通常所用的激素、CTX 及硫唑嘌呤等并且延长总疗程外，对那些治疗反应差的患者，尚可采用其他的治疗方案：更换治疗方案，如原采用 CTX 方案者改用 MMF；加用血浆置换；试用神经钙蛋白抑制剂；试用 MG；试用利妥昔单抗等。国内有单位提出多靶点治疗方案，即联合应用 MMF、他克莫司和糖皮质激素三药，初步研究显示，多靶点治疗难治性 LN 的疗效优于任何两药联用，而不良反应并无增多。也可尝试大剂量化疗伴干细胞移植、免疫吸附以及抑制补体系统如抗 C5 抗体治疗等新的治疗方案，但这些治疗各有局限，且远期疗效不明，有的尚处于探索阶段，采用时需根据实际情况，慎重考虑。

7. 终末期狼疮性肾炎的治疗　终末期 LN 患者，多数肾小球硬化，间质纤维化，肾衰竭需进行透析治疗。此时多数患者 SLE 活动性表现亦减轻，应用皮质激素及免疫抑制药物的剂量亦减少。一般患者经长期透析治疗后病情稳定，存活率同其他终末期肾小球疾病。当病情活动完全静止后（一般建议透析 1 年以上），可做肾移植，持续缓解的 SLE 患者中，移植后移植肾复发 LN 十分少见。

8. LN 合并妊娠的治疗　一般应在 LN 完全缓解后才可考虑妊娠。妊娠期应禁用 CTX、MMF、ACEI 和 ARB。可继续使用小剂量糖皮质激素、硫唑嘌呤和羟氯喹。小剂量阿司匹林有助于减少流产的风险。妊娠期间应密切随访狼疮活动的迹象，一旦不能满意控制应及时终止妊娠。

（五）疗效监测

LN 对治疗反应可分为完全缓解、部分缓解和无效。所谓完全缓解，一般公认的标准为肌酐恢复至基值，同时尿蛋白/肌酐（uPCR）<500 mg/g。部分缓解指血肌酐水平稳定（±25%），或下降但未恢复至正常，同时 uPCR 下降≥50%。如原有肾病范围的蛋白尿（uPCR≥3 000 mg/g），则需要 uPCR 下降>50%，同时 uPCR<3 000 mg/g。未达到上述标准为无效。

免疫抑制治疗的疗效通常与狼疮炎性病变特征减轻如肾外症状得到控制及血浆补体水平和抗双链 DNA 抗体（dsDNA）滴度水平相关。血清补体和 dsDNA 水平预测 LN 活动的敏感性为 49%~79%，特异性为 51%~74%。血浆补体水平较 dsDNA 滴度水平与 LN 复发关系更密切。蛋白尿的检测也是衡量治疗反应的一个重要指标，成功的治疗将使尿蛋白显著较少。相反，尿蛋白增加则表明疾病仍活跃。将来可能通过测定尿液中细胞因子、化学因子和（或）血清抗 C1q 来评估疾病是否活动。早期治疗对改善预后有益，因为延迟治疗通常会引起肾小球损坏及纤维化，从而对免疫抑制剂治疗反应差。

六、预后

LN 病程长久，系终身性疾病。其预后与临床表现、有无中枢神经系统及心脏累及、病理分类及程度等相关。既往认为 SLE 患者一旦发现肾脏受累后，主要死于尿毒症。但随着诊断和治疗手段的改进，目前认为 SLE 主要死因为肾外表现及治疗本身的副作用如感染等。LN 的预后较过去已有明显改观，CCr 正常者，其 5~10 年的存活率分别达 90% 及 85%。

（文茂婉）

第六节　过敏性紫癜性肾炎

过敏性紫癜（HSP）是一种以皮肤累及为显著特征的系统性血管炎，常见于儿童，多可以自限，1/3 会复发。该病的特点是非血栓性皮肤紫癜，常位于下肢和臀部，呈对称性。可以合并关节炎、腹痛血便、血尿和蛋白尿。肾脏累及在较年长儿童及成年人中常见且严重。其肾脏的组织学表现与 IgA 肾病相一致，提示过敏性紫癜性肾炎（HSPN）与 IgA 肾病可能具有相似的致病机制。

一、病因和发病机制

HSP 病因不明，大部分多见于秋冬季节，往往和前期感染尤其是上呼吸道感染有关。有研究显示，20%～30% 的 HSP 患者咽喉部细菌培养为 A 组 β-溶血性链球菌，提示链球菌抗原沉积可能与有些过敏性紫癜性肾炎发病有关。约 1/4 患者与鱼、虾类过敏或预防注射、药物等相关。研究发现，过敏性紫癜性肾损害的发病机制与 IgA 肾病相似，血清 IgA 亚型 IgA1 分子铰链区 O 糖基化异常（Gd-IgA1）与抗 Gd-IgA1 抗体形成循环免疫复合物，此复合物不易被肝脏从正常代谢途径清除，从而沉积到肾脏，引起系膜细胞增生，产生大量细胞因子损害足细胞，最后导致肾脏纤维化。补体激活在过敏性紫癜的发病机制中也起到一定作用。另外，也有人认为 T 细胞激活功能受损亦参与 HSP 致病。

二、病理

光镜下肾穿刺发现 HSPN 与 IgA 肾病相似。典型的肾小球病变为系膜增生型肾小球肾炎伴不同程度的新月体形成，包括系膜细胞的增生和基质的扩张，可以是局灶性，亦可为弥漫性。在严重的病例，其单核及多核细胞可浸润肾小球毛细血管丛，出现坏死现象。有些病例呈膜增生型，出现肾小球基底膜双轨现象，脏层、壁层上皮细胞增生，新月体形成，病变从节段到周围，起始为细胞性，最终纤维化。肾小管间质萎缩改变及间质纤维化与肾小球损伤程度相一致。电镜下可见系膜细胞增生，基质增加，有广泛的系膜区内皮细胞下不规则电子致密物沉积，偶见上皮细胞下电子致密物沉积，伴基底膜断裂，管腔见中性粒细胞、血小板及纤维素等。免疫荧光镜可见以 IgA 呈颗粒样在肾脏系膜区较广泛沉积，也可有 IgG、IgM、C3 备解素和纤维蛋白相关抗原的沉积。除系膜区外，偶见毛细血管袢的沉积。根据病变程度及临床病理联系，世界卫生组织将其分类如下：Ⅰ型包括微小病变伴或不伴轻度局灶增生型肾小球肾炎；Ⅱ型包括轻度弥漫增生型肾小球肾炎伴或不伴显著局灶节段性增生；Ⅲ型包括中度局灶增生型肾小球炎、中度弥漫增生型肾小球肾炎；Ⅳ型包括重度弥漫增生型肾小球肾炎、终末期肾病。

三、临床表现

（一）肾外表现

1. 皮疹　HSP 的特征性皮疹发生在四肢远端、臀部及下腹部，多呈对称性分布，为出血性斑点，稍高于皮肤表面，可有痒感，1～2 周后逐渐消退，常可分批出现，几乎所有患者均有此损害。

2. 关节症状　多发性、非游走性关节肿痛约在 2/3 患者出现，多发生在踝关节，少数发生在腕和手指关节。

3. 胃肠道症状　最常见为腹痛，以脐周和下腹部为主，为阵发性绞痛。腹痛可相当严重，可伴恶心、呕吐及血便，有时可误诊为急腹症而予剖腹探查。儿童有时可并发肠梗阻、肠套叠和肠出血。

4. 其他　淋巴结肿大，肝脾大及神经系统受累如头疼、抽搐和行为异常等。

（二）肾脏症状

HSPN 在 HSP 患者中很常见，典型的肾脏累及通常在系统性症状发生后数天至一个月后出现，但与肾外病变的严重程度并不平行。有研究表明相对于黑便及关节症状，出现腹痛的患者其发生肾炎的危险性更大。HSPN 患者可出现镜下或肉眼血尿、红细胞或其他细胞管型或蛋白尿。大多数患者病情较轻，以无症状性血尿、蛋白尿为主，伴正常肾功能或仅血肌酐轻度升高。然而亦有患者出现严重症状包括肾病综合征、高血压和急性肾衰竭。肾穿刺发现肾脏病变严重程度通常与临床症状的严重性密切相关，但并非绝对。当病理为局灶系膜增生型时，一般临床仅表现为无症状性血尿。明显的蛋白尿则同较显著的细胞增生相关。而当蛋白尿达肾病综合征范围时，通常伴新月体形成。当患者紫癜或肉眼血尿反复发作时，可出现肾脏症状加剧，且肾活检证实肾小球病变恶化。>50%的肾小球新月体发生的比率是判断预后的一个最重要指标。有研究表明，当新月体数目达50%或以上时，其发展成终末期肾病的可能性明显增加。一般认为儿童较成人预后好，成人较儿童发生肾病综合征、高血压，甚至肾衰竭的危险性增加。

四、诊断

依靠典型的皮肤、关节、胃肠道及肾脏受累的临床表现，免疫荧光下 IgA 沉积在皮肤或肾脏组织及不同程度病理改变可诊断该病。

五、鉴别诊断

本病肾脏病理改变同 IgA 肾病难以区分，但本病的肾小球毛细血管裑坏死及纤维沉着程度较重。以皮疹及肾炎综合征为表现的临床综合征除本病外应与原发性及其他继发性小血管炎相鉴别。本病的皮肤小血管及肾小球沉积的免疫球蛋白以 IgA 为主，而原发性小血管炎则常无免疫球蛋白沉着。其他继发性小血管炎（SLE、冷球蛋白血症等）则以 IgG 及 IgM 沉着为主。当皮疹等肾外表现不明显时，应注意与急性链球菌感染后肾炎相鉴别，本病血清 C3 及抗"O"滴度正常，而 IgA 及含 IgA 成分的循环免疫复合物、IgA-FN（IgA-纤连蛋白）等常可升高。注意检查肾外表现及必要时肾活检可以帮助诊断。对于儿童，应与其他凝血功能异常如抗磷脂抗体综合征及败血症相鉴别，对于成人则应与其他自身免疫性疾病如过敏性血管炎、冷球蛋白血症及 SLE 相鉴别。

六、治疗

肾外表现主要为对症治疗。急性期去除诱因（如感染、药物或食物等）、休息、水化、镇痛及抗过敏等。有证据显示激素可改善关节炎及腹痛症状，然而它不能预防疾病的复发。HSPN 一般建议对于绝大多数 24 小时蛋白尿>0.5 g 患者先做肾活检，密切随访其蛋白尿及肾功能情况。一项 RCT 研究证实 ACEI 可以降低 IgA 患者蛋白尿水平及维持肾功能。尽管糖皮质激素广泛应用于表现为肾病综合征水平蛋白尿的 HSP 患儿，但在 HSPN 患儿中应用糖皮质激素获益的证据很少。由于缺乏充分的长期 HSPN 治疗随访数据，我们建议 HSPN 的治疗应参照特发性 IgA 肾病的治疗，建议 ACEI/ARB 初始治疗，逐步达到最大耐受量。也有报道在儿童患者中联合应用激素和硫唑嘌呤，或激素、环磷酰胺和双嘧达莫，或激素、环磷酰胺、肝素/华法林和双嘧达莫治疗此病的新月体肾炎，可使肾功能得到改善。但因此病新月体肾炎经常可自行缓解，所以对这类药物的疗效还很难评估。

静脉注射免疫球蛋白及血浆置换均被试用于 HSPN 的重症患者。有资料显示，单独血浆置换治疗对某些患者有效。MG 亦曾被用于少数大量蛋白尿及肾小球滤过率急剧下降的患者，但疗效尚不肯定且还存在潜在的副作用，需权衡利弊后谨慎应用。

终末期肾衰竭患者可做透析及移植治疗。有报道过敏性紫癜性肾炎移植肾 5 年复发率为 35%，约 11% 的患者因复发而最终导致移植肾功能丧失。新近的回顾分析表明较低的移植肾 HSPN 复发率（5 年 2.5%，10 年 11.5%），但是移植肾功能丧失比例仍然较高。移植肾本病的复发通常与肾外病变活跃有关，对于那些起病急剧、3 年内发展成肾衰竭的 HSP 患者，移植后本病较容易复发，所以一般建议应在紫癜消失后 12~24 个月再做肾移植。另有报道提示，活体肾供体的紫癜性肾炎复发率较尸体肾明显增加。

七、预后

大多数 HSPN 患者短期预后良好，在平均为 18 个月的随访期中，儿童和成人的完全恢复率分别可达 94% 和 89%。对于儿童，HSP 活动通常能自行缓解；大多数患者仅为局灶性肾小球累及和一过性血尿、蛋白尿，肾脏预后良好。HSP 的复发十分常见，约 1/3 的患者，尤其是有肾脏累及的患者出现复发，通常发生在初次发病后 4 个月，但复发并不意味其长期预后差。重症患者的长期预后仍不佳，最终发展成肾衰竭。女性患者发生长期肾功能损害的危险程度为男性的 2.5 倍。下列病变及活检结果通常提示预后不良：①肾病综合征；②肾功能不全；③高血压；④新月体肾小球肾炎（>50%）；⑤肾小管间质性肾炎。

（文茂婉）

第七节　系统性硬化的肾损害

系统性硬化即系统性硬皮病，病理表现为胶原纤维沉积、硬化及血管病变，临床上以导致弥漫性皮肤增厚和纤维化以及内脏器官（包括消化道、肺、肾脏和心脏等）结构功能异常为特征，是一种病因未明的弥漫性结缔组织病。肾脏累及在系统性硬化中十分常见，大多数患者仅出现轻度肾功能损伤。约 10%~20% 的系统性硬皮病患者会发生危及生命的肾脏病变，称之为系统性硬化肾脏危象（SRC），而在局限性硬皮病患者中较少见。尽管血管紧张素转化酶抑制剂（ACEI）在系统性硬化肾脏危象中被广泛应用，但其发病率及死亡率仍然很高。本节主要讨论 SRC。

一、发病率

尸体解剖提示 60%~80% 的系统性硬化患者存在肾脏累及。有显著临床表现的不多见，约 50% 的患者会出现微量蛋白尿、血肌酐浓度轻度升高和（或）高血压，但大多数不会发展为慢性肾衰竭。因此，至少在部分患者中蛋白尿和高血压同时存在并不能反映系统性硬化病变的严重程度。10%~20% 的病例发展成严重的肾脏病变，急慢性肾衰竭是本病的主要死因。

二、发病机制

系统性硬化的发病机制主要包括免疫异常；血管内皮激活和（或）损伤；成纤维细胞活化导致胶原纤维过度产生，三者相互作用在疾病发展中起着重要作用。肾脏损害与血管病变有密切关系：①肾皮质血管收缩，见于大多数系统性硬化伴肾硬化的患者。由寒冷诱发的雷诺现象可加剧血管收缩，而动脉内输注氨茶碱可使症状缓解。②叶间动脉内膜增殖，可使管腔狭窄，肾血流量减少，刺激肾素-血管紧张素系统活性增强，结果血压升高，皮质血管进一步收缩，皮质血流量进一步减少，细胞缺氧肿胀，皮质灶性坏死，而致肾衰竭。

三、危险因素

系统性硬化肾脏病变通常发生在疾病的早期，大多在起病的 5 年内。一项大型研究发现，SRC 发生的中位期为起病后 7 个半月。已证实许多因素与 SRC 危险性增加相关。

1. 系统性硬皮病弥漫性皮肤累及　这是 SRC 最重要的危险因素，局限性硬皮病患者很少发生 SRC。

2. 药物　有报道持续使用中等至大剂量泼尼松超过 6 个月将显著增加 SRC 的发生率，所以通常推荐尽可能避免激素剂量>15 mg/d。

3. 人种　系统性硬化肾脏危象在黑种人中的发病率显著高于白种人，这可能与黑种人中原发性高血压发病率高且相对较重有关。

4. 自身抗体　一些自身抗体的存在与否和系统性硬化肾脏危象的发生率相关。有报道，抗-RNA 多聚酶或 ANA 抗体阳性患者发生 SRC 的风险增加。

5. 其他　危险因素还包括大关节挛缩，新发生的贫血，新的心血管事件如心力衰竭、心包积液等。相反，之前存在的高血压、血肌酐水平升高、尿检异常等并不成为 SRC 的危险因素。

四、病理

硬皮病肾损害与恶性高血压患者的肾脏病理表现非常类似。肾脏主要组织学改变在弓状动脉、小叶间动脉及肾小球。光镜下，急性期可见到纤维蛋白血栓和血管壁纤维素样坏死病灶，血管内膜黏液样变，内皮细胞肿胀，血管壁可见红细胞碎片。其愈合会导致小叶间动脉黏液样内膜增厚，然后出现向心性"洋葱样"肥厚，致使动脉管腔狭窄甚至阻塞，形成肾皮质灶性坏死。典型的肾小球病变为缺血性的塌陷，导致局灶性坏死性肾小球肾炎，终致肾小球硬化。也可见系膜溶解和纤维素样坏死。免疫荧光可见 IgM、C3 非特异性的沉积，纤维连接蛋白也可沉积在纤维素样坏死或急性血栓性微血管病累及的肾小球或小动脉。电镜下可见小叶间动脉内皮细胞的肿胀和扩张。慢性病变可见肾小球基底膜双轨征及细胞的插入。

SRC 是一种血栓性血管病变，与恶性肾硬化、TTP/HUS、放射性肾炎、慢性移植排异及抗磷脂抗体综合征相似。由于具有相同的组织学发现，所以肾活检并不能明确诊断 SRC。但肾活检对 SRC 诊断有帮助，因为它能排除其他诊断并提供有效的预后信息。

五、临床表现

肾损害的临床表现不一，可完全无症状，也可表现为肾衰竭。早期可表现为蛋白尿，持续存在的蛋白尿则提示预后不良。蛋白尿可以是肾损害的唯一表现，但大部分患者同时伴有高血压和（或）肾功能不全。25%～50%的患者有不同程度的高血压，是肾脏损害最常见表现，合并高血压者的死亡率较血压正常者明显增高。如同时有蛋白尿，则更易发生肾功能不全。10%～20%的患者在病程中出现 SRC，血压突然升高，眼底絮状渗出或出血，肾素活性明显升高，肾功能急剧恶化，短期内进入终末期肾脏病。

系统性硬化肾危象的典型特征有：

（1）急性肾衰竭。

（2）突发的中至重度高血压，常伴有恶性高血压的临床改变如高血压眼底病变（出血、渗出）及高血压脑病。但也有近 10%的 SRC 患者发病时血压正常，其中部分患者的血压较其基础值仍有升高。这部分血压正常的 SRC 患者较高血压的肾脏预后差，死亡率更高。

（3）尿沉渣通常正常或仅有轻微的蛋白尿伴少量细胞或管型。

（4）其他临床表现主要与恶性高血压或潜在的血管病变相关，如微血管病性溶血性贫血；心力衰竭、肺水肿、头痛、视力模糊及高血压脑病、癫痫发作等。如果不治疗，大致在 1~2 个月内会发展成终末期肾衰竭。

六、诊断

　　SRC 的诊断主要包括：①新出现的高血压，血压>150/85 mmHg（24 小时测量次数大于 2 次）。②急性肾衰竭。③其他还包括微血管性溶血性贫血及血栓性血小板减少，恶性高血压引起的急性视网膜改变，新出现的蛋白尿、血尿，急性肺水肿，进展性的少尿或无尿，肾活检特征性改变。

　　系统性硬化较罕见的一型称为无皮肤硬化的系统性硬化，在此情况下可出现恶性高血压引起的急性肾衰竭，需要用其他指标评估：

　　（1）甲床毛细血管扩张及血流阻断现象。

　　（2）累及胃肠道（如食管或小肠运动障碍）或间质性肺病（如肺下叶间质浸润、限制性肺功能异常）、肺动脉高压。

　　（3）出现特异性的自身抗体如抗-RNA 多聚酶抗体或抗-ANA 阳性。

　　结合系统性硬化的诊断，临床表现典型的 SRC 的诊断并不困难，真正困难的是如何发现那些可能在近期发生 SRC 的高危患者。

七、鉴别诊断

　　单凭肾脏病理不能确诊系统性硬化肾损害，因为同样的病变可发生于其他类型的血栓性微血管病，包括恶性肾动脉硬化（由急进型高血压所致）、溶血性尿毒症综合征（HUS）、血栓性血小板减少性紫癜（TTP）、放射性肾炎、慢性移植肾排异及抗磷脂抗体综合征等。

　　1. SRC 与恶性高血压的鉴别　病史对两者的鉴别有帮助。当一个长期血压未得到控制的患者，若出现血压升高及眼底视乳头出血、渗出，则提示可能患有恶性高血压和恶性肾动脉硬化。但对之前血压正常的患者诊断则较为困难，此时应先与其他可引起急性高血压的病变（如肾动脉狭窄等）进行鉴别。

　　2. SRC 需与其他类型的血栓性微血管病相鉴别，特别是与 HUS/TTP 鉴别　HUS/TTP 患者通常表现为特征性的血小板减少、紫癜、微血管病性溶血性贫血、肾功能快速恶化，与 SRC 临床表现类似，但 HUS/TTP 患者缺乏系统性硬化症的临床或血清学变化。其他如 TTP 时可测定金属蛋白酶 ADAMTS13，以及典型的病史特征如存在某些诱因（如儿童腹泻或成人经过某种化疗）时，对上述疾病的诊断有帮助。

八、治疗

　　首要治疗为控制血压，力争在 72 小时内将血压降至原基础范围，也有推荐每日降压不超过 20 mmHg。如果在出现不可逆的肾脏损伤前强化治疗、控制高血压，则高达 70% 的患者肾功能能够维持稳定或有所改善，提高患者的存活率。

　　ACEI 类药物为首选，可在 90% 的患者中逆转因血管紧张素Ⅱ（AⅡ）所引起的血管收缩，在部分患者中还能改善皮肤硬化及雷诺征。其机制尚不明，可能与微血管压力减低或局部血流增加有关。但没有明确证据表明 ACEI 在系统性硬化患者中能预防 SRC 的发生，所以不推荐仅出于预防目的而使用 ACEI。

　　ACEI 使用经验最多的是卡托普利，因其为短效降压药，起效快（60~90 分钟达到峰值）、作用时间短、可快速增加剂量。对于没有中枢神经系统症状的患者（无高血压脑病、视乳头水肿），卡托普利起始剂量为 6.25~12.50 mg，每 4~8 小时增加 12.5~25.0 mg 直到血压达标，最大使用剂量为 300~450 mg/d。有中枢神经系统症状的高血压患者，卡托普利使用剂量同前，逐渐增加，同时推荐静脉使用硝普钠，一旦卡托普利剂量增加到能够将血压降到患者的基线范围，尽快停用硝普钠。近 10% 血压正常的 SRC 患者，也推荐以卡托普利 6.25 mg 起始，如能耐受增加剂量至 12.50 mg，防止低血压。

由于系统性硬化肾脏病变某种意义上类似于双侧肾动脉狭窄，而 ACEI 则可降低出球小动脉阻力及肾小球内压，引起血肌酐升高，所以用药后应严密监测血肌酐水平，同时还要监测全血细胞计数、纤维蛋白降解产物及外周血涂片，因为微血管病性溶血的程度能反映病情活动情况。同其他情况下使用 ACEI 不同的是，即使肾功能进一步恶化，对于 SRC 仍要坚持使用 ACEI。部分患者尽管已经开始透析治疗，但 ACEI 的使用有助于控制高肾素血症，使患者仍有机会部分恢复肾功能。

其他非 ACEI 类降压药：ARB 类药物在 SRC 中的使用依据尚不足。静脉前列腺素被认为有助于改善微血管病变而不会导致低血压，但无对照观察性研究证实。鱼油，因为理论上它对血流动力学有益且有抗血小板的特点，但其在系统性硬化肾脏病变中的疗效未被证实。抗凝药及抗血栓药物的作用尚不清楚，激素对皮肤和内脏病变的作用有限，对肾脏损害无效，其他如细胞毒药物等效果也不肯定。

如遇到对 ACEI 类药物治疗抵抗的高血压患者（最大推荐剂量仍不能有效降压），可在 ACEI 的基础上加用钙离子拮抗剂。β 受体阻断药因理论上可能会加重血管痉挛，SCr 患者禁用。

即使使用了 ACEI 治疗，20%~50% 的 SRC 患者仍会进展至 ESRD，肾衰竭治疗如下：

1. 透析　出现肾危象时，有时因病情需要紧急血液透析治疗。如果需要长期肾脏替代治疗时，血液透析和腹膜透析均可考虑，但系统性硬化患者的血管通路问题相当困难，相关的并发症也是导致患者死亡率居高不下的原因。通常在急性系统性硬化肾危象后，肾功能会有明显的恢复，患者可脱离透析，而且有时肾功能的恢复和改善需延续至 18 个月，所以在急性肾危象后短期内不应考虑即刻做肾移植。

2. 肾移植　在硬皮病患者中进行肾移植经验有限。移植肾的生存率通常较无硬皮病患者低。尽管移植肾的生存率相对较低，但有报道移植后患者的生存率较那些等候移植的患者高。以往肾移植后此病的复发率为 20%，随着 ACEI 的广泛应用，其复发率降至 2%~3%。有报道，当将 ACEI 转换成 ARB 时，导致疾病复发，说明 ACEI 在治疗该疾病时有其独特的优越性。

（文茂婉）

第八节　肾淀粉样变性

淀粉样变性是一组蛋白质分子病态折叠后产生异常的空间结构沉积于组织中，引起器官功能障碍的疾病。因这类蛋白纤维接触碘与硫酸时出现与淀粉相似的反应，故命名为"淀粉样变性"。迄今为止已发现二十余种可导致淀粉样变性的蛋白，并以此对淀粉样变性进行分类。肾淀粉样变性是指淀粉样蛋白在肾脏沉积致病，主要临床表现为肾病综合征，晚期可导致肾衰竭死亡。本病多见于 50 岁以上患者。

一、病因和发病机制

淀粉样变纤维的结构组成可分为两个部分。一部分为各类淀粉样变纤维所共有的成分，包括血清淀粉样 P 物质（SAP）、胺聚糖（GAG）、载脂蛋白 E、基底膜成分。SAP 是一种高度稳定的、耐蛋白酶的糖蛋白，以钙依赖的方式与淀粉样物质结合，有助于体内淀粉样物质的稳定。GAG 以非共价键方式与淀粉样蛋白纤维结合，有促进蛋白纤维形成的作用。另一部分即可导致淀粉样变性的前体蛋白。

最常见的前体蛋白是免疫球蛋白轻链 N 端片段，称为 AL 淀粉样蛋白，其所致疾病常称为原发性淀粉样变性。可持续产生 λ 或 κ 轻链的单克隆浆细胞亚群参与 AL 型淀粉样变性的发病；在这个过程中巨噬细胞的溶酶体以一种不正常的方式裂解免疫球蛋白轻链，最终产生 AL 蛋白。

继发性淀粉样变性的前体蛋白是肝脏合成的血清淀粉样 A 蛋白（SAA）。长期的慢性炎症可以释放许多细胞因子，如白细胞介素-1、白细胞介素-6、肿瘤坏死因子-α。这些因子刺激肝脏合成 SAA，入血后同高密度脂蛋白形成复合物，后者又经过受体作用被巨噬细胞摄取、降解。前体蛋白经水解成 76 个氨基酸的多肽，有致淀粉样变的能力，即 AA 蛋白。

其他致淀粉样变的前体蛋白有纤维蛋白原 Aα、载脂蛋白 A1、载脂蛋白 A2、免疫球蛋白重链、β_2 微球蛋白、甲状腺素运载蛋白等。不同的前体蛋白获得致淀粉样变的能力所需的过程是不同的。不需改变分子结构，过度积聚的 β_2 微球蛋白就可以发生淀粉样变。而甲状腺素运载蛋白要获得致淀粉样变的能力需要其中一个氨基酸被替换。

前体蛋白可以折叠、自我聚合形成特殊的 β 片层结构，在 SAP、GAG 的帮助下进一步稳固而不被酶解。淀粉样物质肉眼为粉红或灰白色石蜡样，光镜下呈无定形的均匀的嗜伊红性物质。刚果红染色呈砖红色，偏光显微镜下为苹果绿双折光现象。若高锰酸钾能清除刚果红染色，则多为 AA 蛋白。电镜下淀粉样变纤维直径为 7~10 nm。

淀粉样蛋白在组织沉积进而破坏组织结构，导致器官功能障碍，这个过程被认为是淀粉样变的致病机制。研究发现，致淀粉样变的前体蛋白也有毒性作用。通过抗浆细胞治疗，减少 AL 蛋白的产生，虽不能减轻心脏室壁厚度，减少肾脏淀粉样蛋白沉积，但能改善心功能，减少蛋白尿。

二、分类

淀粉样变性可分为获得性、遗传性。常见的获得性淀粉样变性有原发性淀粉样变性、继发性淀粉样变性、透析相关性淀粉样变性。遗传性全身性淀粉样变性十分少见，但可以有多种形式存在，是基因突变的结果，多呈常染色体显性遗传。

（一）获得性淀粉样变性

1. 原发性淀粉样变性（致病蛋白为 AL 蛋白，其前体蛋白为免疫球蛋白轻链）　近 80% 的患者有"良性"单克隆丙种球蛋白血症病史，10% 为多发性骨髓瘤，其余 10% 为恶性淋巴瘤与巨球蛋白血症。通过免疫固定电泳在患者血清和尿内可以检测出免疫球蛋白轻链。病变主要累及肾脏、心脏、肺、周围神经和血管，患者表现为充血性心力衰竭、周围神经病变、腕管综合征、直立性低血压、肾病综合征和肾功能不全。肾脏受累率约为 50%，45% 的患者由于淀粉样蛋白在肾脏的沉积而表现为肾脏肿大，有非选择性蛋白尿，长期大量蛋白尿会引起肾小管损伤，表现为酸中毒或肾性糖尿。最后进入终末期肾衰竭。

2. 继发性淀粉样变性（致病蛋白为 AA 蛋白，其前体蛋白为血清淀粉样 A 蛋白）　又称为全身性反应性淀粉样变性。常见其继发于慢性炎症性疾病、风湿性疾病、慢性感染和一些恶性疾病。根据报道，溃疡性结肠炎和红斑狼疮患者很少并发淀粉样变性，而在克罗恩病和类风湿关节炎尤其青少年的类风湿关节炎，淀粉样变性是较常见的，常累及脾、肝、肾脏、心脏和肠。大约 25% 的 AA 患者可以累及肾脏或肾小球，由于淀粉样蛋白纤维在肾小球沉积，患者往往表现为蛋白尿，可以为肾病综合征，患者最终发展为肾功能不全。也有报道如果患者进行透析或肾移植，会加速淀粉样蛋白在其他组织的沉积。

3. β₂ 微球蛋白淀粉样变性（慢性透析相关的淀粉样蛋白）　长期血透治疗的患者（一般>7 年）会发生透析相关性淀粉样变性。由于 β_2 微球蛋白在滑膜、腕骨韧带沉积，造成关节病变和腕管综合征；此外，β_2 微球蛋白还能在软组织沉积。有报道，未透析的慢性肾衰竭患者，也可以发生 β_2 微球蛋白淀粉样变性。本病可能和炎症反应有关，使用非甾体抗炎药或糖皮质激素有一定效果。应用高通量透析能改善病情。

（二）遗传性淀粉样变性

遗传性淀粉样变性典型的疾病是家族性淀粉样变性并多发性神经病变（FAP）和家族性地中海热（FMF）。FAP 临床以进行性外周神经与自主神经病变及不同程度的内脏淀粉样物质的沉积为特点。目前仍以对症支持治疗为主，亦有患者接受肝移植效果良好的报道。FMF 为常染色体隐性遗传，有 AA 淀粉样蛋白在肾小球沉积，引起肾病综合征、肾功能不全。这个疾病可以预防性用秋水仙碱 1.5 mg/d，对于 60%~70% 的 FMF 患者有预防作用。

三、病理

肾淀粉样变肾脏早期体积常增大，可为正常人肾体积的 2 倍，质坚硬，外观苍白、肿胀，表面呈颗粒状。晚期，长期高血压和（或）感染、血管受累狭窄时，可见肾体积缩小。

（一）光学显微镜检查

早期肾小球系膜区有淀粉样物质沉积，但系膜细胞不增多；晚期淀粉样物质沉积于毛细血管基底膜，使之增厚，血管腔闭塞，整个小球呈无结构的淀粉样蛋白团块。这种团块经刚果红染色呈现为砖红色，若染上的刚果红不能被高锰酸钾清除，则多为 AL 蛋白，反之则多为 AA 蛋白。淀粉样蛋白在偏光显微镜下呈苹果绿色双折光物质。肾间质、偶尔肾小管基底膜也可有淀粉样蛋白沉积。病变轻微时可类似微小病变。

2010 年世界肾脏病大会首次提出肾淀粉样变的病理分型标准：Ⅰ期轻微淀粉样沉积；Ⅱ期系膜区 10%~25% 肾小球淀粉样沉积；Ⅲ期 26%~50% 肾小球淀粉样沉积；Ⅳ期 51%~75% 肾小球弥漫性系膜毛细血管淀粉样沉积；Ⅴ期膜性淀粉样沉积，主要沉积在毛细血管基底膜，缺乏系膜区沉积；Ⅵ期>76% 肾小球淀粉样沉积。

（二）免疫荧光显微镜检查

IgG、IgA、IgM、C3、C1q 等有时可呈阳性，无特殊诊断价值。抗 AA、抗 κ 或 λ、抗 β_2 微球蛋白、抗血清与其相应的淀粉样蛋白反应呈阳性，具有诊断和鉴别意义。

（三）电子显微镜检查

淀粉样蛋白呈直径 8~10 nm 无分支的细纤维丝状，紊乱无规则排列。常出现在肾小球系膜区、肾小球基膜、肾小血管壁和肾间质。早期肾内淀粉样蛋白沉积用光镜或免疫荧光方法不易确诊，电镜下的特异表现有确诊意义。

四、临床表现

（一）肾脏表现

肾脏受累的临床表现可以分为 4 个阶段：

1. 临床前期　无任何临床表现和体征，化验也无异常，仅肾活检可发现。

2. 蛋白尿期　蛋白尿为本病最早临床表现，主要为大分子量、低选择性蛋白尿。蛋白尿的程度与淀粉样蛋白在肾小球的沉积部位及程度有关，可表现为无症状性蛋白尿数年之久。此阶段可有轻~中度血压升高，血压升高的程度与肾功能减退的程度无显著关系。病程长者由于自主神经病变及肾上腺同时受累，可表现为直立性低血压。

3. 肾病综合征期　肾病综合征是肾淀粉样变的主要临床表现。国外研究显示，本病是老年肾病综合征的重要病因，位列系统性疾病之首。一旦出现肾病综合征，病情进展迅速，预后差，平均存活时间为 19 个月。部分患者可合并肾静脉血栓形成，加速肾功能恶化。肾病综合征由 AA 淀粉样蛋白所致者占 50%，而由 AL 蛋白所致者占 35%。

4. 肾衰竭期　由肾病综合征致肾衰竭需 1~3 年不等。AL 淀粉样变确诊时约有 25% 的患者血肌酐 > 176 μmol/L。肾衰竭和心血管疾病是肾淀粉样变患者死亡的最主要原因。

除肾小球受累外，肾小管、肾间质均可受累，表现为多尿，甚至尿崩症，尿比重低而固定。少数病例出现肾性糖尿、肾小管酸中毒，偶见典型的 Fanconi 综合征。

（二）肾外表现

长期血透患者血中 β_2 微球蛋白异常增高，与此类患者的骨、关节并发症密切相关。临床表现：腕管综合征、淀粉样关节炎、病理性骨折，极少数表现为 β_2 微球蛋白多聚体的淀粉样蛋白骨外沉积。

五、诊断和鉴别诊断

淀粉样变性的确诊关键是对病变组织进行组织病理和免疫组化分析，以明确淀粉样蛋白的类型。

当临床上出现以下表现的患者，要考虑肾淀粉样变的可能：中老年尤其男性患者出现原因不明的肾病综合征；有明确类风湿关节炎或慢性感染性疾病，出现蛋白尿；多发性骨髓瘤患者出现大量蛋白尿；长期透析患者出现腕管综合征或溶骨损害。

免疫固定电泳检查可以在 AL 型淀粉样变患者的血和尿里发现单克隆蛋白，这类患者的血里也可以检测到游离的免疫球蛋白轻链。

肾脏病理学检查是诊断淀粉样变的可靠手段，阳性率可达 85% 以上，但有出血的危险。患者有高度水肿、腹水不宜行肾活检，可考虑行直肠、牙龈、舌、口腔黏膜等活检。腹部脂肪抽吸做刚果红染色，AL 淀粉样变有 80%~90% 的敏感性；AA 淀粉样变有 65%~75% 的敏感性。骨髓标本刚果红染色在淀粉样变患者中有 50% 的阳性率。联合腹部脂肪抽吸和骨髓活检将检出 87% 的淀粉样变患者。

六、治疗

肾淀粉样变性的治疗包括两个部分：减少淀粉样蛋白的前体蛋白与肾脏替代治疗。

（一）减少前体蛋白的治疗

AL 淀粉样变性的前体蛋白是免疫球蛋白轻链，清除浆细胞的克隆性增生有助于缓解病情。大剂量的美法仑及随后的自身干细胞移植（HDM/SCT）可使 25%~50% 的患者获得血液学完全缓解，而以往的采用美法仑加激素的标准治疗获得血液学缓解者罕见。血液学完全缓解使得单克隆免疫球蛋白轻链不再产生，从而减少蛋白尿、改善肾功能，延长患者存活时间。接受 HDM/SCT 治疗的患者，其血液学的复发不足 10%，但是治疗相关的死亡率达 12%~14%，尤其是有心脏受累的患者。心功能不全、肾功能不全的患者不宜接受 HDM/SCT 治疗的。

既往常用的化疗方案主要为美法仑+泼尼松（MP），MP 方案的生存率仅 18 个月，血液学反应低，少有器官功能的改善；而美法仑+地塞米松（MD）方案的血液学反应率相对较高（67%），器官反应较好（33%），其中近 1/3 患者达到完全缓解，平均无事件生存率和生存率达 3.8 年和 5.1 年。但该方案心脏受累患者生存率不高，仅 10.5 个月，治疗初期 3 个月病死率达 28%。

沙利度胺+环磷酰胺+地塞米松（CTD）方案疗效类似 MD 方案。2012 年 Ⅱ 期临床研究显示来那度胺+地塞米松+环磷酰胺方案也有好的疗效。而硼替佐米联合地塞米松（BD）方案已成为美法仑、沙利度胺和骨髓移植方案不佳或失败后的替代方案或挽救疗法。

对于继发性淀粉样变性，首先应关注原发病的治疗，如使用抗炎药物或免疫抑制剂治疗类风湿关节炎和一些慢性炎症疾病，以抑制炎症反应，减少 SAA 蛋白的合成。研究显示，对类风湿关节炎尤其是青少年患者，使用苯丁酸氮芥或环磷酰胺不仅可以减少蛋白尿，而且可以保持肾功能不进一步恶化。使用肿瘤坏死因子拮抗剂也可明显降低蛋白尿。

家族性淀粉样变 FMF 终生应用秋水仙碱防止 FMF 相关的炎症，防止淀粉样变发展。治疗有肯定的疗效，可缓解症状，早期使用有阻止肾病综合征和肾功能不全的发生的作用。

甲状腺素运载蛋白淀粉样变性接受肝移植后病情缓解。至今已有 600 多例报道。

血透相关性淀粉样变，早期应用高分子聚合膜透析器可有效减少 β_2 微球蛋白，有利于防治淀粉样变发生。肾移植能有效降低 β_2 微球蛋白水平，抑制淀粉样蛋白沉积。

（二）肾脏替代治疗

肾脏淀粉样变发展到尿毒症阶段时，透析疗法和肾移植是延长患者生命最有效的措施。经维持性血液透析治疗者平均存活期远高于未做透析者。血液透析存活 5 年者占 34%，作连续性不卧床腹膜透析者平均存活 30 个月。有心脏受累、肾上腺皮质功能减退者，血液透析过程中易发生低血压。

肾移植效果不好，1 年存活率为 63%，2 年存活率为 51%，且移植 1 年后又可再获淀粉样变性，故多不主张做肾移植。

七、预后

本病预后不佳。AL 型确诊时 SCr<115 μmol/L 平均存活时间为 25.6 个月，高于此值则平均存活时间为 14.9 个月；AA 型平均存活时间为 45 个月，3 年存活率 40%。心、肾衰竭为本病患者主要的死亡原因。

（唐宇芬）

第九节　肾小管性酸中毒

肾小管性酸中毒（RTA）是由于肾小管 HCO_3^- 重吸收障碍或分泌 H^+ 障碍或两者同时存在引起的一组酸碱转运缺陷综合征，表现为阴离子间隙正常的高氯性代谢性酸中毒。临床上分为 4 型，分述如下。

一、远端肾小管酸中毒（Ⅰ型）

（一）病因病理

远端肾小管酸中毒主要是远端肾小管酸化功能缺陷，在管腔液和管腔周液间无法形成 H^+ 浓度梯度，在全身酸刺激下仍然不能排泄 H^+ 使尿 pH 下降到 5.5 以下。其可能的机制包括：①远端肾小管氢泵衰竭；②非分泌缺血性酸化功能障碍。常见病因见表7-1。

表 7-1　远端肾小管酸中毒常见病因

原发性（散发和遗传性）
自身免疫性疾病
　　高 γ-球蛋白血症
　　冷球蛋白血症
　　干燥综合征
　　甲状腺炎
　　肺纤维化
　　慢性活动性肝炎
　　系统性红斑狼疮（SLE）
　　原发性胆汁性肝硬化
　　血管炎
遗传性系统性疾病
　　镰状细胞贫血
　　马方综合征
　　骨硬化伴 CAⅡ 酶缺乏
　　髓质性囊肿病
　　Ehlers-Danlos 综合征
　　遗传性椭圆形红细胞增多症
肾钙化
　　原发性或继发性甲状旁腺功能亢进症
　　维生素 D 过量
　　结节病
　　乳碱综合征
　　甲状腺功能亢进症
　　遗传性果糖不耐受
　　遗传性或散发性、突发性高钙血症
　　髓质海绵肾
　　Fabry 病
　　Wilson 病
药物及毒物
　　两性霉素 B、镇痛药、锂
　　甲苯
　　环己烷氨基磺酸盐
肾小管间质病
慢性肾盂肾炎
梗阻性肾病
高草酸尿
肾移植
麻风

（二）临床表现

1. 轻者无症状。

2. **典型病例表现**　①常有酸中毒，可有烦渴、多饮、多尿。②低血钾表现。③骨病：儿童可有骨畸形、侏儒、佝偻病。成年人可有软骨病。④泌尿系结石。

（三）辅助检查

1. 血液化验　血氯升高，血 HCO_3^- 降低，血钾正常或降低。

2. 尿液化验　尿中无细胞成分，尿 pH>5.5，尿钾排泄量增加。正常人尿铵排泄量约为 40 mmol/d，Ⅰ型 RTA 尿铵排泄量<40 mmol/d。

3. 负荷试验

（1）氯化铵负荷试验：酸中毒时，正常人远端肾小管排 H^+ 增加，而Ⅰ型肾小管性酸中毒（RTA）不能排 H^+ 使尿液 pH 不能降至 5.5 以下。对可疑和不完全性Ⅰ型 RTA 常用氯化铵负荷试验，以提高诊断敏感性。试验方法：分 3 次口服氯化铵 0.1 g/（kg·d），连用 3 天。第 3 天每小时留尿 1 次，测尿 pH 及血 HCO_3^-，当血 HCO_3^- 降至 20 mmol/L 以下而尿 pH>5.5 时，有诊断价值。有肝病者改用氯化钙 1 mmol/（kg·d），方法与阳性结果的判定同氯化铵负荷试验。

（2）尿 PCO_2 测定：在补充碳酸氢钠条件下，尿 HCO_3^- 可达到 30~40 mmol/L，这时如果远端肾小管排 H^+ 正常，远端肾小管液的 H^+ 和 HCO_3^- 可形成 H_2CO_3。由于远端肾小管刷状缘缺乏碳酸酐酶，尿 H_2CO_3 不能很快进入循环而进入肾盂，进入肾盂后才释放生成 CO_2。因为肾盂面积小，CO_2 不能被吸收而进入尿液排出体外。因此，新鲜尿液中 CO_2 可以反映远端肾小管排 H^+ 能力。静脉滴注 5% 碳酸氢钠，维持 0.5 小时以上。静滴过程中检测尿 pH，一旦尿液呈碱性，无论血 HCO_3^- 浓度是否恢复正常，只要尿 PCO_2<9.3kPa（69.8 mmHg），可认为远端肾小管排 H^+ 的能力正常。

（3）尿、血 PCO_2 差值 ［（U-B）PCO_2］ 测定：其原理同尿 PCO_2 测定。正常人（U-B）PCO_2>2.67kPa（20 mmHg），Ⅰ型 RTA 者则<2.67kPa（20 mmHg）。

4. 特殊检查　X 线平片或静脉肾盂造影（IVP）片中可见多发性肾结石（图 7-1）。

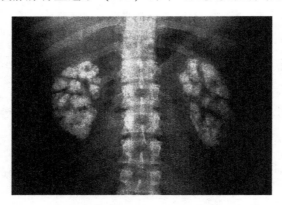

图 7-1　远端肾小管酸中毒典型的泌尿系结石

（四）诊断和鉴别诊断要点

（1）凡有引起Ⅰ型 RTA 的病因者。

（2）典型临床表现。

（3）高氯血症代谢性酸中毒。

（4）原因未明的尿崩症、失钾或周期性瘫痪、肾结石、佝偻病、骨或关节痛，均应疑及本病。

（5）阴离子间隙正常，尿铵<40 mmol/d，氯化铵负荷试验尿 pH>5.5，碳酸氢钠负荷试验，尿、血 PCO_2 差值（U-B）PCO_2<2.67kPa（20 mmHg），可诊断本病。

（6）本病应与肾小球疾病所致的代谢性酸中毒鉴别，后者常有肾小球滤过率下降，氮质血症的临床表现。

（五）治疗

1. 病因治疗　Ⅰ型 RTA 患者多有病因可寻，如能针对病因治疗，其钾和酸的分泌障碍可得以纠正。

2. 纠正代谢性酸中毒　Ⅰ型 RTA 碱性药物的剂量应偏小，剂量偏大可引起抽搐。因肝脏能将枸橼酸钠转化为碳酸氢钠，故常给予复方枸橼酸合剂即 Shohl 溶液（枸橼酸 140 g，枸橼酸钠 98 g，加水至 1 000mL），50～100 mL/d，分 3 次口服。

3. 电解质紊乱的治疗　低钾者常用枸橼酸钾合剂。补钾亦应从小剂量开始，逐渐增大剂量。禁用氯化钾，以免加重高氯血症酸中毒。

4. 骨病的治疗　针对低血钙、低血磷进行补充治疗。

（1）纠正低钙血症：可口服碳酸钙 2～6 g/d，同时需补充维生素 D 类药物，常用维生素 D_2 或维生素 D_3 30 万 U。当血钙为 2.5 mmol/L 或血清碱性磷酸酶恢复正常时则停用，以避免高钙血症，应用维生素 D 时必须与碱性药物同用。

（2）纠正低磷血症：低磷者给予无机磷 1.0～3.6 g/d，分次口服，或磷酸盐合剂（磷酸二氢钠 18 g 加磷酸氢二钠 145 g，加水至 1 000 mL），每次 10～20 mL，每日 4 次口服。

（六）预后

Ⅰ型 RTA 早期诊断及治疗，一般较好。有些患者可自行缓解，但也有部分患者可发展成为慢性肾功能衰竭。

二、近端肾小管酸中毒（Ⅱ型）

（一）病因病理

致病本质为近曲小管重吸收 HCO_3^- 功能缺陷，机制包括上皮细胞受损、Na^+-K^+-ATP 酶活性降低或碳酸酐酶缺乏。这些机制引起代谢性酸中毒和尿 HCO_3^- 增加。

近端肾小管酸中毒的病因较为复杂（表 7-2）。除了遗传性疾病和影响碳酸酐酶活性，一般很少单纯影响 HCO_3^- 重吸收。

表 7-2　近端肾小管酸中毒常见病因

单纯性 HCO_3^- 重吸收障碍

碳酸酐酶活性改变

骨硬化伴随碳酸酐酶 Ⅱ 缺乏

复合型 HCO_3^- 重吸收障碍

遗传性系统性疾病

药物或毒物

　链佐星、庆大霉素

　精氨酸、铅、汞

肾小管间质病

　肾移植

　干燥综合征

续　表

| 髓质囊性变 |
| 其他 |
| 　肾病综合征 |
| 　淀粉样变 |
| 　阵发性睡眠性血红蛋白尿 |

（二）临床表现

1. 骨病　其骨病的发生较 I 型 RTA 患者多见。在儿童中，佝偻病、骨质疏松、维生素 D 代谢异常等较常见，在成年人中则为骨软化症。

2. 继发性甲状旁腺功能亢进症　部分患者尿磷排泄增多，出现血磷下降和继发性甲状旁腺功能亢进症。

3. 继发性醛固酮增多症　促进 K^+ 的排泄，可出现低钾血症，但程度较轻。

4. 肾结石及肾钙沉着症　较少发生。

（三）辅助检查

1. 酸负荷试验　如尿 pH≤5.5 应怀疑本病。

2. 碱负荷试验　口服碳酸氢钠法：从 1 mmol/（kg·d）开始，逐渐加量至 10 mmol/（kg·d），酸中毒被纠正后，测血、尿 HCO_3^- 浓度与肾小球滤过率，计算尿 HCO_3^- 排泄分数。

尿 HCO_3^- 排泄分数＝尿［HCO_3^-］×血［肌酐］/血［HCO_3^-］×尿［肌酐］。

正常人尿 HCO_3^- 排泄分数为零；Ⅱ型、混合型 RTA 者>15%，Ⅰ型 RTA 者为 3%~5%。

（四）诊断和鉴别诊断要点

（1）存在慢性高氯性代谢性酸中毒。

（2）碳酸氢钠负荷试验尿 HCO_3^- 排泄分数>15%。

（3）肾排钾增高，在 HCO_3^- 负荷时更为明显。

（4）可有高磷尿症、低磷血症、高尿酸、低尿酸血症、葡萄糖尿、氨基酸尿、高枸橼酸尿症、高钙尿症及少量蛋白尿。

（5）鉴别诊断须与氮质潴留所致酸中毒的其他疾病和其他类型肾小管性酸中毒鉴别。

（五）治疗

1. 纠正酸中毒　Ⅱ型 RTA 补碱量较Ⅰ型 RTA 大，因此症多见于婴幼儿，以儿童为例，其补 HCO_3^- 的量为 10~20 mmol/（kg·d），此后维持血中 HCO_3^- 浓度于正常范围。

2. 噻嗪类利尿药　可适当使用。当 HCO_3^- 的剂量用至 22 mmol/（kg·d）而酸中毒不能被纠正时，氢氯噻嗪有助于纠正酸中毒。开始剂量为 1.5~2 mg/（kg·d），分 2 次口服。治疗中应注意低血钾的发生。

3. 补充维生素 D_3 及磷。

（六）预后

视病因不同各异。常染色体显性遗传和并发眼病的常染色体隐性遗传近端肾小管酸中毒需终身补碱。散发性或孤立性原发性近端小管酸中毒多为暂时性的，随着发育可能自行缓解，一般 3~5 年后可以撤药。

三、混合型肾小管酸中毒（Ⅲ型）

混合型肾小管酸中毒为Ⅰ型和Ⅱ型的混合类型。

四、高钾型肾小管酸中毒（Ⅳ型）

（一）病因病理

此型 RTA 多为获得性（表 7-3）。醛固酮分泌不足或远端肾小管对醛固酮反应减弱是主要机制。尽管远端肾小管泌 H^+ 功能正常，但分泌胺的能力很低，总排酸能力下降。

表 7-3　高钾型肾小管酸中毒常见病因

醛固酮伴随糖皮质激素缺乏
　Addison 病
　双侧肾上腺切除
　21-羟化酶缺乏
　羟类固醇脱氢酶缺乏
　AIDS
单纯性醛固酮缺乏
　遗传性：皮质酮甲酰氧化酶缺乏
　肾素分泌低下（糖尿病肾病、肾小管间质疾病）
非甾体类抗炎药
β 受体阻断药
肾素-血管紧张素系统阻断药
肾移植
醛固酮耐受
假性低醛固酮血症Ⅰ、Ⅱ型
螺内酯
钙调素抑制药（环孢素、他克莫司）肾毒性
梗阻性肾病
镰状细胞贫血
锂
氨苯蝶啶
甲氧苄啶

（二）临床表现

1. 存在高氯性酸中毒。

2. 尿钾排泄明显减少，血钾高于正常。

3. 尿中不含氨基酸、糖和磷酸。

（三）辅助检查

1. 血液生化检查　动脉血气分析为高氯性代谢性酸中毒并发高钾血症。

2. 尿液化验　尿 pH>5.5，血浆 HCO_3^- 浓度正常时，肾脏对 HCO_3^- 的重吸收下降（15%）。

（四）诊断和鉴别诊断

1. 临床确诊依据为高氯性代谢性酸中毒并发高钾血症。

2. 存在慢性肾脏疾病或肾上腺皮质疾病。

3. 持续的高钾血症，应考虑此病。

4. 排除肾功能不全导致的高钾血症。

（五）治疗

1. 一般治疗

（1）限制饮食中钾的含量，避免应用易致高钾的药物。

（2）限制饮食中钠的含量尽管对此类患者有益，但应避免长期限制钠的摄入。

2. 病因治疗　需针对原发性病因进行治疗。

3. 药物

（1）原发病的治疗。

（2）纠正酸中毒：给予小量的 $NaHCO_3$ 1.5~20 mmol/（kg·d）。

（3）氟氢可的松：剂量为 0.1~0.3 mg/d，适用于低肾素、低醛固酮或肾小管对醛固酮反应低的患者，以增加肾小管对钠的重吸收，尿钾及净酸排泄增加。常用超生理剂量，故有高血压及心功能不全者应慎用。

（4）呋塞米：可抑制氯的重吸收，增加钾和氯离子的分泌，增加血浆醛固酮的含量，有纠酸和对抗高钾的作用。常用剂量为 20~40 mg，每日 3 次，口服。禁用螺内酯、氨苯蝶啶、吲哚美辛等。

（5）离子树脂：口服能结合钾离子的树脂，可减轻高钾血症和酸中毒。

（6）透析治疗：经上述处理高钾血症不能缓解者，可考虑透析治疗。

（唐宇芬）

第十节　Bartter 综合征

Bartter 综合征是一组临床表现为低血钾、代谢性碱中毒、肾性失钾、高尿钙、高肾素高醛固酮血症、正常或偏低血压的遗传性肾小管病，遗传方式主要为常染色体隐性遗传。

随着分子遗传研究的进展，Bartter 综合征分 5 型，$Na^+-K^+-2Cl^-$ 共转运蛋白 NKCC2 基因突变导致Ⅰ型 Bartter 综合征，钾通道 ROMK 突变导致Ⅱ型 Bartter 综合征，CLCNKB 突变导致Ⅲ型 Bartter 综合征，CIC-K 的 β 亚单位 barttin 突变导致Ⅳ型 Bartter 综合征（表现为新生儿型 Bartter 综合征伴感音性耳聋），钙敏感受体 CaSR 激活突变导致Ⅴ型 Bartter 综合征（为常染色体显性遗传，表现为 Bartter 综合征伴低血钙、血甲状旁腺激素水平降低）。

Ⅰ型和Ⅱ型 Bartter 综合征为新生儿 Bartter 综合征，临床特点是出生前羊水过多和早产。出生后反复发热、呕吐、多尿、脱水，导致生长发育迟缓甚至威胁生命。继发于高钙尿的肾性钙化也很常见。患儿有特征性的面容，三角形脸，耳、眼突出，前列腺素 E 水平很高。大部分经典型 Bartter 综合征在儿童期发病，症状多表现为继发于低血钾的肌无力和抽搐。由于低血钾诱导的肾源性糖尿病和尿崩症造成的多尿、夜尿也很常见。

一、发病机制

肾小球滤过的氯化钠大约20%在髓袢升支粗段（TAL）被重吸收，TAL上皮细胞顶膜侧和基膜侧表达各种通道蛋白和转运体在 Na^+、Cl^- 重吸收中发挥着重要的作用。上皮细胞顶膜侧 Na^+-K^+-$2Cl^-$ 共转运体内向转运 1 个 Na^+、1 个 K^+、2 个 Cl^-；K^+ 通过顶端膜侧 ATP 调节内向整流 K^+ 通道再循环入管腔，从而保持管腔中足够的 K^+ 浓度，并维持管腔侧带有正电荷，可使 Ca^{2+}、Mg^{2+} 经细胞间隙被动重吸收；ROMK 基因（KCNJ1）突变会使 Na^+、Cl^- 的回吸收速率下降；在 TAL 上皮细胞基膜侧 Na^+ 的排出通过 Na^+-K^+ 泵（Na^+-K^+-ATP 酶）；而 Cl^- 的排出主要是通过氯通道 C1C-Kb，C1C-Kb 氯通道需要其 β 亚单位 barttin（BSND）才能发挥功能。以上突变均可以使髓袢升支粗段盐重吸收功能存在障碍。盐重吸收功能障碍导致细胞外液量减少，从而引起高肾素-醛固酮血症，转运到集合管的 Na^+、Cl^- 和水增加进一步刺激 K^+ 和 H^+ 的分泌，同时伴有的高肾素-醛固酮血症会进一步导致低钾血症。

二、病理

通过光镜、电镜可见到肾小球旁器细胞肥大增生，含有大量内分泌的原始颗粒，致密斑细胞有增生及退行性变。肾小球玻璃样变和粘连、肾小球基底膜增厚或局灶节段硬化、小动脉狭窄。肾小管上皮细胞可有低钾性空泡变性，有时伴有不同程度的间质纤维化。

三、诊断

继发于肾性失钾的低血钾、代谢性碱中毒、正常或偏低的血压是 Bartter 综合征的临床特点，同时可以伴有高肾素高醛固酮血症、高尿钙、血及尿前列腺素 E 水平升高。通常在儿童期起病，男性更容易发病。大多数 Bartter 综合征患者在出生前或新生儿期表现为羊水过多和早产、多尿和烦渴多饮。出生后的表现包括生长障碍、威胁生命的发热和脱水、低血压、肌无力、癫痫发作、手足抽搐、感觉异常及由软骨钙质沉着症引发的关节痛，也有成年发病的报道。

（一）低血钾

明显和持续的低钾血症，常在 1.5~2.5 mmol/L，尿钾升高。出现厌食、频繁呕吐、腹胀、便秘、乏力、多尿和遗尿。偶尔引起肾盂、输尿管积水及巨结肠等空腔器官扩张症。由于失钠和碱中毒，平时喜欢吃咸和酸的食物。严重低血钾者可发生肌瘫、心律失常甚至阿-斯综合征，可猝死。

（二）低氯性碱中毒

Cl^-、Na^+、K^+ 丢失，血 pH 偏碱，常感四肢麻木，肌肉颤动，缺钙，Chvostek 试验阳性，Trousseau 试验阳性。血 HCO_3^- 可达 40 mmol/L。

（三）其他症状

发育障碍、智力低下、身材矮小、骨骺闭合延迟、X 线片示骨龄延迟、腹痛、十二指肠扩张，偶有佝偻病，与糖代谢紊乱、营养不良及水、电解质、酸碱代谢紊乱有关。肾小管病变继发电解质紊乱可有高尿钙、高尿酸，甚至发生痛风、肾结石、肾功能衰竭。X 线片可有肾盂积水。随着分子生物学技术的进步，可以通过对相应基因突变的筛查对 Bartter 综合征进行基因诊断。

四、鉴别诊断

诊断 Bartter 综合征时首先要与呕吐、滥用利尿剂和镁缺乏等鉴别。长期呕吐会导致尿氯浓度降低。镁缺乏引起尿钾排泄和碱中毒，症状很像 Bartter 综合征，但这种情况下一般血镁、尿镁都偏低。在无家族史的患者，诊断 Bartter 综合征前应多次检查尿中利尿剂的含量。

Bartter 综合征常因低血钾而误诊为其他疾病，需与肾小管性酸中毒、原发性醛固酮增多症（简称原醛）及假性醛固酮增多症（Liddle 综合征）、肾素瘤、肾动脉狭窄相鉴别。

另外，经典型 Bartter 综合征和 Gitelman 综合征的表型有重叠和交叉，两者都表现为低钾性碱中毒、肾性失钾、RAS 系统激活、血压不高。Gitelman 综合征是编码远曲小管表达的 NCCT 的基因突变，Bartter 综合征是由于编码髓袢升支粗段的离子转运体（包括 NKCC2、ROMK、CLCNKB 等）的基因突变。典型的病例不难区分。通常，Gitelman 综合征比 Bartter 综合征病情轻，发病年龄晚。Gitelman 综合征表现为低尿钙、低镁血症，前列腺素增加不明显；而 Bartter 综合征典型表现为高尿钙或正常尿钙，血镁正常，前列腺素分泌增加。对于临床表现不典型的 Bartter 综合征和 Gitelman 综合征，两者的鉴别诊断需要结合 CI 清除试验和基因突变检测。

五、治疗

传统治疗是通过食物及药物补钾，如醛固酮拮抗剂、前列腺素酶合成抑制剂及保钾利尿剂氨苯蝶啶。吲哚美辛治疗可纠正生化异常，使尿量显著减少，促进生长发育，但未能改善肾钙化。特异性 COX-2 抑制剂如罗非昔布替代非选择性 COX 抑制剂吲哚美辛治疗，可避免胃肠道毒性。血管紧张素转换酶抑制剂（ACEI）的应用可以通过抑制 RAS 系统减少钾排泄，见效比螺内酯快。另外，β 受体阻滞剂普萘洛尔、TXA_2 合成酶抑制剂等也有部分疗效。上述治疗方案以联合用药较好，能达到长期用药的目的。

（唐宇芬）

第十一节　急性间质性肾炎

急性间质性肾炎（AIN），是一组由多种病因引起，发病多与超敏反应相关，临床表现为急性肾功能衰竭，病理改变以急性肾小管间质肾炎（ATIN）为基本特征的临床病理综合征。通常肾小球、肾血管不受累或受累相对轻微。该病占全部急性肾功能衰竭病例的 10%～20%。根据病因可分为如下 3 类：①药物过敏性急性间质性肾炎，系由过敏引起；②感染相关性急性间质性肾炎，发病与感染相关；③特发性急性间质性肾炎，病因不明。

一、药物过敏性急性间质性肾炎

药物过敏性急性间质性肾炎是药物相关肾损害中最常见的类型之一，45%～85% 的 AIN 可能都是由药物引起。其临床表现不特异，诊断常需肾活检证实。

（一）病因和发病机制

引起 AIN 的药物种类繁多，可以是单一药物或多种药物混合应用而致病。致病药物主要包括抗生素、非甾体类抗炎药（NSAID，包括解热镇痛药）、抗惊厥药、利尿剂、治疗溃疡病药物以及其他一些常用药物。

药物过敏性 AIN 发病与机体超敏反应相关，确切机制不明，很可能是不同药物通过不同的机制致病。多数超敏反应可能系药物作为半抗原与机体组织蛋白（载体）结合后引起，包括细胞免疫反应（迟发型超敏反应）及体液免疫反应（由肾原位免疫复合物形成或循环免疫复合物沉积而致病）。部分药物因具有直接或间接肾毒性，还可同时导致 AIN 和急性肾小管坏死。

（二）临床表现

1. 肾脏损伤表现　临床表现缺乏特异性。绝大部分患者的肾脏损伤出现在应用致病药物 2~3 周后 1 天至 2 个月不等，表现为迅速发生的少尿型或非少尿性急性肾功能衰竭（NARF）。除肾小球功能损伤（血肌酐、尿素氮迅速升高）外，肾小管功能损害也常十分明显，常出现肾性糖尿及低渗透压尿，并偶见 Fanconi 综合征或肾小管性酸中毒。因肾间质水肿、肾脏肿大而牵扯肾被膜，患者常有双侧或单侧腰痛，血压一般正常，无水肿表现。尿检查常见血尿（肉眼血尿约占 1/3，其余为镜下血尿）、无菌性白细胞尿（常伴白细胞管型，早期少数患者可发现嗜酸性粒细胞尿）、蛋白尿（多为轻度蛋白尿，但非甾体类抗炎药可引起大量蛋白尿直至肾病综合征）。B 超等影像学检查可发现患者双肾大小正常或轻度增大。

2. 全身其他表现　包括以下几种情况：①药物热，其特征为用药后 3~5 天出现或感染性发热消退以后再出现第二个体温高峰；②药疹，常呈多形性红色斑丘样痒疹或脱皮样皮疹；③外周血嗜酸性粒细胞增高。少数病例还可出现轻微关节痛和淋巴结肿大。

（三）病理

病变呈双侧弥漫性分布。光镜见肾间质水肿，弥漫或多灶状淋巴细胞、单核细胞浸润，伴有数量不等的嗜酸性粒细胞或浆细胞浸润，少数情况下可见中性粒细胞浸润，可见上皮样细胞肉芽肿形成。肾小管不同程度地退行性变，乃至坏死和再生。肾小球及肾血管多正常，可有轻度系膜细胞增生。免疫荧光检查一般为阴性。甲氧苯青霉素、苯妥英钠或利福平所致急性过敏性间质性肾炎可见 IgG 和补体 C3 沿肾小管基底膜呈线样或颗粒样沉积。部分患者血清抗肾小管基底膜抗体阳性。由非甾体消炎药引起者电镜检查有时可见肾小球微小病变改变（脏层上皮细胞足突广泛融合）。

（四）诊断

对药物过敏性 AIN 的诊断思路应为首先鉴别患者是否为急性或慢性肾功能衰竭，对确认急性肾功能衰竭者可根据其肾小管功能异常显著、缺乏肾炎综合征或肾病综合征表现等特征初步确定 AIN，并根据近期用药史、全身药物过敏表现、嗜酸性粒细胞尿等特点做出药物过敏性 AIN 的临床疑似诊断。肾脏病理表现是确诊 AIN 的"金标准"。

（五）鉴别诊断

1. 与肾小球肾炎鉴别　急进性及重症急性肾炎均能导致 ARF，应予鉴别。肾小球肾炎常有以下特点：①常有不同程度水肿及高血压，甚至出现肾病综合征；②尿蛋白量较大，甚至出现大量蛋白尿；血尿突出，常伴红细胞管型；少有无菌性白细胞尿及白细胞管型；③ARF 时，可伴随出现低渗透压尿，但不出现肾性糖尿及肾小管酸中毒。非甾体抗炎药所致 AIN 常同时出现肾小球病变，临床表现为肾病综合征，病理呈微小病变型，常无全身药物过敏典型表现，确诊必须靠肾活检病理检查。

2. 三种 AIN 间鉴别　药物过敏性 AIN 应与感染相关性 AIN、特发性 AIN 相鉴别：①感染相关性 AIN 是系统感染（常为肾外感染）引起机体超敏反应导致。细菌感染所致急性间质性肾炎病理表现为肾脏肿胀充血,严重者可见出血点及小脓肿。血行感染者呈双侧较弥漫性分布,上行感染者多数为单侧分布或一侧为主,且髓质较皮质病变重。镜下可见肾间质充血水肿,大量中性粒细胞浸润,并侵入肾小管,管腔内大量脓性渗出物充填,严重者有小脓肿形成,肾小球病变不明显。②特发性AIN 系指病理呈典型 AIN 表现,全面检查不能确定病因的 AIN。其发病率不高。病理表现为肾间质水肿伴有大量单核细胞、淋巴细胞,偶见嗜酸性粒细胞浸润,可有肉芽肿形成。肾小管有不同程度的退行性变。肾小球可出现系膜轻度增生,血管正常。大多数病例免疫荧光检查为阴性。少数病例可见 IgG 沿着肾小管的基底膜沉着。

(六)治疗

治疗原则为去除病因,进行支持治疗,防治并发症及促进肾功能恢复。

1. 去除过敏原　应及时停用致敏药物,避免再次使用同类药物。轻症病例停用致敏药物后,AIN 即能自发缓解。

2. 应用肾上腺糖皮质激素治疗　口服泼尼松,每日 30~40 mg;疾病好转即逐渐减量,4~6 周即停药。

3. 应用细胞毒药物治疗　单用激素疗效欠佳时可以联用环磷酰胺、霉酚酸酯等。

4. 血浆置换　抗肾小管基底膜抗体导致的 AIN 需要应用血浆置换治疗。

5. 透析治疗　AIN 患者伴 ARF 具有透析治疗指征时即应给予透析治疗。

二、感染相关性急性间质性肾炎

广义的感染相关性急性间质性肾炎包括肾实质感染和全身感染所致的急性间质性肾炎两类。前者是指肾盂肾炎,后者是由全身感染引起的免疫反应导致的肾间质非化脓性炎症。本节重点介绍后者。

(一)病因和发病机制

各种病原体均可引起全身感染,从而导致 AIN。

1. 细菌　如金黄色葡萄球菌、链球菌、肺炎球菌、大肠埃希菌、白喉杆菌、军团菌等。

2. 病毒　如腺病毒、EB 病毒、巨细胞病毒、单纯疱疹病毒、甲型或乙型肝炎病毒、人类免疫缺陷病毒(HIV)、流感病毒等。

3. 螺旋体　如钩端螺旋体、梅毒螺旋体等。

4. 寄生虫　如弓形虫、血吸虫、疟原虫等。

5. 其他　包括肺炎支原体、衣原体、立克次体、白色念珠菌等。

这些病原体可能主要是通过细胞免疫反应介导引起 AIN。

(二)临床表现

1. 临床症状及体征　起病多急骤,出现突然高热、寒战、恶心、呕吐、头痛等败血症的中毒症状,伴腰痛及肾区叩痛。

2. 实验室检查　血常规检查白细胞增高,细胞核左移。尿常规示轻度蛋白尿,尿沉渣中红细胞、白细胞增多,以白细胞为主,并可见白细胞管型及脱落的肾小管上皮细胞。重症可伴不同程度的肾功能损害,以肾小管功能受损为主。

(三)诊断

诊断思路与 AIN 基本相同。即应首先鉴别患者是否为急性或慢性肾功能衰竭,对确认急性肾功能衰竭者，根据其肾小管功能异常显著、缺乏肾炎综合征或肾病综合征（如水肿、高血压）等特征可初步确定 AIN。凡有近期感染史、当存在全身感染征象及伴随临床表现（如败血症）者均应考虑感染相关性 AIN 的可能。

（四）治疗和预后

早期如用抗生素积极治疗，控制感染，肾功能可完全恢复。部分患者发展成为慢性肾功能衰竭，需透析或肾移植维持生命。少数重症患者死于败血症或少尿型急性肾功能衰竭。

三、特发性急性间质性肾炎

特发性急性间质性肾炎是指临床表现为可逆性非少尿型急性肾功能衰竭、肾脏病理的组织学特征为典型急性间质性肾炎但临床难以确定特异病因的 AIN。本节主要介绍肾小管间质性肾炎——眼色素膜炎综合征（TINU 综合征）。

（一）临床表现

该病多见于女性，其中以儿童及青少年较多见。主要表现为发热、全身不适、皮疹、乏力、肌痛等，血压多正常，常有轻度贫血、血沉快、C 反应蛋白及纤维蛋白升高、高 γ 球蛋白血症等炎症综合征表现，偶于血中查到抗肾小管基底膜抗体或循环免疫复合物。

1/3 患者有眼色素膜炎，可于肾脏损害之前（数周）、同时或于肾受累发病数周至数月后出现。常见眼部症状有眼红、眼痛、畏光、视力下降。

尿常规显示有轻到中度蛋白尿，一般少于 2 g/d，以小分子蛋白尿为主。偶有红细胞、白细胞及颗粒管型。常有中至重度肾小球功能损害，可出现急性非少尿型肾功能衰竭。因近端肾小管受累，可表现为 Fanconi 综合征。有些病例中，骨髓和淋巴结活检见肉芽肿。

（二）诊断

凡青少年或成年女性发生非少尿型急性肾功能衰竭，伴发热、轻至中度蛋白尿、肾性糖尿、血沉快及高 γ 球蛋白血症，无明显病因可寻时，均应怀疑特发性急性间质性肾炎，如并发眼色素膜炎时可诊断为 TINU 综合征。

（三）治疗和预后

特发性 AIN 的治疗主要是支持治疗和免疫抑制治疗。多数患者经支持治疗后肾功能损伤可自然恢复。

糖皮质激素治疗不仅可改善肾功能，而且可预防或减少间质纤维化。对病情较重者及伴有肉芽肿的特发性 AIN 应早期应用中等剂量的激素治疗，必要时可考虑给予甲泼尼龙冲击治疗；若无效或停药后复发，可考虑应用其他免疫抑制剂（如环磷酰胺或环孢素等）。

治疗后患者的肾功能可在 1~2 个月内完全恢复正常。发生急性肾功能衰竭者应做透析治疗。成人预后较儿童差，遗留永久性肾功能衰竭而需透析者不超过 5%。

（孙智慧）

第十二节 慢性间质性肾炎

慢性间质性肾炎（CIN），是一组病因及发病机制不尽相同、临床表现为肾小管功能损害及进展性慢性肾功能衰竭、病理表现为肾间质纤维化及肾小管萎缩的肾疾病。CIN可由多种原因引起，包括下列理化物质：西药如镇痛药、环孢素、顺铂等；中药如含马兜铃酸成分的关木通、广防己等；重金属如铅、镉等；放射线。

慢性间质性肾炎的诊断：①有致慢性间质性肾炎的原发性疾病及诱因，如长期服用止痛剂、非甾体消炎药史，有长期接触重金属及毒物史，有伴尿路梗阻的慢性肾盂肾炎及高尿酸血症、低钾、高钙血症史等。②除原发性疾病表现外，以贫血、夜尿及多尿较常见，由止痛剂引起者还有肉眼血尿及肾绞痛史，晚期可出现大量蛋白尿、水肿及高血压。③早期以肾小管功能受损为主，晚期内生肌酐清除率下降，血中尿素氮及肌酐升高。如系镇痛药肾病，逆行造影可见肾乳头坏死特征。④肾组织活检显示肾小管弥漫性萎缩，间质中淋巴细胞、单核细胞浸润及多灶或弥漫性纤维化，晚期肾小球常被纤维组织包绕、纤维化。

一、镇痛药肾病

镇痛药肾病多发生于西方国家，女性多于男性。患者有长期服用镇痛药史，如服用非那西丁、对乙酰氨基酚及阿司匹林等，并常为混合服用，肾损害发生时服药累积量常已达1~3 kg。肾脏主要病变为肾乳头坏死和慢性肾小管-间质性肾炎。此外，长期服用非甾体消炎药如甲芬那酸也能导致该病。该病发病机制不明，可能与药物毒性作用相关。

（一）临床表现

为少量蛋白尿（尿蛋白常低于1 g/d）、轻度镜下血尿（为变形红细胞血尿）、无菌性白细胞尿、肾小管功能损害（夜尿多，尿比重及渗透压低，部分患者出现肾小管性酸中毒）及进行性肾小球功能减退。贫血发生较早，与肾功能损害程度不平行。早期以肾小管、间质损伤为主要征象，随着病变的发展，晚期将出现肾小球滤过率降低、肾小球硬化。

该病的临床表现可归纳为以下几种：①肾浓缩功能障碍症状，如多尿、多饮、口干烦渴，甚至肾性尿崩。②肾脏酸化功能障碍症状，可表现为肾小管性酸中毒，儿童可致发育不良或肾性糖尿及氨基酸尿。③肾脏保钠功能障碍症状，出现缺钠、低血压等。④肾乳头坏死症状，可见肉眼血尿、腰痛，尿中偶可发现坏死细胞。⑤肾功能衰竭症状，如厌食、恶心呕吐、高血压、贫血、血肌酐及尿素氮升高等，B超检查肾体积常缩小。

镇痛药肾病患者常伴发肾乳头坏死或尿路（肾盂、输尿管或膀胱）上皮细胞癌。急性肾乳头坏死发生时，患者常出现肾绞痛、肉眼血尿，尿中排出坏死肾组织，甚至诱发急性肾功能衰竭。肾盂造影发现肾盏杯状结构破坏，出现环状影和（或）病理检查证实尿中肾组织为坏死肾乳头即能确诊。久之，坏死肾乳头部位出现钙化。尿路上皮细胞癌发生时，患者常反复出现肉眼血尿，乃至血块，进行尿脱落细胞病理检查、膀胱镜、肾盂造影及CT检查常能帮助确诊。

（二）病理

双侧肾脏皮质萎缩明显，体积缩小，切面易见灰黄色坏死的肾乳头。显微镜下可见肾间质中弥漫分布的淋巴细胞和单核细胞，伴有多灶状或弥漫性纤维化。病理检查还显示肾小管弥漫性萎缩，肾小动脉内膜增厚，管腔狭窄，肾小球缺血性萎缩及肾小球周围纤维化，肾乳头出现不同程度的凝固性坏死，易有钙化灶。

（三）辅助检查

无菌性脓尿是该病的特点，尿蛋白多呈少量，每日排出量小于 1 g，为低分子量肾小管性蛋白尿以及反映远曲小管损伤的 T-H 蛋白。尿 NAG 酶浓度升高。少数患者呈现肾病综合征范围的大量蛋白尿，提示肾小球亦受累。

（四）诊断要点

包括：①长期滥用镇痛药病史。②有间质性肾炎与肾乳头坏死的临床表现。③尿中发现脱落的坏死肾乳头组织。④静脉肾盂造影见肾乳头坏死的环形影。⑤肾活检呈慢性小管-间质性炎症伴肾小球硬化。

（五）治疗

该病至今无良好疗法，其防治关键是早期诊断，及时停药，保护肾脏。应以预防为主，避免滥服镇痛药。确诊后即应停服镇痛药，并予对症处理。停药后少数轻症患者的肾功能可相对稳定或有一定程度好转，但多数患者肾功能持续进展，最终进入替代治疗阶段。

二、马兜铃酸肾病

马兜铃酸肾病是长期间断服用含马兜铃酸中草药引起的肾损害，在我国其发病率较高。含马兜铃酸成分的中草药有 10 余种，主要致肾病的中草药为关木通、广防己、马兜铃、天仙藤、青木香等。2001年美国食品药品监督管理局（FDA）要求禁止使用关木通、马兜铃及含有上述药材的中成药如八珍散、当归四逆汤、导赤散、复方地虎汤、甘露消毒丹、口咽宁、龙胆泻肝丸、排石汤、小蓟引子、心怡散、养阴消炎汤。对于服用含马兜铃酸药物累积量需多大才能诱发此病，尚无定论，因存在较大个体差异。该病发病机制不明，推断为马兜铃酸肾毒性致病。

（孙智慧）

第十三节　急性肾盂肾炎

急性肾盂肾炎起病急，临床表现有两组症状群：①泌尿系统症状，可有尿路刺激征、腰痛和（或）下腹部疼痛、肋脊角及输尿管点压痛、肾区压痛和叩痛。②全身感染症状，如寒战、发热、恶心、呕吐，血白细胞计数增高。一般无高血压和氮质血症。急性肾盂肾炎可侵犯单侧或双侧肾。肉眼所见：肾盂、肾盏黏膜充血及水肿，表面有脓性分泌物，黏膜下可有细小的脓肿；在一个或几个肾乳头可见大小不一、尖端指向肾乳头、基底伸向肾皮质的楔形炎症病灶。镜下所见：病灶内肾小管腔中有脓性分泌物，小管上皮细胞肿胀、坏死、脱落。间质内有白细胞浸润和小脓肿形成，炎症剧烈时可有广泛性出血，小的炎症病灶可完全愈合，较大的病灶愈合后可留下瘢痕，肾小球一般无形态改变。合并有尿路梗阻者，炎症范围常常很广泛。

一、诊断

（一）临床表现

1. **全身症状**　寒战、发热、腰痛，可伴有恶心、呕吐、食欲缺乏。

2. **泌尿系统症状**　可有或无尿频、尿急、尿痛。

3. 体征　季肋角及输尿管点压痛，肾区压痛和叩痛。

4. 肾乳头坏死　为急性肾盂肾炎的重要并发症，多发生于糖尿病患者，可出现肾绞痛、无尿、急性肾衰竭。

5. 败血症　即尿路感染败血症，多数患者有插管和尿路梗阻的病史。

（二）辅助检查

1. 血常规　偶有白细胞计数轻度增高，贫血不明显。

2. 尿常规　血尿、白细胞尿，可见白细胞管型、红细胞管型，蛋白尿不常见。

3. 清洁中段尿培养　杆菌细菌数 $>10^5$ 个/毫升，球菌 $>1\,000$ 个/毫升，即可诊断。

4. 涂片找细菌　油镜下找到 1 个细菌可认为阳性。

5. 其他　尿抗体包裹试验阳性，尿 NAG 酶、β_2-M 升高，血 Tamm-Horsfall 抗体阳性。

6. 特殊检查　B 超、KUB、IVP 检查肾无形态学变化。

（三）诊断要点

（1）发热、寒战等全身症状及膀胱刺激症状。

（2）腰痛和肾区叩击痛。

（3）尿液细菌学检查阳性。

（四）鉴别诊断

1. 急性膀胱炎　表现为尿频、尿急、尿痛等典型的膀胱刺激症状，有脓尿，约 30% 的患者有血尿，但很少有发热、寒战等全身症状。疼痛以耻骨上区坠痛及压痛为主，且无腰和肾区叩击痛。检查多无蛋白尿和管型尿。

2. 肾积脓　主要表现为脓尿，急性感染时有明显腰痛肾区叩击痛，伴发热、寒战等全身症状。脓肾在腹部检查多可扪及肿大的肾，而且肾区叩痛特别明显。肾 B 超检查发现肾内有积液，静脉尿路造影（IVU）患侧肾不显影。

3. 肾周围炎及肾脓肿　主要表现为发热、寒战等全身症状，伴明显腰痛和肾区叩击痛。但通常无尿频、尿急、尿痛，尿中无脓细胞。KUB 平片可发现腰大肌影消失，B 超检查可发现肾周有液性暗区。

4. 急性胆囊炎和急性阑尾炎　主要表现为腹痛、腹胀，可有寒战、发热。急性胆囊炎患者体检时 Murphy 征为阳性，急性阑尾炎患者体检时麦氏点有固定压痛或反跳痛，而且均无尿路刺激征，尿液检查常无脓细胞，B 超检查可发现胆囊增大或有结石。

二、治疗

（一）治疗原则

1. 有菌血症危险者应选用较强的广谱抗生素，待尿培养药敏试验后再调整抗生素的种类。

2. 无发热或治疗后 48 小时不发热者，可改用口服制剂。

3. 每年发作在 2 次以上者，应加强治疗。

4. 选用对肾损害小、不良反应也小的抗菌药，避免使用肾毒性的药物，尤其是肾功能不全者。

（二）一般治疗

卧床休息，多饮水、勤排尿。

（三）西药治疗

急性肾盂肾炎的治疗方法经历了从长疗程到短疗程，再到长疗程这样一个学术发展过程，3 日疗法或大剂量单次治疗方法，已被证实有复发和转为慢性感染的缺点，既往国内外所规定的"尿路感染必须有足够疗程"的治疗原则重新被广泛应用。

1. 中度严重的肾盂肾炎

（1）STS14 天疗法：因引起急性肾盂肾炎的细菌主要是革兰阴性菌，以大肠埃希菌为主，因此初发的急性肾盂肾炎可选用 STS 14 天疗法，即成年人每次口服磺胺甲噁唑（SMZ）1.0 g、甲氧苄啶（TMP）0.2 g 及碳酸氢钠 1.0 g，每日 2 次，14 天为 1 个疗程，SMZ 配用 TMP，其杀菌力可增加多倍，加用碳酸氢钠不仅可以碱化尿液，加强 SMZ 的疗效，还可防止长期应用 SMZ 后可能发生的结晶尿。

（2）诺氟沙星：0.2 g，每日 3 次，疗程为 14 天。喹诺酮类抗菌药具有广谱、低毒、可以口服等优点，是治疗尿路感染的理想药物，对磺胺类药物耐药或过敏者，或反复复发而用其他药物疗效欠佳时用此类药。

一般抗菌治疗 2~3 天即有效，如已显效不需按药敏结果更换抗生素，因尿菌的药敏结果不及血培养的药敏结果可靠。如无好转，宜参考药敏试验结果更换抗生素，在 14 天的疗程后，通常尿菌的转阴率达 90% 左右，如尿菌仍呈阳性，此时应参考药敏试验选用有效的和强有力的抗生素，治疗 4~6 周。

2. 临床症状严重的肾盂肾炎

一般疗程为 2~3 周，先给予静脉用药，可选用的药物有：①氨苄西林 1~2 g，每 4 小时 1 次。②头孢噻肟 2 g，每 8 小时 1 次，必要时联合用药。经过上述药物治疗后，如病情好转，可于退热后继续用药 3 天再改为口服抗菌药，以完成 2 周疗程。如未能显效，应按药敏结果更换抗生素。有复杂因素的肾盂肾炎患者，其致病菌多有耐药性，有时在治疗上会很有困难，按药物敏感试验结果可试用以下抗生素：①奈替米星 2 mg/kg，每 12 小时静脉注射 1 次。②头孢曲松（菌必治）2.0 g，每 24 小时静脉注射 1 次。③卡芦莫南（噻肟单酰胺菌素）2 g，每 8 小时静脉注射 1 次。复杂性肾盂肾炎易发生革兰阴性杆菌败血症，应联合使用两种或两种以上的抗生素静脉注射治疗，在用药期间，应每 1~2 周做一次尿培养，以观察尿菌是否转阴，经治疗仍持续发热者，则应注意肾盂肾炎并发症的可能，如肾盂积脓、肾周脓肿等，应及时行肾 B 超等检查。

（四）中药治疗

急性肾盂肾炎应首选抗生素治疗，中医治疗为辅助治疗，此病属中医淋证范围。中医学认为，湿热之邪蕴结于下焦，膀胱受热郁结，不能宣行水道，治疗以清热利湿、通淋解毒为主。方剂选用八正散加减（木通、车前子、栀子、滑石、甘草、瞿麦、连翘、黄檗）。若发热加柴胡、黄芩；尿浑浊加萆薢；血尿加鲜茅根、小蓟；小腹挛痛加乌药。如尿短赤涩痛，为热偏重，宜重用清热解毒药物；如尿浑浊、不痛者，为湿偏重，宜重用利湿通淋药（滋阴通淋方：生地黄 15 g、沙参 10 g、枸杞子 12 g、苦参 15 g、黄檗 12 g、麦冬 10 g、益母草 20 g、白茅根 15 g、当归 10 g、柴胡 10 g）。

三、病情观察

1. 患者畏寒、发热等全身毒血症状。

2. 尿频、尿急、尿痛等膀胱刺激症状变化。

3. 对抗感染药物治疗的反应。

4. 尿中脓细胞变化及尿培养结果。

四、病历记录

1. 记录有无膀胱刺激症状和体征。

2. 记录发热与膀胱刺激症状的先后关系。

3. 记录发病以来的治疗措施和治疗效果。

4. 记录医患沟通的情况。

五、注意事项

1. 医患沟通

（1）做好有关疾病知识的宣教，指导患者注意个人卫生。

（2）急性肾盂肾炎反复发作，治疗疗程要长，部分患者不易坚持，要交代清楚。

2. 经验指导

（1）急性肾盂肾炎临床症状典型，尿培养阳性，容易诊断。急性肾盂肾炎反复发作，迁延不愈超过 6 个月则为慢性肾盂肾炎。

（2）中段尿培养是诊断的重要依据。

（3）做影像学检查，寻找发病原因，如尿石症、输尿管反流等。

（4）根据药物敏感试验结果选用抗生素，以足量、足疗程为原则。

（5）如有明确病因存在，则需经过手术纠正方可治愈。

（6）在治疗结束时及停药后第 2、第 6 周应分别做尿细菌定量培养，以后最好能每个月复查 1 次，共 1 年，如追踪过程中发现尿路感染复发，应再行治疗。

（孙智慧）

第十四节　慢性肾盂肾炎

慢性肾盂肾炎是指慢性间质性肾炎伴有肾瘢痕形成和反复泌尿道感染，并非直接由急性肾盂肾炎反复发作演变而来，多发生于尿路解剖或功能上有异常情况者，最常见的为尿道梗阻、膀胱输尿管反流。尿道无复杂情况者，则极少发生慢性肾盂肾炎。慢性肾盂肾炎的病程经过很隐蔽，尿路感染表现很不明显，平时无症状，少数患者可间歇性发生症状性肾盂肾炎，但更为常见的表现为间歇性无症状细菌尿和（或）间歇性尿频、尿急等下尿路感染症状，以及（或）间歇性低热。同时出现慢性间质性肾炎的表现，如尿浓缩功能下降，出现多尿、夜尿，易发生脱水；肾小管重吸收钠功能差而致低钠；可发生低血钾或高血钾及肾小管酸中毒等，肾小管功能损害往往比肾小球功能损害更为突出。

肉眼所见肾表面有程度不等的凹凸不平和瘢痕，两侧大小不等，炎症区域内的肾乳头有瘢痕形成，可致肾盂肾盏变形。光镜下见间质纤维化和瘢痕形成，肾小管萎缩，有单核细胞浸润，肾小球周围纤维化，这些变化与其他原因引起的慢性间质性肾炎基本相同，只是肾盏、肾盂黏膜可有较明显的炎症或瘢痕改变，在慢性肾盂肾炎晚期，由于肾实质损害严重，可导致固缩肾和肾衰竭。

一、诊断

（一）临床表现

在慢性肾盂肾炎中，临床表现差异很大，其主要标志是真性细菌尿及反复发作的急性尿路感染，临床上分为 5 型。

1. 反复发作型肾盂肾炎

（1）反复发生的尿路刺激征。

（2）常有真性细菌尿。

（3）腰痛和叩痛。

2. 长期低热型肾盂肾炎　反复发生低热。

3. 血尿型肾盂肾炎　以发作性血尿为主。

4. 无症状菌尿型肾盂肾炎　患者可无临床症状，尿培养即有细菌。

5. 高血压型肾盂肾炎　以高血压为主要临床特点。

（二）辅助检查

1. 尿常规　血尿、白细胞尿（5 个/HP），可见白细胞、红细胞管型，蛋白尿不常见。

2. 清洁中段尿培养　杆菌细菌数>10^5 个/毫升，球菌>1 000 个/毫升，即可诊断。

3. 涂片找细菌　油镜下找到 1 个细菌可认为阳性。

4. 尿抗体包裹细菌试验　阳性，尿浓缩稀释试验异常。

5. 血常规　可有或无白细胞计数增高，肾功能不全时，可有贫血。

6. 血生化检查　BUN、SCr 升高，血 HCO_3^-、血钠降低，血钾因肾小管调节功能障碍，即可发生低钾血症，亦可发生高钾血症，血钙、血磷在发生尿毒症时有低血钙、高血磷。

7. 肾功能检查　肾小管功能受损，尿比重下降，尿酶、$\beta_2 - M$ 酶增高，可有肾小管酸中毒及 Fanconi 综合征等表现。

8. B 超检查　双肾大小不一，表面凹凸不平。

9. KUB 或 IVP 检查　肾盂、肾盏变形，外形不光滑，亦可缩小。

（三）诊断标准

（1）病史>1 年，且有反复发作的尿路感染。

（2）有肾影像改变的证据，如双肾大小不等，表面不平，有时可见肾盂、肾盏变形。

（3）有肾小管功能和（或）肾小球持续性损害。

（四）诊断要点

（1）急性肾盂肾炎反复发作病史，病期>6 个月。

（2）中段尿细胞培养为阳性。

（3）IVU 或 CT 显示双肾大小不等，肾盂、肾盏变形。

（五）鉴别诊断

1. 下尿路感染　主要表现为尿频、尿急、尿痛、排尿不适，尿中白细胞增多。慢性肾盂肾炎在静止期也有类似表现，然而两者的处理和预后有很大的差别。其主要的鉴别方法有以下几种：①膀胱冲洗后尿培养，是区分上、下尿路感染最特异的方法。②输尿管导尿法，此方法有损伤而少用。③尿沉渣找抗体包裹细菌，因细菌性前列腺炎和白带污染可致假阳性，已不用。④^{99m}Tc 放射性核素扫描，扫描阳性，表现为有放射性缺损区时提示有肾盂肾炎。⑤血 C 反应蛋白水平升高也往往提示肾盂肾炎。

2. 肾结核　主要表现为尿频、尿急、尿痛和排尿不适的尿路刺激症状，可伴有脓尿、发热等症状。应用一般抗生素治疗往往不能奏效。尿沉渣涂片可找到抗酸杆菌，OT 试验呈阳性反应、红细胞沉降率（血沉）加快。X 线胸片可发现肺内有结核病灶；排泄性尿路造影可见肾盏杯口虫蚀样破坏。

3. 慢性肾小球肾炎　慢性肾小球肾炎患者并发尿路感染时，也表现尿路刺激症状和全身感染症状。在晚期也表现为水肿、高血压。它与不典型慢性肾盂肾炎的区别在于慢性肾小球肾炎患者的蛋白尿多，且以中分子蛋白为主，白细胞少，IVU 或 CT 显示双肾对称性缩小，外形光整，无肾盂、肾盏变形；而慢性肾盂肾炎患者仅少量蛋白尿，尿中白细胞多，且中段尿细菌培养为阳性，IVU 或 CT 显示双肾大小不等，肾盂、肾盏变形。

4. 尿道综合征　好发于中年女性，主要表现为尿频、尿急、尿痛和排尿不适。但多次中段尿培养均无细菌生长。

二、治疗

（一）治疗原则

（1）急性发作者按急性肾盂肾炎治疗。

（2）反复发作者应通过尿细菌培养并确定菌型，明确此次再发是复发或重新感染，并根据药物敏感试验结果合理选择有效的抗生素。

（3）治疗目的在于缓解急性症状，防止复发，并减慢肾实质损害。

（二）治疗方案

1. 一般治疗　通常应鼓励患者多饮水，勤排尿，以降低髓质渗透压、提高机体吞噬细胞功能。有发热等全身感染症状者应卧床休息，服用碳酸氢钠 1 g，每日 3 次，可碱化尿液，以减轻膀胱刺激症状，并对氨基糖苷类抗生素、青霉素、红霉素及磺胺等有增强疗效的作用，但应注意碱化尿液可使四环素药效下降。有诱发因素者应给予积极治疗，如肾结石、输尿管畸形等。抗感染治疗最好在尿细菌培养及药物敏感试验指导下进行。

2. 急性发作的治疗方案　慢性肾盂肾炎一般均有复杂因素，急性发作的治疗方案是选用敏感的抗菌药物治疗 2~6 周，如病史已有反复发作者，则可直接给予 6 周强有力的抗菌药物疗程。初始可根据经验使用抗菌药如复方磺胺甲噁唑 2 片，每日 2 次，诺氟沙星 0.2 g，每日 2 次，10~14 天为 1 个疗程，如疗效佳则不必按药敏试验结果来改用抗菌药，并完成疗程。对于临床症状典型且严重的慢性肾盂肾炎急性发作者，治疗 3 个阶段。

（1）按经验使用抗菌药 24~48 小时，如氨苄西林 2 g，静脉滴注，每 8 小时 1 次；或头孢呋辛 1.5 g，静脉注射，每日 2 次；或氧氟沙星 0.3 g，静脉滴注，每日 2 次等。

（2）从第 3 天开始可根据药敏试验结果选用强有力的抗菌药治疗。

（3）从第 7 天开始在患者临床症状稳定和退热 2 天后口服抗菌药，以完成 2~6 周的疗程。

3. 再发的治疗方案　再发可分为复发和重新感染，其中有 80% 属重新感染。对复发患者需按药敏试验结果选用强有力的抗菌药物治疗 8 周，抗菌药物应用尽可能大的剂量，并选用血浓度和肾组织浓度均高的强有力杀菌类抗生素，如诺氟沙星 0.3 g，每日 2 次，复方磺胺甲噁唑 2 片，每日 2 次。重新感染说明尿路对感染的防御能力差，其治疗方法同首次发作，给予敏感药物 2 周的疗程。

4. 无症状性菌尿的治疗方案　慢性肾盂肾炎，尤其是孕妇、儿童及有复杂因素存在者必须治疗。一般口服给药 2~6 周，用药方法同前述。由于无症状，尿细菌学检查极为重要，应在治疗开始后 3~5 天，疗程结束后 5~9 天及疗程结束后 4~6 周分别做中段尿细菌培养，以观察疗效。

5. 中药治疗　基本原则：清利通淋、清热解毒、活血化瘀、健脾固肾。

三、病情观察

（1）患者畏寒、发热等全身毒血症状。

（2）对抗感染药物治疗的反应；尿中脓细胞变化及尿培养结果。

（3）高血压、贫血症状。

（4）根据药敏试验结果，选用敏感的抗生素，观察抗生素的疗效。如患者体温在应用抗生素 3 天后无变化，可考虑更换抗生素。

（5）病程长的患者可伴有双肾功能损伤的表现，要及时对症处理。

四、病历记录

1. 记录辅助检查结果，特别是血常规检查和中段尿培养的结果。

2. 记录药物治疗反应。

五、注意事项

1. 医患沟通

（1）慢性肾盂肾炎治疗疗程要长，部分患者不易坚持，要交代清楚。

（2）如有明确病因存在，则需经过手术纠正方可治愈。

2. 经验指导

（1）中段尿培养是诊断的重要依据。

（2）经影像学检查，寻找发病原因如尿石症、输尿管反流等。

（3）根据药物敏感试验结果选用抗生素，以足量、足疗程为原则。

（4）如有明确病因存在，则需经过手术纠正方可治愈。

（唐新仿）

第十五节　肾结核

肾结核是全身结核病的一部分，绝大多数继发于肺结核，少数起源于骨关节结核或消化道结核。肾结核是泌尿及男性生殖系统结核病的初发病灶，泌尿系结核病从肾开始，以后蔓延到输尿管、膀胱和尿道。男性生殖系结核亦常继发于肾结核，含有结核杆菌的尿液经尿道的射精管和前列腺管蔓延到生殖系。

一、诊断

（一）临床表现

1. 膀胱刺激征　膀胱刺激征是最重要也是最早出现的症状。最初是由含有酸性结核杆菌的尿液或脓液对膀胱黏膜产生刺激而引起，当病变累及膀胱黏膜，出现炎症、溃疡后症状加重。通常最早出现的症状是尿频，排尿次数逐渐增加，由每天数次增加到数十次，严重者甚至可出现类似尿失禁现象。

2. 血尿　血尿是另一个重要症状，血尿的来源大多为膀胱病变，但也可为肾本身。血尿程度不等，多为轻度肉眼血尿或镜下血尿，约10%的病例为明显的肉眼血尿。

3. 脓尿　虽然无菌脓尿是泌尿系结核的特征，但约20%的患者会继发感染。典型的结核性脓尿的特征是尿液浑浊不清甚至呈米汤样，可检出大量脓细胞，并混有干酪样物质，但常规细菌培养却无菌生长。

4. 腰痛　若出现结核性脓肾、肾积水、肾体积增大、肾包膜受牵引可出现腰痛。少数患者因血块、坏死组织通过输尿管时可引起肾绞痛。

5. 全身症状　泌尿系结核是全身结核病中的一部分，因此可出现一般结核病变的各种非特异症状，如食欲减退、消瘦、乏力、盗汗、低热等。

（二）辅助检查

1. 尿液检查　尿检查对肾结核诊断有决定性意义。

（1）尿常规：新鲜尿常呈酸性反应，蛋白可为阳性，白细胞、红细胞增多。在混合性尿路感染时尿液可呈碱性。

（2）尿沉渣找结核杆菌：多数患者尿沉淀涂片经抗酸染色可查出结核杆菌，清晨第一次尿的检查阳性率最高。

（3）尿培养：尿结核杆菌检查是诊断肾结核病的关键，但一般所需时间较长（需1~2个月才能得出结果）。凡是尿内查出结核杆菌的病例，都应诊断为肾结核。因肾结核结核杆菌排出常呈少量、间断性，所以尿结核菌培养应至少3次。注意尿标本应为清洁晨尿，且在检查前1周停用对结核杆菌有抑制作用的药品，以提高尿培养阳性率。

（4）尿 TB-DNA-PCR：也有利于肾结核的诊断。有些文献认为其为除病理检查之外最敏感的诊断依据，倘若标本中存在某些扩增抑制药物、DNA 变形或操作不规范等，会使部分病例出现假阳性或假阴性结果。

（5）尿 PPD-IgG：阳性率较高，但阳性只提示既往有结核感染，且有假阴性情况。

2. 结核菌素试验　以结核杆菌纯蛋白衍生物（PPD）较旧结核菌素为好，阳性率为88%~100%，如为阴性，则不支持肾结核的诊断。

3. 影像学检查

（1）X 线胸片：有时可见陈旧性肺结核。

（2）泌尿系平片：对肾结核诊断价值小。可见实质钙化，呈斑点状或不规则形，晚期可见整个肾钙化。有时可见到淋巴结钙化或腹腔内钙化淋巴结的阴影。

（3）静脉肾盂造影：IVP 对肾结核的诊断有重要意义，不但能显示肾盂、肾盏及输尿管的形态，还能显示肾功能。IVP 随着肾实质出现明显破坏而出现改变。早期肾乳头坏死表现为肾盏阴影边缘不光滑，如虫蚀状、肾盏失去杯形；肾结核严重，形成空洞，如肾盏颈部结核病变纤维化狭窄或完全堵塞时，可见空洞充盈不全或肾盏完全不显影，局限的结核性脓肿亦可使肾盏、肾盂变形或出现压迹。全肾广泛性破坏，IVP不显影，表现为无功能肾；此时IVP对肾结核无法直接诊断，需借助B超、磁共振尿路成像（MRU）及CT检查。输尿管结核性溃疡和狭窄，在造影上表现为输尿管僵直，呈腊肠样或串珠样改变。有时可见输尿管钙化阴影。

（4）逆行静脉肾盂造影：患肾功能受损，IVP显影不佳或IVP有可疑病变，必要时可考虑逆行肾盂造影。

（5）CT检查：在肾结核早期，CT检查未见明显改变。肾盏梗阻积水时表现为肾影增大或缩小，肾盂不扩张，单个或多个肾盏变形，肾内多个囊状低密度影，围绕肾盂排列，CT值0~3 HU。若肾盂或输尿管上段梗阻，则表现为整个肾扩张、积水或积脓，局部或整个肾皮质变薄。肾盂和输尿管壁增厚为特征性征象。肾内多发不规则点状或壳状钙化。因CT可观察肾实质厚度，显示结核破坏程度，了解肾周病变情况，CT日渐成为常规检查，其在肾结核诊断中起着越来越重要的作用。

（6）磁共振尿路成像（MRU）：MRU作为诊断尿路疾病的新方法，它是磁共振水成像技术中的一种，其不需要静脉注射造影剂，无创伤、无并发症，对严重肾功能损害者特别是静脉肾盂造影不显影者效果最佳。MRU显示肾盏呈不均匀扩张，且排列紊乱，此征象反映出肾结核的病理特点，还能显示肾实质内脓腔，优于静脉肾盂造影；但对于早期肾结核肾乳头坏死造成的肾盏虫蚀状破坏，显示效果不如静脉肾盂造影。MRU对输尿管病变的显示优于其他影像学检查。但MRU不能显示肾结核的钙化灶，不能明确显示肾功能状况，且费用高，很多患者不能接受。

（7）B超检查：B超作为一种无创且快速的检查手段，对肾结核患者的门诊筛选及治疗后复查仍有重要价值。B超廉价、方便，又可多次反复对照，易普及。肾结核声像图变化多样。轻型肾结核因肾无明显破坏，超声很难做出诊断。对于中型和重型肾结核，B超检查可见多个无回声区，无回声区大部分不与肾盏相通，且边缘不规则。肾盂、肾盏不规则扩张，内有可流动的细点状回声，肾盂及输尿管壁增厚，钙化灶表现为无回声区的点状或条索状强回声。静脉肾盂造影检查呈不显影的无功能肾，B超检查示肾形态消失，肾区见一弧形带状强回声，后方伴声影。因肾积水可见肾盏扩张，肾囊肿可见液性暗区，注意与之鉴别。

4. 膀胱镜检查　该检查是了解膀胱黏膜病理改变的最直观方法。膀胱镜检查早期可见黏膜充血、水肿、浅黄色粟粒样结核结节，以三角区及两侧输尿管口为著，后期结核溃疡，膀胱充水时易出血，溃疡处肉芽组织可误诊为肿瘤，应取活检进一步确诊。在膀胱镜检查时，还可向双侧输尿管插入导管直接引流两侧肾盂尿进行检查，包括尿常规、细菌培养和结核杆菌检查，或逆行静脉肾盂造影。因此随着医学影像学的进步，经膀胱镜逆行静脉肾盂造影已很少采用。且在膀胱容量过小（<100 mL）或有严重膀胱刺激症状时，应避免膀胱镜检查。

（三）诊断要点

凡有尿频、尿急、尿痛等膀胱刺激症状时，除有引起膀胱炎的明显原因者外，都应考虑肾结核的可能性。慢性膀胱炎尤其是经一般抗非特异性感染治疗无好转者，如合并终末血尿，应以肾结核为初步诊断而进一步检查。当膀胱炎患者尿普通细菌培养多次阴性者，应考虑肾结核；若尿普通细菌培养发现其他细菌时，也不能排除肾结核合并非特异性感染。患生殖系结核的男性患者都必须注意同时存在肾结核的可能。肾结核可无明显临床症状，只在累及膀胱后出现膀胱刺激症状。因此，肾结核早期诊断不能单纯依靠临床症状,应注重实验室检查。如发现尿常规异常,如脓尿和(或)血尿,应反复做结核菌培养。尿沉渣找抗酸杆菌和结核菌素试验亦有助于诊断。当肾结核进展到一定时期,影像学可出现特征性表现。

肾结核的诊断应综合病史分析、影像学检查及病原学诊断等多种方法,从病史中找到重要线索,从病原学及影像学中找到重要依据。

因不典型肾结核逐渐增多,肾结核常易漏诊,出现以下情况应予重视:中、青年患者反复出现无症状血尿;长期不明原因的腰痛;仅有一侧轻微腰痛、无显著膀胱刺激症状,静脉肾盂造影显示不明原因的单侧输尿管下端梗阻。不典型肾结核常缺乏甚至完全不出现典型症状,因而其临床表象的意义有限,诊断时必须以全面、特征性或提示性的客观检查结果为依据,进行综合分析,做出正确判断,以免漏诊或误诊。

(四) 鉴别诊断

本病应与非特异性膀胱炎、肾积水、肾结石、肾肿瘤、肾囊肿、黄色肉芽肿性肾盂肾炎等相鉴别。

1. 非特异性膀胱炎　患者可有尿频、尿急、尿痛等膀胱刺激症状,可有血尿,尿中白细胞增多,清洁中段尿普通菌培养阳性,尿结核菌培养阴性,结核菌素试验阴性,抗感染治疗有效。

2. 肾积水　当肾结核出现积水时应注意与之鉴别。两者均可见肾盂、肾盏扩张。但肾积水之肾盂、肾盏壁光滑,无回声区透声好,输尿管壁光滑。肾结核积水的肾盂、肾盏可分界不清,肾盂壁增厚粗糙,回声增强,无回声区内透声差。

3. 肾结石　肾结核可形成实质及皮质钙化,声像图上表现为强回声光团,有的可伴有声影,与肾结石类似,应注意鉴别。结核钙化灶常在肾盂、肾盏周边或实质内,回声密度多不均匀。光带、光点、光斑,部分钙化灶呈斑片状,分布不规则,边界不清,且回声强度多低于结石;而结石在肾盂、肾盏内,钙化灶结石有较明确的形态,声影出现率较高。结石如无肾内局部梗阻时不伴肾积水,单纯肾结石输尿管不扩张,而结核积水出现率较高,肾结核输尿管扩张发病率高。

4. 肾肿瘤　两者临床表现不同,肾结核有明显的膀胱刺激症状,尿结核菌培养阳性,结核菌素试验阳性,在影像学上可见实质改变,但一般密度不均匀,且常伴钙化,且有输尿管病变。而肾肿瘤可见实质性肿块图像,CT 增强扫描可强化。

5. 肾囊肿　肾囊肿多无肾结核的典型临床表现及尿结核菌培养、结核菌素试验等实验室检查的异常,且在影像学上也可鉴别。如 B 超检查,单纯性肾囊肿是在肾实质内出现圆形或椭圆形无回声区,囊腔内壁光滑,且囊腔与集合系统不相通,不合并输尿管病变;肾结核出现结核性空洞时,肾实质内可见多个大小不等的无回声区,囊内有云雾状光点回声,其囊肿形态多不规则,囊壁增厚、毛糙,有时厚薄不均,甚至呈锯齿状,囊内壁有不均匀的斑片状强回声。

6. 黄色肉芽肿性肾盂肾炎　相对少见,通常由肾结石引起肾盏颈部或肾盂、输尿管交界段狭窄积水,继发非特异性感染,脓液内含巨噬细胞为主的脂类物质,临床常有持续发热,白细胞计数增高等感染症状,常规尿检多正常,无血尿。X 线特征性改变包括单侧肾肿大,静脉肾盂造影呈现无功能肾、肾结石和输尿管结石,CT 检查可见肾实质内有分叶状低密度区,囊状扩张的肾盏壁较厚,其内容物的 CT 值可略低于水,且输尿管壁不厚。

二、治疗

在有效的抗结核药物问世之前，肾切除术是肾结核的主要治疗方式。随着抗结核药物广泛用于肾结核的治疗后，药物治疗成为其主要治疗方法，占据了重要位置，肾结核的疗效也有了很大提高，改善了患者的预后，极大程度地保护了肾功能。

肾结核的治疗必须全面考虑肾病变损害和患者全身情况，选择最适当的治疗方法。注意全身治疗与局部治疗相结合；抗结核治疗与支持治疗相结合；对于严重复杂的肾结核患者，要内科治疗与外科治疗相结合；男性患者的治疗疗程较女性患者适当延长，因为男性患者易发生生殖系统结核。

（一）一般治疗

要适当休息，加强营养，改善生活环境，安排合理的户外活动，不宜劳累，保持良好的心态，除应行手术治疗者需住院外，一般可在门诊治疗和观察。

（二）药物治疗

不管患者是否手术治疗，都应先应用抗结核药物以控制结核播散。

抗结核治疗的基本条件是患肾功能尚好，尿液引流无梗阻。适应证：临床前期肾结核；局限在一组大肾盏以内的单侧或双侧肾结核；合并肾外活动性结核，暂不宜手术治疗者；孤立肾肾结核；双侧肾肾结核，属晚期不能手术者；合并有严重疾病不能耐受手术者；配合手术治疗，术前、术后用药者。

理想的药物治疗要采用联合用药，早期用药，选用敏感药物，彻底治疗。

1. 常用抗结核药物　分为杀菌药物和抑菌药物两大类。首选药物为异烟肼、利福平、吡嗪酰胺、链霉素等杀菌药物；乙胺丁醇、对氨基水杨酸钠、环丝氨酸、乙硫异烟肼等抑菌药物为二线药物，适于一线药物耐药、不能耐受或过敏者。现简要介绍如下。

（1）异烟肼：是目前最有效的结核杀菌药，其药理作用主要是抑制结核菌脱氧核糖核酸（DNA）的合成，并阻碍细菌细胞壁的合成。其口服吸收快，能迅速渗透入组织，杀灭细胞内外代谢活跃的结核杆菌，杀菌力强，70%由肾排泄，部分为原型，在肾小管内由于尿液浓缩的原因，实际有效成分高于血浆浓度的若干倍。成年人 0.3 g，口服，每日 1 次；重度结核可用 0.1~0.6 g 加入 5% 葡萄糖溶液或等渗盐水 20~40 mL 内缓慢静脉注射或加入 5% 葡萄糖溶液或等渗盐水 250~500 mL 内静脉滴注。异烟肼常规剂量不良反应少，主要不良反应是精神兴奋、感觉异常、周围神经炎（与维生素 B_6 不足有关）、肝损害等。应用一般剂量的异烟肼不必要加用维生素 B_6，以防影响疗效。

（2）利福平：其作用机制是抑制菌体的 RNA 聚合酶，阻碍其 mRNA 合成。其对于细胞内外繁殖期和静止期的结核菌均有杀灭作用。30%经肾排泄，尿中可达到有效的药物浓度。常与异烟肼联合应用。本药应尽量避免与对氨基水杨酸联合应用，以防吸收受影响。常用剂量为 450~600 mg，口服，每日 1 次。偶有皮疹、药物热、肝损害、血小板减少、间质性肾炎等不良反应。现应用的抗结核药物中也有长效的利福霉素衍生物如利福喷汀，在人体半衰期长，每周口服 1 次，与利福平疗效相仿，还有利福布汀（螺旋哌啶利福霉素），对某些耐药的菌株作用较利福平强。

（3）吡嗪酰胺：能杀死细胞内的结核杆菌，常与其他药物联合应用，常用剂量为每日 1.5 g，分 3 次口服。其主要不良反应是肝损害，主要表现是转氨酶升高、黄疸，应每 2 周复查 1 次肝功能，偶可引发高尿酸血症、关节痛、胃肠道反应。

（4）链霉素：为氨基糖苷类抗生素，能有效地杀灭空洞内或细胞外结核杆菌，对细胞内的结核杆菌作用小，在碱性环境中作用较好，pH<6.0时，疗效显著下降。若同时服用碳酸氢钠碱化尿液，可增强其疗效，常用剂量为每日肌内注射1 g，50岁以上或肾功能减退者，可用0.5~0.75 g，也可应用间歇疗法，每次肌内注射1 g，每周2次，妊娠妇女慎用。其主要不良反应是对第Ⅷ对脑神经的毒性作用，长期应用可出现前庭功能失调和永久性耳聋。肾功能严重损害者不宜使用。少数病例可出现过敏性休克。

（5）乙胺丁醇：对结核杆菌有抑菌作用。与其他药物联合应用，可延缓结核杆菌对其他药物产生耐药性。主要由尿排泄，肾功能减退时有蓄积中毒的危险。剂量为25 mg/kg，每日1次，口服，8周后改为15 mg/kg。该药不良反应少，偶可见胃肠道不适，其不良反应与剂量成正比，剂量过大时可导致视觉异常，用药期间需定期检查视力、视野及辨色力，如有异常，需停药，多数患者停药后视觉好转。

（6）对氨基水杨酸钠：为抑菌药物，本身抑菌作用弱，常与链霉素和异烟肼合用，增强链霉素和异烟肼的抗结核作用。成年人每次8~12 g，每日3~4次，口服，用药后1~2小时血浆浓度达高峰，4~6小时后血浆内仅存微量。不良反应主要为胃肠道反应，也有过敏反应、白细胞计数减少、血小板减少，为减轻胃肠道反应可于饭后用药或每日12 g加入500 mL 5%~10%葡萄糖溶液中避光静脉滴注，1个月后改为口服。

（7）环丝氨酸：抗菌谱广，只对人类结核杆菌有效，疗效相当于对氨基水杨酸钠，一般与异烟肼、链霉素合用。常用剂量为250 mg，每日2次，口服。不良反应较严重，主要在神经系统，常见眩晕、精神兴奋或抑制，可出现抽搐，出现反应即应减药，用药时避免饮浓茶、咖啡等刺激性饮料。

2. 常用治疗方案　在很多抗结核药物中，异烟肼对繁殖迅速的细胞外结核杆菌的效果最好，链霉素及利福平次之；吡嗪酰胺在酸性环境中杀灭细胞内结核杆菌效果较好，利福平亦有效；偶尔繁殖的结核杆菌，仅对少数药物如利福平敏感；对于休眠菌，尚未发现药物有效。这4种结核杆菌中，繁殖迅速的细胞外菌致病力最强，传染性大，细胞内菌繁殖较慢，细胞内菌和偶尔繁殖菌是顽固菌，常为复发的基础，休眠菌对人体无致病力及传染性，多数自然死亡或被吞噬细胞杀灭，很少复发。在抗结核治疗中用药应选择敏感的药物。

治疗方案常见的有以下两种：

（1）长程疗法：多采用3种药物如异烟肼、利福平、对氨基水杨酸或吡嗪酰胺联合治疗6个月，再采用2种药物如异烟肼、利福平治疗1~1.5年，总疗程最少要在1年以上。长程治疗的主要缺点是治疗时间长，常会出现不能坚持，药物漏服、乱服现象，影响治疗效果，细菌耐药，可能出现病情控制后再发。

（2）短程疗法：需要2~3种以上的杀菌药，如异烟肼、利福平、吡嗪酰胺，再加上1种半杀菌药如链霉素等，联合治疗9个月。其优点是治疗时间较长程治疗时间短，减少慢性药物中毒的概率，节约费用，患者配合较容易。

抗结核耐药者，联用异烟肼、利福平、吡嗪酰胺，保证至少2种杀菌药，并可加用以下药物：乙胺丁醇、诺氟沙星、链霉素，有药敏试验结果者可依据药敏试验结果调整用药。疗程不得少于1年。如果结核累及1个以上的器官、系统，则需要治疗2年以上。

3. 动态观察　药物治疗期间，每月复查尿常规、尿结核杆菌培养及药敏试验，以此调节剂量和选用药物，每3~6个月做B超、静脉肾盂造影1次。疗程结束后至少随访1年，定期复查尿常规、尿结核杆菌培养及B超或静脉肾盂造影。

4. 停药及治愈标准 当患者膀胱刺激症状消失、尿常规恢复正常、全身症状改善、红细胞沉降率恢复正常、尿沉渣抗酸杆菌检查多次阴性、尿结核杆菌培养阴性、无肾外活动结核病灶、静脉肾盂造影提示病灶稳定或已愈合，可停用抗结核药物。当患者尿常规正常超过 6 个月、静脉肾盂造影提示病变稳定超过 1 年、连续 6 个月以上尿结核杆菌培养阴性时考虑结核治愈。

（三）手术治疗

由于抗结核药物的有效治疗，需要手术治疗的患者越来越少，但针对某些情况，手术治疗仍不可替代。

一般认为以下情况应行手术治疗：①一侧肾病变极严重，抗结核治疗恢复的可能性小，肾功能丧失，对侧肾基本正常者；②输尿管进行性狭窄，导致梗阻，尿液排出障碍者；③严重尿路出血者；④肾结核闭合式脓腔或有顽固性瘘管者；⑤膀胱严重挛缩者。注意手术前应辅助应用抗结核药物治疗，术后亦应用抗结核药物巩固疗效。

1. 手术方法和适应证

（1）全肾切除术：①单侧肾破坏严重或无肾功能，对侧肾正常或病变较轻者；②结核性脓肾；③自截钙化肾；④肾结核合并大出血者可考虑单肾切除。在结核杆菌耐药情况下也可考虑肾切除。

（2）部分肾切除术：局限于单侧肾 1~2 个肾盏病变重，抗结核药物治疗效果差或引发梗阻者可行部分肾切除术；局限性钙化灶，抗结核治疗 6 周无明显疗效，钙化灶逐渐扩大，可能累及整个肾者也可考虑部分肾切除术。

（3）肾病灶清除术：由导管注入抗结核药物，适用于结核的闭合式囊腔。随着影像学的进展，现一般可选用超声引导下脓肿穿刺抽液、注入药物。

（4）膀胱挛缩手术处理：严重膀胱挛缩可考虑肠、盲肠或结肠膀胱成形术。

（5）解除尿路梗阻：经药物治疗梗阻仍未缓解者，考虑手术解除梗阻。

2. 手术禁忌证 当双肾病变严重、全身情况不良且有肾外活动性结核者，单侧结核可药物治愈者，均不应考虑手术治疗。

三、病情观察

（1）观察药物治疗效果：观察患者膀胱刺激症状有无改善，尿常规中红细胞、白细胞数量变化，晨尿有无抗酸杆菌。

（2）观察抗结核药物的不良反应，如视力、视野、食欲变化。

（3）观察术后引流情况、患者的生命体征及肺部情况。

（4）对于确诊为肾结核的患者要及时给予早期、联合、足量、规律、全程的抗结核治疗。

（5）尿频、尿痛是肾结核的主要临床表现，药物治疗有效时，膀胱刺激症状会明显改善，定期复查尿常规、连续 3 次晨尿抗酸杆菌检查，以观察治疗效果。

（6）常规抗结核治疗对肝、肾、眼有一定的不良反应，结合患者食欲、精神、视力、视野等临床变化应定期复查相应指标。发生严重药物性肝炎时需减量或停止抗结核治疗，而给予保肝、降酶等综合治疗。

（7）如高热、红细胞沉降率加快、两肺播散、有弥漫性病灶则可能是出现全身播散性粟粒性血源性结核，要给予及时、正规的抗结核化学治疗。

（8）有手术适应证的患者，收住入院治疗。

（9）输尿管端–端吻合或输尿管膀胱吻合术后，输尿管支架引流 1 个月后拔除，术后 3 个月复查 IVP，观察上尿路积水改善及吻合口通畅情况。

四、病历记录

（1）注意记录尿频、尿急、尿痛以及血尿的时间。

（2）复发者需记录前几次的发作及治疗情况。

（3）记录有无肺结核病史或其他脏器结核史。

（4）记录可能的诊断和治疗方案。

（5）记录医患交流情况。

五、注意事项

1. 医患沟通

（1）告知患者及其家属诊断及可能诊断。

（2）抗结核治疗时一定要嘱其规则、足量用药，且要让其定期复查肝、肾功能并注意可能发生的药物不良反应。

（3）切除患肾时一定要了解对侧肾功能，由于结核的炎症反应剧烈，病灶周围粘连严重，手术易损伤周围脏器，一定要详细交代。

（4）抗结核治疗是一个长期的过程，需要患者的坚持与配合，故医患交流时要阐明药物治疗的重要性。

（5）对患者病情的每一点细微好转，都要鼓励，让患者树立战胜疾病的信念，配合医护人员的治疗。

2. 经验指导

（1）结核感染发生率有上升趋势，临床易误诊、漏诊。对于慢性、长期的泌尿系感染，一般抗感染无效时，应想到"结核"；临床上出现男性生殖系结核，如阴囊窦道时，应考虑男性生殖系结核多由泌尿系结核扩散而来；临床上诊断膀胱结核时，不能忽略上尿路结核病灶的存在。

（2）定性诊断：国人结核菌素试验阳性率很高，低稀释度 OT 试验诊断为结核的意义不大，如高稀释度强阳性则有一定价值，OT 试验阴性亦不能排除诊断。尿结核菌培养是定性诊断的最可靠指征，现可应用结核快速培养，1 周即有结果，且可同时做药敏试验。尿抗酸染色阳性可能是结核菌、包皮垢杆菌或其他分枝杆菌。PCR 检测简便、快速，但假阳性率较高。尿结核菌动物接种虽阳性率很高，但费时，现已少见。膀胱镜检查做组织活检呈阳性可确诊。

（3）定位诊断：常用 IVP、KUB、CT 或 BUS，可观察病损部位、程度及肾功能，是评估疗效和决定手术方式的依据。膀胱镜检查可观察到膀胱黏膜结核结节、溃疡、瘢痕、输尿管口喷脓尿等特异性病理改变。

（4）无论是保守治疗，还是手术治疗，均需做足量、足疗程的抗结核药物治疗。围术期充足的药物治疗是保证手术安全、防止结核播散的关键措施。

（5）一线抗结核药物有 5 种，即异烟肼、利福平、吡嗪酰胺、链霉素、乙胺丁醇，除乙胺丁醇是抑菌药外，其余均是杀菌药。国际防结核和肺疾病联合会推荐了标准短程化学治疗方案：使用异烟肼+利福平+吡嗪酰胺 2 个月，接着使用异烟肼+利福平 4 个月。成年人剂量为异烟肼 300 mg/d、利福平 450 mg/d、吡嗪酰胺 1 500 mg/d。

（6）化学治疗过程中定期复查尿常规、尿细菌学、红细胞沉降率及 IVU 等影像学检查，如病情好转、尿菌转阴，则继续化学治疗；反之，如病变进行性加重或出现严重并发症，则应手术治疗。

（7）手术切除肾时应尽量低位切除输尿管，术后为防止形成窦道，可不放置引流管。

（8）由于抗结核化学治疗对肾局限性结核相当有效，肾部分切除已不常应用。

（9）结核病灶清除术适用于结核性脓肿，现可在 B 超或 X 线引导下行肾穿刺而不做开放引流，充分引流脓液后向脓腔灌注抗结核药物即可。

（10）做输尿管膀胱再植或肠道扩大膀胱术一定要在膀胱内结核病变消除时方可实施，否则术后疗效不佳，且会再发生管腔狭窄。

（李 毅）

第十六节 肾结石

肾结石在尿路结石中占重要地位，随着人们物质生活水平的提高、营养状况的改善，加重了饮食调配的不合理，高蛋白、高糖饮食成分的提高，使上尿路结石（特别是肾结石）的发病率不断上升。任何部位的结石都可以始发于肾脏，而肾结石又直接危害肾脏。结石常始发在下盏和肾盂输尿管连接处，可为单个或多发，其大小甚悬殊，小的如粟粒，甚至为泥沙样，大者可充满肾盂和整个肾盏呈铸形结石。双肾结石占 8%～15%。男女之比为（3：1）～（9：1），中青年占 80%。

一、临床表现

最常见的症状是腰痛和血尿。仅少数在肾盂中较大、不活动的结石，又无明显梗阻、感染时，可长期无症状，甚至当患肾完全失去功能，症状仍不明显。在肾盂内较小的结石由于移动性大和直接刺激，能引起平滑肌痉挛，或结石嵌顿于肾盂输尿管交界处发生急性梗阻时，则出现肾绞痛。典型的肾绞痛为突然发作，呈剧烈的刀割样痛。疼痛可沿输尿管向下放射到下腹部、外阴部和大腿内侧。男性可放射到阴囊和睾丸，女性放射到阴唇附近。持续时间不等，并伴有恶心、呕吐，患者坐立不安，面色苍白，大汗淋漓，可呈虚脱状态。绞痛后出现血尿，多为镜下血尿，也有肉眼血尿，或有排石现象。亦有结石逐渐长大导致慢性梗阻，发生肾积水和脓尿。在独肾或双侧肾结石，偶可发生急性肾衰竭。有的患者表现为贫血、胃肠道症状或尿路感染而就诊，易造成误诊。体检可有肾区叩击痛，在结石引起肾积水多时能摸到肿大的肾脏。

二、诊断与鉴别诊断

根据病史、体检和必要的 X 线摄片及化验等检查，不难作出肾结石的诊断，但还应进一步了解结石的大小、数目、形状和部位，有无伴发梗阻、感染、肾功能减退以及可能的原发病因与估计结石的成分。病史中凡是有腰部疼痛后伴血尿，或运动后发生血尿，都应考虑肾结石的可能。肾结石中 80% 为显微镜下血尿，少数为肉眼或无痛性血尿。亦有表现为尿路感染的症状，如尿中有脓细胞、细菌。尿液中找到结晶体或有排石史，是诊断尿路结石的一个重要线索。B 型超声检查较易发现肾结石与肾积水。

尿路 X 线平片是确诊肾结石的重要方法，还可看到肾的外形，结石的大小、形态和部位。尿路结石约90%以上含钙，可在平片上显示出来，故尿路平片是诊断肾结石必不可少的检查。X线尿路平片显示结石的清晰度主要取决于结石的成分和厚度，亦受患者的胖瘦、肠积气的多少和摄片技术的优劣等影响。结石含钙愈多，平片显示愈清楚。含钙少或结石小时则显影不清，甚至模糊看不出。但若在拍片前晚冲服番泻叶6~9 g或灌肠，有可能被检出。纯尿酸结石或胱氨酸结石因不含钙，故平片上不能显示，称为阴性结石，占全部尿路结石的3%~5%。

进一步检查是进行静脉尿路造影，以了解双肾功能、有无积水和整个尿路情况，并为选择治疗提供依据；还能发现引起肾结石的局部病因，如先天性肾盂输尿管连接处狭窄、蹄形铁肾和多囊肾等畸形。阴性结石可表现为肾盂内占位性病变，对碘过敏者和阴性结石患者可行膀胱镜检查及逆行肾盂输尿管造影，必要时行肾盂空气造影。

鉴别诊断主要是右肾结石引起的上腹痛，需与胆管结石、溃疡病、胰腺炎等疼痛鉴别，但这些患者尿液检查均无红、白细胞。虽然胆管结石或腹腔淋巴结钙化亦可在平片上显影，但摄侧位平片，肾结石阴影与腰椎重叠或位于椎体稍后方，而胆管结石或腹腔内淋巴结钙化则位于椎体前方。尿酸结石患者血尿酸值增高，尿液 pH 呈持续强酸性的特点，患者多有痛风病。

甲状旁腺功能亢进的筛选检查：对于双肾或复发结石患者，术前均应常规测定血钙和血磷。由于血钙可能间歇性升高，故应做 2 ~ 4 次血钙、血磷测定。甲状旁腺功能亢进患者的血清钙均超过10.5 mg/dL（正常值为8.5~10.5 mg/dL），血清磷（空腹）降到2.5 mg/dL 以下（正常值为3~5 mg/dL）。24h 尿钙、尿磷排出增高［正常人尿钙为（130±50）mg/24h，尿磷为500 mg/24h］。

口服 1 g 钙负荷试验：由于甲状旁腺分泌与血钙浓度成反比，正常人输钙后抑制甲状旁腺分泌，尿磷明显减少（20%~60%），血磷明显升高，而患者有甲状旁腺功能亢进，输钙后尿磷减少不足 20%，而血磷很少改变。

近年应用环磷酸腺苷（cAMP）替代复杂的甲状旁腺素测定。甲状旁腺瘤可用 B 型超声及 CT 检查定位，必要时亦可手术探查。

三、治疗

现在有关肾结石的治疗方法较多，包括一般疗法、体外冲击波碎石、手术取石以及针对代谢紊乱的治疗。寻找病因和防止复发等治疗，应根据每个患者的具体情况正确选择应用。近年来国内外广泛开展体外冲击波碎石术，已证明是一种安全、疗效极高的方法，虽然费用并不比手术低，但无手术切口、震波后恢复极快等，均优于其他治疗方法。

（一）一般疗法

1. 饮水治疗　尽量多饮开水或磁化水，使每日尿量维持在2 000~3 000 mL 以上，配合利尿解痉药物。尿液稀释有利于小结石的冲刷和排出，并有助于防止复发。

2. 肾绞痛发作时　首先应解痉止痛，可用阿托品或654-2、哌替啶，含服硝苯地平等。局部热敷，针刺肾俞、京门、三阴交、足三里或耳针，均可缓解疼痛。必要时静脉补液，或用吲哚美辛栓剂直肠塞入，据报告效果较好。

3. 中药排石治疗　服用各种排石冲剂或中药煎剂较为方便，但应定期复查。其适应证为结石直径小于 1 cm，表面光滑，肾无明显积水，泌尿系统无狭窄、畸形或感染者。大于 1 cm 的结石排出较为少见。

4. 患有甲状旁腺功能亢进者应先行治疗，然后再处理肾结石。有时在甲状旁腺瘤或癌切除后，尿石不再发展，甚至自行溶解消失，同时结石亦不再复发。患有肾小管酸中毒者常并发磷酸钙结石，服用枸橼酸钾、磷酸盐合剂、氢氧噻嗪等降低尿钙，小苏打可纠正酸中毒。特发性高钙尿可用噻嗪类利尿药、枸橼酸钾、磷酸纤维素钠、正磷酸盐等降低尿钙，减少尿中钙盐结晶和结石形成。肠源性高草酸尿可使用高钙饮食、钙剂、葡萄糖酸镁等，对于原发性高草酸尿，可使用维生素 B_6。

5. 药物溶解结石　单纯尿酸结石用碳酸氢钠或碱性溶液，限制高嘌呤饮食，尿 pH 值保持在6.5~7.0，同时每天大量饮水 3 000 mL 以上，亦可用 1.5% 碳酸氢钠溶液经肾造瘘管冲洗。如饮食不能控制高血尿酸时，可服用别嘌呤醇 0.1~0.2 g，每日 3 次，服用半年左右可使尿酸结石溶解，本药的优点为无不良反应。黄嘌呤肾结石治疗方法也相同。胱氨酸结石可采用低蛋氨酸饮食；碱化尿液；大量进水；使用降低胱氨酸药物，主要为硫醇类，如青霉胺、2-硫丙酰甘氨酸、乙酰半胱氨酸等。磷酸盐结石可口服葡萄糖醛苷或亚甲蓝。

（二）体外冲击波碎石术（extracorporeal shock-wave lithotripsy，ESWL）

用 X 线定位的 Dornier 型体外震波碎石机，由西德 Chaussy 首先创制，并很快在世界各国推广应用。国内上海交通大学和上海复旦大学附属中山医院于 1984 年自行设计研制成功同类的体外震波碎石机，即 JT-ESWL-Ⅰ型，并不断改进为Ⅱ、Ⅲ型机，已广泛应用于临床，都被证实为治疗肾结石最为理想的方法。

1. 原理　Dornier 型机是采用电极放电的原理。利用高电压（10~30 kV）、大电流（10~20 kA）在水中（含1%氯化钠）瞬间放电，产生液电压性冲击波，并沿半椭圆反射器的反射聚焦于半椭圆反射器的第二焦点处（放电处为第一焦点），能量可增加 360 倍，在两台 X 线球管与荧光增强管组成的结石定位系统监视下，高能冲击波即可精确地到达焦点的结石处，通过反复调整位置，多次冲击波轰击，结石可粉碎成 2 mm 大小而排出体外。不过冲击波焦点的有效面积仅 2 cm，故较大的结石不可能一次彻底击碎，尤其是含钙致密坚硬的结石较难震碎。由于人体器官和组织密度和震波中的水溶液相似，因此冲击波从水中通过人体各层组织时不能发生能量交换（无阻抗），故组织不会受到明显损害；而肾结石阻抗比水大，故被粉碎。由于冲击波以声学特性传播，故能量在空气中比水削减得多，所以患者浸卧在水中震波比卧在水囊袋上效果更好些；冲击波粉碎结石是利用冲击波在两种声阻抗不同的传播媒质（组织和结石）的界面发生反射，它在结石的前缘产生压应力，在其后缘产生拉应力，两种媒质的声阻抗的差别越大，应力就越大，物质（结石）结构越容易破坏。在结石面对冲击波源的界面上的压应力使结石破裂，而空化作用产生水的射流使裂口内面的结石剥落，一连串的冲击波使结石由表及里的逐层破碎，直到完全粉碎成为细小的颗粒排出体外。除液电冲击波源外，尚有压电晶体、电磁波等冲击波源，现有用电磁波源取代其他冲击波源的趋势。

2. 震波碎石装置的组成

（1）震波发生器：是体外震波碎石的核心部件，它决定着碎石效果、治疗工作的效率与对人的身体的影响。要求具备：冲击波需带有足够的能量；要求在合适的介质中传播，耦合进入人体衰减比较小；冲击波具有良好的方向性、聚焦特性；冲击波应力脉冲必须保持稳定；必须对人体组织、器官无损害或影响很小。冲击波源主要有三种：液电冲击波源是在一个椭圆反射体内，电能通过液体中火花放电的方式转化成为热、光、力、声等其他形式的能量。在体外冲击波碎石术中，只是利用它的力学效应。Dornier 机均属此类。压电晶体超声波源是在一个半径为 50 cm 左右的球冠上均匀分布数千个压电晶体元件，在同样电脉冲作用下产生相同的超声脉冲，而且同步到达球心，而获得高强的超声脉冲，达到碎石。如 EDAPLT-01 即为此类。电磁脉冲波源是将电能首先转化为磁能，再转化成为机械能。它的第一种转换类似液电冲击波源，是高电压电容器的充放电。但它的放电不在水中，而是对一个线圈放电，放电产生的脉冲大电流形成一个高强的脉冲磁场。Siemens Lithostar 属此类，Compacts 碎石机也属此类。

（2）定位系统：是在半椭圆形反射体两侧用两套 X 线球管交叉定位，同时配有两个荧光增强电视观察图像仪，定位时移动人体的结石正好位于焦点上。③水槽：由不锈钢制成，配有恒温装置、进出水道，槽底部有孔，安置冲击波发生器。

干式（水囊袋）Dornier 型机和 B 型超声定位干式压电晶体的体外震波碎石机可避免接触放射线，并可用于阴性肾结石、胆管结石。水囊袋代替水槽，应用较为方便，但主要用于 1 cm 左右的较小肾结石，可使结石碎成细沙状排出。由于其能量较小，故不宜用于大的肾结石。较疏松的输尿管结石定位亦较难。

3. ESWL 的适应证和禁忌证　目前对肾结石患者的治疗均首先考虑选择体外震波碎石术，随着碎石机性能不断完善及临床经验的不断积累，适应证也在不断扩大，由 20 世纪 80 年代初的单一肾结石，直径<2.0 cm，输尿管上段结石至目前的全尿路结石。除结石以下部位的梗阻、狭窄外，绝大多数结石患者可用单一 ESWL 或配合经皮肾镜取石、输尿管肾镜取石术等治疗，效果良好。从广义上讲，尿路结石除远端有器质性梗阻外均可采用体外震波碎石术治疗。

（1）目前的适应证：①肾和输尿管内单个或多个结石。②部分性或完全性的鹿角形结石。③感染性结石。④孤立肾中的肾结石等。

（2）在临床工作中，下述情况应列为禁忌证：①全身出血性疾患，未经纠正者。②新近发生的脑血管疾患。③传染病的活动期。④未控制的糖尿病，特别是对患有复杂肾结石的患者不宜碎石。⑤妊娠妇女，特别是结石在输尿管下段者。⑥体型过胖，其体表至结石距离大于半椭圆体至第二焦点距离。⑦结石以下尿路有器质性梗阻，在梗阻未解除之前不宜碎石。⑧严重肾衰竭者。⑨尿路感染。⑩无症状的肾盏憩室结石。⑪不能定位的阴性结石或结石过小、阴影过淡等。

4. 治疗方法和效果　震波前必须有近期的尿路平片和静脉（逆行）肾盂造影证实。术前做血、尿常规检查，血小板计数，出凝血时间测定。前晚用番泻叶 6~9 g 冲服清肠，术晨禁食，以免肠积气影响结石定位。控制泌尿系统感染。常规在 ESWL 前半小时肌注哌替啶（2 mg/kg）加异丙嗪（1 mg/kg），可达到术中镇静止痛的目的。小儿肾结石的 ESWL 治疗应选用全麻。治疗时的工作电压应随不同厂家的碎石机而定。Dornier 公司的碎石机工作电压为 16~24 kV，轰击次数则视结石粉碎为度，若结石不能完全粉碎时，其轰击总数不宜超过2 500次。对小儿肾结石和孤立肾结石，应适当调低工作电压和减少轰击次数，尽量减少其对肾脏的损害。两次治疗间隔时间应大于 1 周，小儿肾结石和孤立肾结石应大于 10 d。

据上海复旦大学中山医院与上海交通大学一项报告显示：应用 JT-ESWL-Ⅰ型体外震波碎石机治疗上尿路结石（主要是肾结石）1 222 例，单侧：1 069 例，双侧 153 例，震碎率 99.67%，电压在 14 000~15 000V，最高为 18 000V，每次震波冲击次数为400~1 600次。86.07%病例 1 次治愈，13.83% 需 2 次震波，个别经 3~5 次才获治愈，震波碎石后 1 天至 7 个月全部排清，排清平均需 48 d，89.6%效果满意。亦有极个别的结石震波不碎的。

震波时并发症可有局部皮肤疼痛、血压改变、心绞痛、窦性心动过速或窦性心动过缓及心律失常等，经对症治疗后大多可以完成震波。震波后近期并发症有血尿（100%）、肾绞痛（约 70%）、发热

（1%～5%）、局部皮肤瘀点、恶心、呕吐、食欲不振、咯血、肾周围血肿、大便隐血或痰中带血等。震波后远期并发症有高血压（8%左右）、结石复发（2年后为6%，4年后为20%）及肾功能损害等。

5. 震波后的处理　每次震波完毕即予静脉补液，并维持2～3 d；鼓励患者多饮水以利排石；用解痉剂、抗生素、排石汤和黄体酮等。及时观察和收集结石排出情况。尚需定期复查尿路平片和静脉肾盂造影，对停留在输尿管的碎石不下降者，或形成输尿管阻塞时，应及时给予再次震波或行输尿管扩张等措施。并发肾严重感染者应行肾造瘘引流。对大的肾结石治疗宜先经膀胱镜行输尿管插入S型导管内引流，一端在肾盂，另一端在膀胱内，以免碎石块形成输尿管阻塞，防止肾功能受损。

（三）经皮肾镜取石术（Percutaneous Nephro Lithotomy，PNL）

经皮肾镜取石术（PNL）是指通过PNL术所创设的通道，经由X线荧光透视监控或肾镜直视下，借助取石或碎石器械去除结石、解除梗阻的一种技术和治疗手段。它是PCN术和肾镜操作以及碎石技术相结合而发展的产物。

PCL术的发展过程大致可分为X线荧光取石术、肾镜直视下取石术和超声、液电碎石技术三个阶段，随着PNL术技术方法逐渐成熟，PNL安全、创伤小，住院时间短，恢复快，已成为可与ESWL术并驾齐驱的治疗方法。

1. 设计原理　PNL术成功与否首先在于术者对于肾脏解剖的详尽了解。①肾脏是后腹膜器官，其冠状切面与人体冠状切面后方成30°～50°，此角因人而异变化较大。②胸膜常在脊柱的外缘越过第12肋，而大多数肾脏的中、上盏位于第12肋之上或被其覆盖，因而由第12肋上穿刺可能损伤胸膜，而第11肋上穿刺应严禁采用。③基于对肾脏节段血管的了解，穿刺径路应由Brodel切线处肾实质经肾盏-漏斗部结合处进入集合系统，因Brodel切线处肾实质相对无血管分布，经肾盏-漏斗结合处进入可避免损伤肾乳头。④肾盏共有12个上、下极盏向极部投射，且一般融合，其余肾盏分为两组。因此两组肾盏的彼此关系可分为Hodson型和Brodel型。Brodel型前、后组肾盏分别与腹冠切面成20°和70°，而Hodson型前、后组肾盏彼此位置关系正好与Brodel型相反。因此，穿刺前组肾盏不易损伤进入后组肾盏的通道，相反亦适用。

2. PNL的适应证和禁忌证

（1）手术适应证：①体健身瘦，直径1 cm以下的孤立性结石，位于轻度积水的肾盂或扩张的肾盏。②较大的肾盂或鹿角形结石。③震波碎石后残留结石或未被粉碎的结石。④对于孤立肾或马蹄肾等结石，应由有经验者操作。

（2）手术禁忌证：①出血性疾病。②急性感染或有肾结核。③极度肥胖或有严重脊柱后凸畸形。④高位肾伴有肝大或脾大。⑤小的肾内型或分支型肾盂，或合并肾盂癌者。⑥肾衰竭者。⑦缺血性心脏疾病。⑧未纠正的糖尿病和高血压。⑨安装心脏起搏器而术中需用液电碎石。

3. 治疗方法和效果　PNL术前必须进行一般生化检查及测出、凝血时间及尿细菌培养术前做KUB和IVP检查，了解结石的位置、大小、形态及其与肾盏的位置关系。术前24h给予抗生素、配血，术前经膀胱镜逆行插入输尿管导管。术前、术中给予利尿剂并输液150～200 mL/h，加大尿量以保持视野清晰。处理前盏或后盏结石的最好方法，是直接穿刺含石的肾盏。

第二次国际经皮手术会议报道3 000余例中成功率为90%以上。PNL的主要并发症有术中出血（1%～2.5%）、延迟出血（1%左右）、结石残留（3%～3.5%）和复发（1年内复发率8%左右）、发热和感染、邻近器官损伤、肾盂或输尿管穿孔、输尿管狭窄、电解质失衡、液气胸、高血压、肾周脓肿及腹膜后血肿等。

4. 术后处理　术后均有血尿，应卧床休息，直至尿色变清。术后静滴抗生素，有菌尿者连续 3～5 d，菌尿转阴后改为口服。术后检查血常规和电解质。术后拍 KUB 及顺行显影若无残留结石，显影剂进入膀胱，则可夹闭引流管。术后无特殊并发症，尿液清晰，引流管可在 2～4 d 拔除。如有残余结石，则保留引流管，待 1～2 周后再通过原通道取出残留结石。

（四）手术治疗

现在一般肾结石行手术取石仅是少数，其手术指征也是相对性的，包括：结石大于 1 cm，并存在肾盂输尿管交界处狭窄者（多为先天性畸形）；肾盂原发性囊肿内结石，症状明显；孤立肾较大结石；结石诱发癌变；结石引起急性梗阻性少尿或无尿；并发感染脓肾毁损严重者；震波和腔内手术失败者。手术的方式方法较多，主要有以下几种。

1. 肾盂或肾窦切开取石术　多用于肾盂或肾盏内单个结石。优点是手术较简单，手术创伤小，出血及并发症少，康复快。即使是高危或梗阻性尿毒症患者亦可接受此种手术。若是多发性小结石，可以凝块法取石，但仍有取不净结石的可能。对有肾盂输尿管连接处狭窄伴发肾结石者，在取石同时应行肾盂成形术，以解除梗阻，预防结石复发。

2. 肾实质切开取石术　适宜某些较为复杂的肾鹿角形结石、肾内型肾盂结石或因结石分支嵌顿于肾盏内，无法经肾窦内肾盂肾盏切口取出；或肾盂内多发性结石，难以经肾盂切口取出，又不适宜做肾部分切除术者。肾实质切开取石术的手术方法过去一直是沿用 Brodel 线的概念，其实这并不是真正的"无血管平面"，在这个平面常会遇到肾动脉前支的后分支。Boyce 的无萎缩性肾切开是根据肾段血管分布及其与肾盂肾盏的解剖概念而设计的手术方法。在无血管区做肾切开不会引起肾萎缩，能最大限度地保护肾功能，又能做肾盏整形，纠正肾内异常及改善引流，故这种术式比传统肾切开取石方法更佳。为保护肾功能，常需在阻断肾蒂血管后进行局部降温。鹿角形结石或较大多个分散结石可行肾实质劈开取石，亦可做离体肾工作台取石术与髂窝肾移植术。此法虽有取完结石的优点，但手术复杂，创伤大，故应用不多。

3. 肾部分切除术　多用于集中在上、下极肾盏的结石，或存在肾盏狭小，宜切除肾的一极以及肾脏先天性异常合并结石者。肾部分切除术具有以下优点：易取净结石，手术并发症少，能去除结石复发的局部因素。

4. 肾盂-肾下盏（经肾实质）切开取石术　适合于肾盂-肾下盏巨大结石，因结石大而又延伸至下盏，单纯肾盂肾窦切开不能取出，需同时经肾下极实质延伸切开才能取出，临床上较为常用。

5. 肾切除术　现在很少应用，仅在肾大量结石伴有严重感染、积脓或患肾功能丧失，或癌变而对侧肾正常时采用。

6. 特殊类型的肾结石处理　一侧肾结石合并对侧输尿管结石，应先处理有梗阻的输尿管结石；双侧肾结石应先处理梗阻较重的一侧；若双肾结石伴有肾衰竭，宜先行肾功能较好的一侧取石；如病情严重结石难以去除，可先行经膀胱镜输尿管插管肾盂引流或肾造瘘术，必要时手术前后行透析治疗。

（五）预后

如果肾结石能被及早诊断并进行规范治疗，多数肾结石治疗效果好；配合医嘱调整饮食、生活习惯，能显著降低肾结石的复发率。尿路结石自排率较高，直径≤4 mm 的结石大部分能自行排出。

（李怡冰）

第十七节 肾静脉血栓

肾静脉血栓是指肾静脉主干和（或）分支内血栓形成，导致肾静脉部分或全部阻塞而引起的一系列病理生理改变和临床表现。该疾病临床表现缺乏特异性，部分表现为急性发作，常出现腰痛、血尿、蛋白尿、急性肾功能衰竭等症。而部分患者由于起病隐匿，缺乏症状常被忽视，往往由于并发肺栓塞或肾功能损害而被发现。多种因素如肿瘤、感染、创伤等可引起肾静脉栓塞，而肾病综合征则是最常见病因。早期诊断和及时治疗对于长期预后至关重要。

一、流行病学

早在 1840 年，法国肾病学家 Rayer 首次提出肾静脉血栓以及其和蛋白尿的关联。肾静脉血栓是新生儿时期最为普遍的非导管相关性血栓形成事件，占新生儿所有血栓栓塞性事件的 16%～20%。在普通人群中，肾静脉血栓每年发病率为 <1/100 万。由于其他原因引起肾静脉血栓的发病率目前尚不确切，但是肾病综合征患者肾静脉血栓的发生率为 5%～62%，这可能和肾病综合征的程度、有无症状以及检查技术敏感性不同有关。一项大型前瞻性研究入组 151 例肾病综合征患者，其肾静脉血栓患病率为 22%。另一项研究连续入组非膜性肾病患者，对其行静脉造影，结果发现肾静脉血栓的发生率为 10%～50%，主要集中在微小病变性肾病、膜增生性肾小球肾炎和局灶节段性肾小球硬化患者中。膜性肾病患者肾静脉血栓发生率更高，为 20%～60%，男性比女性更易累及，种族之间无差异。

二、病因及发病机制

1956 年 Rudolf Virchow 首先提出静脉血栓形成的病因由 3 个相互关联的因素所组成，它们分别是静脉壁损伤（内皮损伤）、血流缓慢（淤滞）、血液高凝血状态，称为 Virchow's 三因素。不同基础病变导致的肾静脉血栓，致病机制有所不同。

（一）肾静脉血栓形成的病因（表 7-1）

表 7-1 肾静脉血栓形成病因

内皮损伤
钝伤
静脉造影引起的创伤
肾移植
肿瘤浸润
急性排斥反应
血管炎
对内皮的自发性微创伤如同型胱氨酸尿症
血流淤滞
容量丢失如胃肠道液体丢失、出血、脱水
移植后肾静脉变形/扭曲
原发性后腹膜病变导致肾静脉压迫
高凝状态
肾病综合征（膜性肾病、膜增生性肾炎、局灶节段性肾小球硬化、微小病变）

败血症：全身/局部（肾内和肾周）

产褥期

播散性恶性肿瘤

口服避孕药

内在的高凝血状态

Ⅴ因子 Leiden 突变（对活性蛋白 C 抵抗）

凝血因子基因突变（G20210A）

蛋白 S 缺乏

蛋白 C 缺乏

抗凝血酶缺乏

未知/知之甚少的因素

抗磷脂抗体综合征

原发性或继发性系统性红斑狼疮

白塞病

艾滋病相关性肾病

（二）肾病综合征患者肾静脉血栓形成机制

肾病综合征患者存在多种止血机制异常，主要表现为促血栓形成因子增加、抗血栓形成因子下降、溶栓活性受损、其他伴随因素。这些因素常常共同存在，彼此影响，互为因果，处于极其复杂的动态变化之中（图 7-1）。

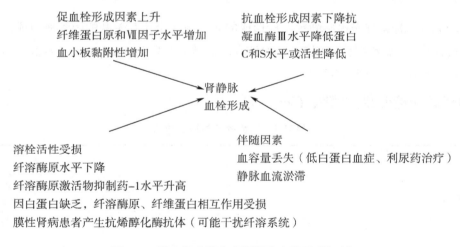

促血栓形成因素上升
纤维蛋白原和Ⅶ因子水平增加
血小板黏附性增加

抗血栓形成因素下降抗
凝血酶Ⅲ水平降低蛋白
C和S水平或活性降低

肾静脉
血栓形成

溶栓活性受损
纤溶酶原水平下降
纤溶酶原激活物抑制药-1水平升高
因白蛋白缺乏，纤溶酶原、纤维蛋白相互作用受损
膜性肾病患者产生抗烯醇化酶抗体（可能干扰纤溶系统）

伴随因素
血容量丢失（低白蛋白血症、利尿药治疗）
静脉血流淤滞

图 7-1　肾病综合征患者肾静脉血栓形成机制

三、肾脏病理

大体表现：肾脏苍白肿胀，肾静脉或其分支可见血栓形成。光镜检查：急性期，肾小球毛细血管扩张淤血，并可见节段性粒细胞浸润乃至微血栓形成。肾小管上皮细胞空泡变性，刷状缘脱落。肾间质高度水肿。小动脉无明显病变。慢性期，肾间质纤维化，肾小管萎缩，肾小球缺血。免疫荧光检查：主要表现为原有的肾脏疾病的特点，如为膜性肾病，则见 IgG 和补体 C3 沿肾小球毛细血管壁颗粒状沉积。电镜检查：主要表现为原有的肾疾病的特点，如肾间质弥漫水肿。

四、临床表现

肾静脉血栓形成可表现为单侧或双侧病变，并且可以延伸到下腔静脉。临床表现取决于血栓形成快慢、被阻塞静脉大小、血流阻断程度以及侧支循环是否建立（表7-2）。肾静脉血栓形成常表现为慢性症状，但是部分患者可表现为急性起病且症状明显。

表 7-2　肾静脉血栓的临床表现

临床表现
腰痛
镜下或肉眼血尿
蛋白尿加重
发热
少尿
肾功能急剧恶化
睾丸疼痛
无症状
蛋白尿加重
肾功能进行性恶化

（一）急性表现

急性肾静脉血栓最常见于病程较短的年轻肾病综合征患者，也可由创伤、严重脱水（尤其是婴儿）或全身性高凝血状态引起。典型的急性肾静脉血栓形成表现为肾梗死的症状，包括腰痛、显微镜下或肉眼血尿、血清乳酸脱氢酶显著升高（转氨酶无改变）、影像学提示肾脏体积增大。部分患者可出现非特异性改变，如厌食、恶心和发热等。双侧急性肾静脉血栓形成可表现为急性肾功能衰竭。左肾静脉血栓发生率高于右肾静脉，女性左肾静脉血栓可引起性腺静脉血栓，从而导致盆腔淤血综合征，男性则可导致左侧睾丸红肿热痛和精索静脉曲张。

（二）慢性表现

慢性肾静脉血栓常见于老年肾病综合征患者，其起病隐匿，临床常无明显症状。肾病综合征伴随肾静脉血栓的患者可表现为蛋白尿增加或肾功能逐渐下降以及外周水肿。如侧支循环已经建立，肾静脉回流改善，对肾功能可无明显影响。这些患者也具有较高的肺栓塞或其他部位血栓栓塞事件的发生率，有10%～30%的慢性肾静脉血栓形成患者可发生肺通气-灌注显像异常，因此在这些患者中，肺栓塞常成为可能发生肾静脉或其他深静脉血栓的唯一临床线索。

五、辅助检查

（一）一般实验室检查

1. 尿液检查：双侧完全性肾静脉血栓或孤立肾出现完全性肾静脉血栓，可以出现无尿。镜下血尿增加，甚至可以出现肉眼血尿。尿蛋白定量明显增加。

2. 肾功能：血尿素氮与肌酐升高。

3. 血常规：血液浓缩，可出现红细胞增加，血小板计数升高。

4. 凝血功能：血小板黏附与聚集增加，凝血时间、凝血酶时间、凝血因子时间和活化部分凝血因子时间均可以缩短。

5. 凝血因子：Ⅰ、Ⅱ、Ⅴ、Ⅶ、Ⅷ凝血因子活性升高，以Ⅷ活性升高最为明显，可以超过正常值2

倍以上。纤维蛋白原持续升高，常超过 4 g/L。

6. 抗磷脂抗体：抗磷脂综合征导致的肾静脉血栓，可以检测出 APL 和（或）狼疮抗凝物质。

7. 血浆 D-二聚体：D-二聚体反映机体纤溶系统活性，对急性血栓的敏感性达 90% 以上，但特异性仅 50% 左右。其也可作为肾静脉血栓溶栓治疗的检测指标。

（二）B 超及彩色多普勒超声检查

对于快速起病并完全阻塞的患者，受累肾脏体积增大，并在 1 周内达到最大直径，肾脏大小在随后几周内逐渐减少，最后出现萎缩。在急性肾静脉血栓形成的早期阶段，将近 90% 患者 B 超显示肾脏增大，回声增强。多普勒超声还可以检测到静脉实际血流，肾静脉血栓形成的患者往往出现血流速度增加，狭窄静脉内出现湍流或完全闭塞的管腔内无血流。彩色血流多普勒超声往往被视为初始的非创伤性诊断检查。但是超声检查的准确性常依赖于操作者的技巧，此项检查虽然敏感性较高（85%），但特异性较低（56%）。

（三）放射学检查

1. 静脉肾盂造影：表现无特异性，出现下列征象时应高度怀疑本病，如肾脏体积增大，肾脏无功能或功能减退，集合系统显影延迟、浅淡，肾盏漏斗部拉长呈"蜘蛛足"样改变，肾盂、输尿管周围可见压迹（静脉侧支循环）等。

2. 逆行肾盂造影：偶可显示输尿管边缘呈锯齿状改变，由扩张的侧支静脉所引起。

3. CT：可见肾脏体积增大，密度减低。增强扫描显示皮髓质分界不清，肾实质期强化程度减低，集合系统内对比剂分泌延迟、减少。静脉侧支循环建立后，于肾周间隙内可见"蜘蛛网"样改变。螺旋 CT 血管成像（CTA）的直接征象是扩张的肾静脉内可见血栓形成的充盈缺损。

4. MRI：可见肾脏体积增大，皮髓质分界不清。MRI 增强扫描及 MRA 可显示肾静脉或下腔静脉内血栓形成的充盈缺损。

5. 放射性核素静脉造影　肾静脉血栓时，肾脏放射性核素扫描可表现为同侧肾影增大，但灌注和吸收功能减低。肾静脉主干血栓形成时几乎无灌注。有文献报道核素静脉造影诊断深部静脉血栓的敏感性和特异性分别为 88.2% 和 70%，与 X 线造影的符合率为 90%。其优点：无创伤、不良反应少、可重复、敏感性高；缺点：仅能描述栓塞累及区域范围，直观效果较差，不能反映栓子大小。

6. 选择性肾静脉造影　是诊断肾静脉血栓形成的"金标准"，但是，它是一项有创检查，并可能引起血栓脱落、穿刺部位血栓形成或造影剂肾病等并发症。肾静脉血栓形成时，可见肾静脉管腔内充盈缺损或管腔截断。肾静脉主干内血栓未造成管腔完全阻塞时，不规则的充盈缺损常位于管腔一侧。完全阻塞时，充盈缺损呈典型的杯口状，凸面指向下腔静脉，远端小分支常不显影。急性肾静脉血栓时，除病变支外，其余各支因淤血增粗，肾外形增大，无侧支循环形成。慢性肾静脉血栓形成时，除病变支特点外，肾外形增大不明显，却常见侧支循环形成，尤以左肾静脉血栓更易见到此种变化。

六、诊断及鉴别诊断

高危患者突然出现腰痛、镜下或肉眼血尿、蛋白尿增加、肾功能下降、发热或腹痛等症状均提示肾静脉血栓的可能性。此外，如患者出现肾外栓塞的症状和体征（如肺栓塞等）时也应怀疑是否同时存在肾静脉血栓。但是，大部分肾静脉血栓患者无明显临床症状，应引起警惕。无创性检查如超声显像、CT、MRI、肾脏放射性核素扫描、静脉肾盂造影等对肾静脉血栓诊断均有帮助，如发现增粗的肾静脉内显示低密度血栓形成，肾周围静脉呈现蜘蛛网状侧支循环等均有诊断意义。选择性肾静脉造影是诊断肾静脉血栓形成最准确的方法，其对肾静脉主干及其分支血栓形成均有诊断价值，但是属于有创检查。

该疾病急性发作时需与肾绞痛（腰痛、血尿）及急腹症（发热、腹痛）相鉴别。另外，在影像学上需与肾静脉瘤栓区分，后者常有肿瘤病史，且 CT 或 MRI 增强扫描有强化表现。

七、治疗

肾静脉血栓与其他部位的深静脉血栓治疗相同。其治疗方案与疗程根据血栓形成时间、既往有无血栓栓塞事件、肾功能损伤程度、部分还是完全栓塞、单侧还是双侧等具体情况，选择抗凝、溶栓以及介入、手术等治疗措施。同时应对肾静脉血栓形成的具体病因进行治疗（如原发性肾小球疾病、肿瘤、全身性疾病等），并防止并发症。目前肾静脉血栓的主要治疗已由手术转向药物。

（一）抗凝血治疗

抗凝血治疗是肾静脉血栓形成的主要治疗方案，其目的在于阻止血栓和栓塞并发症的进一步发展并使闭塞血管再通。选择全身或局部给药取决于风险效益因素评估，如无明显禁忌证存在，全身给药相对安全，且无须侵入性操作。

1. 普通肝素：抗凝机制是通过 AT Ⅲ 起作用。AT Ⅲ 是一种肝素依赖性抗凝物质，可抑制凝血酶，同时对某些激活的凝血因子如 Ⅸa、Ⅹa、Ⅺa 和 Ⅻa 因子也有抑制作用。肝素还可以影响血小板聚集能力，从而阻止血栓形成。极少数肾病患者因 AT Ⅲ 缺乏可引起肝素抵抗，如果 AT Ⅲ 水平极其低下，可予以输注新鲜血浆或 AT Ⅲ 浓缩液。普通肝素用药后数分钟生效，2 h 达高峰，6 h 后作用消失。用法：剂量 3 000~10 000 U/d，连续小剂量注射效果更好。监测指标：①试管法监测凝血时间：维持在正常凝血时间的 1~2 倍，若用药后 2 h 未达此值，应考虑增加剂量；若 4 h 后试管法凝血时间仍>30 min，应减少肝素剂量。②活化部分凝血活酶时间（APTT）：每日检测 2 次直到稳定，维持在正常对照的 1.5~2.5 倍或 60~80 s。疗程：2~4 周，伴血栓并发症者改华法林抗凝血半年或更长。禁忌证：对肝素过敏、伴严重出血性疾病（如术后 24 h 之内颅内出血、咯血和消化道溃疡病出血等）。

2. 低分子肝素：是新型肝素制剂，分低分子肝素钠和低分子肝素钙两种。主要抑制凝血因子 Ⅹa，对凝血时间、血小板功能的影响较普通肝素小，因此相对比普通肝素安全。半衰期为普通肝素的2~4倍，因皮下注射半衰期较静脉注射长，故肾静脉血栓治疗时常选择皮下注射。用法：例如依诺肝素钠 1.5 mg/（kg·d）［150 U/（kg·d）］。

3. 华法林：是香豆素抗凝药的一种，在体内有对抗维生素 K 的作用，干扰肝脏维生素 K 依赖性凝血因子 Ⅱ、Ⅶ、Ⅸ、Ⅹ 的合成，对血液中已有的凝血因子并无抵抗作用，因此只可作为体内抗凝药。起效较慢，一般需 12~24 h，2~3 d 达高峰，半衰期为 24~60 h，治疗初期常需与肝素合用，以尽早发挥抗凝血作用，过量时可用维生素 K 拮抗。用法：通常在第 1 天给予较大剂量，第 2 天减半，第 3 天开始用维持量。如肾静脉血栓时第 1 天口服 10 mg，第 2 天 5 mg，第 3 天 2.5 mg 维持，根据凝血因子时间和 INR 调整剂量。监测指标：凝血因子时间延长 2 倍，INR：2~3。疗程：一般认为华法林最少使用6~12个月，但是大部分专家认为，如果患者存在肾病改变，则应持续应用华法林治疗。

（二）溶栓治疗

在肾静脉血栓早期，给予纤溶酶原激活药等溶栓药物可使血栓溶解吸收并可预防复发。溶栓可能比抗凝治疗效果更快、更好，但是出血风险增加。溶栓适应证见表 7-3。

表 7-3　肾静脉血栓的溶栓适应证

适应证
充分抗凝血治疗失败
出现并发症如肺栓塞
双侧肾静脉血栓
急性肾功能衰竭（双侧肾静脉血栓/孤立肾肾静脉血栓）
延伸至下腔静脉
对全身抗凝血治疗禁忌
肾移植
严重、持续性腰痛

若无溶栓禁忌证，早期特别是在血栓形成后 1~2 d 内应用，效果尤为明显。溶栓药物可通过静脉全身使用或肾血管置管局部注入。

1. 链激酶：从 β 溶血性链球菌培养液中制得的一种不具有酶活性的蛋白质，分子量 47 kD。其通过和纤溶酶原形成复合物，间接激活纤溶酶原，将其转化为活性纤溶酶，从而溶解血栓。优点：廉价；缺点：对血栓内纤溶酶和血浆中纤溶酶无选择性，存在出血、过敏等不良反应。用法：2 000~3 000 U/（kg·h），连续静脉滴注 2~3 d 或直至血栓溶解。

2. 尿激酶：从尿中提取，可直接激活纤溶酶原。优点：血栓内浓度大于血浆，无过敏反应；缺点：价格远高于链激酶。用法：每次用量 2 000~3 000 U/kg，每日 2 次静脉注射，疗程 10~15 d；急性肾静脉血栓时，可采用 4 000 U/（kg·h），连续静脉滴注 12 h 以上，但不宜超过 24~48 h。

3. 组织型纤溶酶原激活药：由血管内皮和组织产生的一种丝氨酸蛋白酶，为血栓选择性纤溶酶原激活药，使血栓溶解。优点：几乎不影响血液循环中的纤溶系统；缺点：价格最为昂贵。用法：成年人一次总剂量 100 mg，先将总量的 1/10 快速静脉推注，然后将余量在 2~3h 内静脉滴注。如果血栓一次不能溶解，可连续、恒速输注，直到血栓溶解。

监测指标：纤维蛋白原、凝血酶时间、纤维蛋白降解产物以及 D-二聚体。目前，多数学者认为，维持 Fib 在 1.2~1.5 g/L，TT 在正常对照值的 1.5~2.5 倍，FDP 在 300~400 μg/L 时最为合适。当给予溶栓药物后 1 h 血浆中 D-二聚体急剧升高至峰值，维持约 6 h，24 h 后基本恢复至溶栓前水平，48 h 后明显下降，基本恢复正常。如持续较高的水平不降，提示血栓未完全溶解或有继发性血栓形成。若 D-二聚体水平降低后再次升高，则预示血栓再发。

（三）抗血小板药物

抗血小板药物有可能防止血栓形成和进展，可与其他方法合用。

1. 阿司匹林：小剂量阿司匹林可使血栓素 A_2 生成减少以及血小板聚集功能下降。

2. 双嘧达莫：抑制各种组织中的磷酸二酯酶、抑制血小板聚集。

3. 噻氯匹定或氯吡格雷：对二磷腺苷（ADP）诱导的血小板聚集有较强的抑制作用。

（四）介入治疗

介入治疗的目的：①局部溶栓治疗；②导管取栓术；③置入永久性下腔静脉滤网，防止因血栓脱落而出现肺栓塞。

（五）手术

主要适用于急性肾静脉大血栓形成，尤其是双侧肾静脉血栓或右侧肾静脉大血栓伴肾功能损害，行非手术治疗无效者。但手术治疗的效果尚不肯定。

（六）无症状肾静脉血栓患者的治疗

无症状肾静脉血栓患者的检测常通过以下两种途径：筛查（常不推荐）和因为某些原因而行影像学检查确诊。目前尚无随机试验或明确的观察性研究来评估给予无症状性肾静脉血栓形成患者抗凝血治疗的作用，给予此类患者抗凝血治疗可能的获益包括预防深静脉血栓形成或肺栓塞，而主要风险则在于出血。目前多数专家同意对于确诊的无症状肾静脉血栓患者进行抗凝血，因此对于偶然发现的无症状肾静脉血栓患者若无禁忌证，均应给予抗凝血治疗。

（七）预防性抗凝血

目前没有随机对照研究来评估肾病综合征患者预防性抗凝血的风险/获益比值。基于 Markov 的决策分析模型提示在特发性膜性肾病的患者中，预防性抗凝血阻止发生致死性栓子事件的数量超过引起致命性出血事件的数量。严重肾病综合征的患者如无禁忌证，无论其病因以及既往有无血栓栓塞病史（深静脉血栓形成或肺栓塞），均应该给予预防性抗凝血治疗。严重肾病综合征的患者（人血白蛋白水平<2.0~2.5 g/dL）如果存在其他血栓形成的风险因子（如充血性心力衰竭、长期卧床、病态肥胖、腹部、骨科或妇产科手术）更应视为预防性抗凝血治疗的候选者。存在血栓形成倾向家族史的患者可能也应考虑预防性治疗。基于肾病患者血小板功能增加，另一种治疗方法是使用低剂量阿司匹林，在一项回顾性研究中，研究者评估了接受尸体或活体肾并正在使用环孢素为基础的免疫抑制药的患者使用小剂量阿司匹林对预防肾静脉血栓形成的风险，结果发现加用阿司匹林后风险显著降低。潜在的禁忌证包括高龄、血压控制不良、胃肠道出血史、慢性肝病、颅内疾病以及患者依从性较差。若患者肾病综合征缓解，如无其他抗凝血指征，则在缓解后 3~6 个月停止抗凝血治疗。

八、预后

肾静脉血栓形成的预后和多因素相关，见表 7-4。早期文献回顾发现肾静脉血栓具有惊人的高死亡率（64%），由于大部分数据均来源于尸检报告，可能高估了死亡率。死亡率高的常见原因包括肾功能衰竭、血栓栓塞复发和败血症。近几十年内，由于透析技术的普及，诊断方法的改进以及合理的抗凝治疗，使得肾静脉血栓形成的预后明显改善。

表 7-4　影响肾静脉血栓预后的因素

起病时的基础肾功能
对侧肾脏和血管情况
肾静脉血栓形成的速度/侧支循环建立情况
是否发生肺栓塞等并发症
充分的管理和治疗
原发疾病的严重程度和进展

（宁　琳）

第十八节　肾动脉血栓

肾动脉血栓是指肾动脉主干及其分支的血栓形成或栓塞，致肾动脉管腔狭窄或闭塞，引起缺血性肾病，甚至诱发肾梗死。肾动脉血栓可由血管壁病变或高凝血状态等因素引起，而心脏因素则为肾动脉栓塞的主要病因。肾动脉血栓形成和栓塞临床上可表现为急性肾梗死、高血压以及肾功能减退等。及时确诊以及合理治疗对于肾功能恢复具有重要意义。

一、病因及发病机制

（一）血栓形成

1. 创伤性肾动脉血栓形成　腹部钝伤是引起肾动脉血栓形成的原因之一，其中机动车事故是造成这种损伤的主要因素。在此情况下，肾血管可能会受到牵拉、挫伤或撕裂，这些均可导致血栓形成。左肾动脉更易累及，有时也可表现为双侧肾动脉损伤。另外，医源性损伤（经皮血管内介入、动脉造影、肾移植术后等）也可导致肾动脉血栓形成。

2. 血管内皮损害或撕裂　包括动脉粥样硬化、肾动脉瘤（常导致远端栓塞）、自发性或医源性肾动脉或主动脉夹层、纤维肌性发育不良、使用血管活性药物（如可卡因）引起继发性血管张力增强等。血管内皮损伤或撕裂促使血小板黏附和聚集、血管收缩与痉挛、血管壁抗凝血及促凝作用失衡，最终导致血栓形成。

3. 血管炎　包括结节性多动脉炎、多发性大动脉炎、白塞病等。大动脉炎常可侵犯肾动脉，导致动脉内膜纤维组织增生、动脉管腔狭窄、动脉瘤以及内皮损伤引起血栓形成。

4. 感染和炎症状态　梅毒、结核等。

5. 高凝血状态　①遗传性高凝状态（Ⅴ因子 Leiden 突变、抗凝血酶缺乏、蛋白 C 缺乏等）；②获得性高凝状态（肝素诱导的血小板减少症、抗磷脂抗体综合征、高同型半胱氨酸血症、肾病综合征）。

6. 代谢性疾病　家族性高胆固醇血症、高胱氨酸尿症。

（二）栓塞性疾病

1. 心脏因素　是形成肾动脉栓塞的主要原因。房颤患者发生血栓栓塞的概率是非房颤患者的 4～7 倍，但是仅有 2% 继发于房颤的外周性栓塞影响肾脏。心肌梗死、心力衰竭、瓣膜性心脏病、细菌性心内膜炎、心脏肿瘤以及扩张性心肌病均是易感因素。另外，主动脉因素，尤其是主动脉瘤腔内修复也是引起肾动脉血栓栓塞的原因。

2. 非心脏因素　脂肪栓子、肿瘤栓子以及气体等均可导致栓塞，也可通过未闭的卵圆孔造成反常栓塞。

二、临床表现

肾动脉血栓形成和栓塞的临床表现多样，取决于肾动脉堵塞的范围和速度以及肾损伤的程度。肾动脉较大分支或主干急性闭塞，可出现明显的临床表现，但较细小的肾动脉分支闭塞多不具有确诊价值的特异性症状或体征，易漏诊和误诊，应引起警惕。患者可存在血栓栓塞事件累及其他终末器官的征象，或者可能发生过近期心血管事件，如房颤、心内膜炎或心肌梗死。

1. 急性肾梗死　患者可表现为急性腰痛发作或腹痛，频繁伴随恶心、呕吐和发热。查体可见患侧肾有叩击痛和压痛。血白细胞计数升高，肉眼或镜下血尿，血清乳酸脱氢酶显著升高，但谷丙转氨酶轻度上升或不升。

2. 血压升高　约半数以上患者在肾动脉堵塞后可因肾缺血而引起肾素释放从而发生高血压。部分患者由于血栓处动脉再通或侧支循环形成，血压可恢复正常，但仍有一些患者遗留持续性高血压。肾动脉主干急性闭塞可表现为高血压危象。

3. 肾功能受损 双肾动脉或孤立肾动脉栓塞可出现急性快速恶化的肾功能衰竭，无尿是双侧肾动脉累及或孤立肾动脉累及的主要特征；肾功能受损也可见于单侧肾动脉血栓栓塞的患者，可能是由于反射性对侧肾血管痉挛导致。另外，若栓塞时建立侧支循环代偿，患者肾功能可无改变。

三、病理表现

大体表现：肾动脉主干狭窄或阻塞，肾脏全部处于缺血状态，肾脏体积缩小，皮质变薄。肾动脉分支阻塞，导致肾局部缺血，形成瘢痕肾。光镜：肾动脉主干或其分支阻塞，各部位呈均匀一致的缺血和萎缩变化。主干狭窄导致肾实质弥漫性缺血，肾小球缺血性皱缩，严重者缺血性硬化，肾小管弥漫性萎缩，肾间质纤维化。肾动脉分支阻塞，小动脉管壁增厚，特别是动脉内膜的增厚，而肌层萎缩，有时可见血栓，缺血病变呈大片状分布，肾小球基底膜缺血性皱缩，肾小囊腔扩张，严重者则缺血性硬化，肾小管萎缩，肾间质纤维化。免疫荧光：阴性。电镜：病变肾小球基底膜屈曲皱缩，肾小管萎缩，肾间质纤维化。

四、辅助检查

1. 一般实验室检查 外周血白细胞计数升高，血肌酐水平升高（较大的栓塞或双侧栓塞），肉眼或镜下血尿、蛋白尿，血清乳酸脱氢酶显著升高。

2. B超和彩色多普勒超声 肾梗死的患者在急性期肾脏大小、回声可正常或轻微肿胀增大，实质呈低回声改变；梗死后期，瘢痕形成呈高回声，梗死区肾组织萎缩，集合系统无扩张。彩色多普勒超声显示动脉管腔不完全阻塞时，肾内探测稀疏分布的动脉血流信号，动脉血流频谱呈狭窄下游改变，肾动脉主干血流束明显变细，流速减低。血栓致管腔完全闭塞时，肾动脉管腔内既无明显血流信号，也不能引出动脉血流频谱。

3. 放射学检查

（1）静脉尿路造影：肾动脉完全栓塞时，肾盂不能显影，提示受累肾脏完全无功能。如为肾动脉的分支栓塞，被阻塞的相应部位不显影。

（2）CT：肾动脉主干栓塞或血栓形成均可见肾动脉充盈缺损，增强扫描表现为整个肾实质完全不显影或呈楔形、扇形的低密度区，直达肾包膜下。肾蒂增粗常为腹部钝性外伤后或肾动脉造影以及介入术后造成肾动脉损伤，血管内液体外渗所致。

（3）MRI：MRA和增强MRI可分别清楚显示肾动脉和肾灌注异常。

（4）放射性核素检查：在腹主动脉显影后，如肾脏不显影、部分显影或延迟显影均提示肾动脉阻塞。

（5）肾动脉造影：可表现为血管腔内充盈缺损，血管连续性中断和狭窄，梗死区对比剂灌注缺乏或延迟，肾实质内出现楔形无血管区，是直接诊断肾动脉栓塞的可靠方法，其中动脉数字减影血管造影（将动脉导管尖端放到主动脉内肾动脉开口上方再注射造影剂）图像清晰、对比度及分辨率高，造影剂用量少，尤其适用于已有肾功能损害者。另外，肾动脉造影可同时进行肾血管扩张术或直接注入溶栓剂进行治疗。但是其是有创操作，可能造成肾血管损伤或造影剂肾病。

五、诊断和鉴别诊断

若患者存在心脏疾病、创伤、血管炎等肾动脉血栓和栓塞的致病因素，出现不能解释的腹痛、肉眼血尿、腹部或腰部压痛、发热和高血压，实验室检查发现乳酸脱氢酶升高、白细胞增多、镜下血尿、急性少尿、肾功能减退等表现应怀疑是否存在肾动脉血栓和栓塞。确诊有赖于影像学检查，表现为肾动脉内充盈缺损、肾脏灌注异常等征象。肾动脉造影是诊断该疾病的金标准。

鉴别诊断：该疾病应与肾绞痛（腰痛、血尿）、急性肾盂肾炎（腰痛、发热）相鉴别，但两者均不引起血清乳酸脱氢酶升高，而急性肾盂肾炎常存在脓尿。另外该疾病也应与肠系膜缺血以及急腹症（急性胆囊炎、胆石症、胰腺炎、胃炎、脾梗死等）鉴别。恶性高血压患者应与嗜铬细胞瘤、原发性醛固酮增多症、肾动脉狭窄等继发性高血压的病因相鉴别。

六、治疗

一般原则：对于血压升高的患者需给予降压治疗，鉴于患者血压升高主要源于肾素释放增加，故血管紧张素转化酶抑制药或血管紧张素受体拮抗药可能有效。目前已报道的方法包括外科手术取栓、血管内治疗（溶栓/取栓合并或不合并血管成形术）以及抗凝血。再灌注治疗仅针对闭塞时间不长，受累肾脏尚未萎缩的患者。

1. 外科手术　在接受外科手术的患者中，约64%的患者肾功能恢复，但是死亡率在15%～20%。基于这些数据，目前认为对于非创伤性患者，尤其是双侧肾功能较好或单侧病变的患者，首选手术治疗的指征相对较小；对于创伤性肾动脉阻塞的患者可考虑行外科手术治疗。以下患者行外科手术效果较好：①年轻患者，无动脉粥样硬化；②肾大小正常；③肾动脉血栓逐渐产生，形成侧支循环而改善肾缺血；④仅部分肾组织梗死。对于快速、完全肾动脉堵塞，已造成肾脏不可逆梗死的患者手术治疗效果相对较差。

2. 经皮血管内治疗　包括溶栓、取栓、血管成形术。

（1）溶栓、取栓：是否采用溶栓治疗取决于风险疗效评估，局部动脉内灌注溶栓药可以减少全身出血的风险。早期进行溶栓治疗效果较好，但是也有部分研究报道缺血时间较长的患者（20～72 h）进行溶栓治疗也具有较好的预后。对于不完全阻塞患者延迟治疗可能有效。另外，也有研究报道全身性溶栓取得成功的案例。治疗监测指标：维持 Fib 在 1.2～1.5 g/L，TT 在正常对照值的 1.5～2.5 倍，FDP 在 300～400 μg/L 时最为合适。

（2）血管成形术：目前认为在疾病起始数小时或数天内，尤其是双侧肾功能较好伴随单侧肾动脉血栓栓塞的患者行经皮血管内治疗有效；对于缺血严重或持续时间较长的患者效果不肯定。因肾血管内在异常如夹层引起肾梗死的患者，行血管成形和支架置入术后可明显改善其血压。

3. 抗凝血治疗　主要目的在于预防血栓形成。标准抗凝血治疗为静脉使用肝素随后口服华法林治疗，根据肾梗死的原因不同，INR 目标值可有变化。一般常规靶目标是 INR 维持在 2.0～3.0。某些基础疾病如房颤、左心室血栓或高凝血状态的患者存在抗凝血治疗的明确指征，但是肿瘤、脂肪栓塞以及主动脉夹层的患者则不宜使用抗凝血治疗。

七、预后

肾动脉血栓和栓塞的预后与致病因素、阻塞范围及有效治疗开始时间有关。外伤性肾动脉血栓形成时，多数病例有严重多脏器损害，病死率达44%，不少患者（约25%）死于肾外并发症（如心肌梗死、心力衰竭、脑梗死等）。

动脉粥样硬化基础上发生血栓形成者，因肾动脉闭塞前已出现长期狭窄而形成侧支循环，减轻了急性期病理改变，近期预后可能较好，但如同时并发冠状动脉或脑动脉事件则预后也较差。

先天性和获得性高凝血状态导致血栓形成的预后与原发病的治疗有效性有关，如先天性蛋白C缺乏症患者及时给予蛋白C制剂可收到显著疗效；骨髓纤维化等疾病因临床尚无确切有效的治疗方法，其预后视患者对整个综合治疗的反应而异。

（成学琴）

第十九节　肾细胞癌

肾细胞癌（RCC）亦称肾癌、肾腺癌、肾上腺样瘤、Grawitz肿瘤等，占原发性肾脏恶性肿瘤的85%。由于平均寿命的延长和医学影像学的进步，肾癌的发病率比以前增加，临床上无明显病症而在体检时偶尔发现的肾癌日渐增多。

一、病因

肾癌的病因迄今尚不清楚，多数报告认为烟草对肾癌有危险性，吸烟者肾癌的相对危险性为1.1~2.3，与吸烟的量和开始吸烟的年龄密切相关；有调查者认为男性吸烟是肾癌的病因，女性吸烟者与之无关。肾癌与工业致癌物质的关系尚未肯定，但男性吸烟并暴露于镉工业环境者发生肾癌率高于常人。亦有报告咖啡可能增加女性发生肾癌的危险性，与咖啡用量无关。

肾癌有家族发病倾向，Cohen报告一个3代家系中10例患有肾癌，其中双侧6例。家族性肾癌多为双侧、多病灶，发病年龄比较早，常伴有染色体畸变，Cohen报告的10例患者中8例染色体3短臂易位于8染色体长臂，在散发性肾癌中95%有第3染色体短臂重组、缺失或易位。Von Hippel-Lindau（VHL）病为罕见的遗传病，发病率为新生儿的1/36 000，常伴有多发良性和恶性肿瘤（肾囊肿、肾细胞癌、胰腺囊肿和癌、嗜铬细胞瘤、视网膜血管瘤、小脑和脊髓血管瘤）。家族性肾癌可分为三种类型：①染色体显性型，为第3染色体短臂易位的遗传性非乳头状肾细胞癌。②Von Hippel-Lindau型，此病患者中45%患肾癌。③常染色体显性型乳头状肾癌。

肾癌多数有原癌基因C-myc和EGFR mRNA过度表达，HER-2（erbB-2）mRNA低表达，也有C-Ha-ras、C-fos、C-fms、f-raf-1表达增高。抗癌基因的RB、p53 PTEN突变和失活是肾癌发生的另一种原因，有报告在114例VHL家系，VHL基因突变占75%，散发性肾癌半数以上有VHL基因突变，VHL基因突变可以发生在透明细胞癌、颗粒细胞癌和肉瘤样癌，但没有乳头状肾癌。

生长因子TGF-α、TGF-β产生肿瘤生长调节因子，对肾癌发生有影响。表皮生长因子（EGF）是较强的有丝分裂原，参与组织内血管形成，对肾癌细胞系有影响。近年报告有丝分裂原激活蛋白（MAP）激素常在分化不良的肾癌中激活，参与肾癌的发生。

二、病理

肾癌绝大多数发生于一侧肾脏，双侧先后或同时发病者仅占2%左右。常为单个肿瘤，边界清楚，多病灶发病者占5%左右。Von Hippel-Lindau病常为双侧多发肾癌。肾癌一般大小为3~15 cm，但亦有小于 1 cm 或大至充满整个腹腔者。肾癌没有真正的组织学包膜，但常有被压迫的肾实质和纤维组织组成假包膜。肾癌切面为橘黄色或棕色，有出血灶，间有坏死组织呈灰白色，有时伴有囊性变，可见多个囊肿，可能因局部坏死、溶解所致。有的肾癌本身为囊腺癌。肾癌可有钙化，影像学检查可见到肿瘤钙化点彩状或斑块排列、壳状。青少年肾癌钙化灶多于老年患者。肿瘤可以破坏整个肾，也可侵及相邻脂肪、肌肉、血管、淋巴管，但肾周筋膜是防止局部扩散的一个屏障。肾癌容易向静脉内扩散，形成癌栓，癌栓可以在肾静脉、下腔静脉内，甚至进入右心房内。肾癌可以局部扩散至相邻组织、脏器、肾上腺、淋巴结，其预后不如静脉内有癌栓者。肾癌远处转移最多见为肺，其次为肝、骨、脑、皮肤、甲状腺等，也可转移至对侧肾。

三、分类

1. 肾透明细胞癌　大体标本为圆形，较大时可表现为结节型或分叶状，外形不规则。切面为多种颜色，黄色为主，也可有灰色或白色病灶。黄色一般为细胞分化良好，灰色可能为分化不良或未分化肿瘤。肿瘤常为实性，少数也可以为囊性，有时有多个囊肿，2~3 cm 大小，内容物为透明液体。肿瘤退化有白色硬化间隔，局灶性钙化，液化坏死，不规则的出血病灶。显微镜下透明细胞癌圆形或多角形，胞浆丰富，内含大量糖原、磷脂和中性脂肪。这些物质在切片制作过程中被溶质溶解，呈透明状。单纯透明细胞癌不多见，多数有或多或少的颗粒细胞（暗细胞）。肾透明细胞癌随着肿瘤细胞恶性倾向加重，其胆固醇含量减少，分化好的肿瘤核位于中央，核固缩染色质增多，浓染。分化不良的核多样性，有明显的核仁。

2. 嗜色细胞癌　乳头型，占肾癌的 10%~15%。在肿瘤小于 3 cm 时常为腺瘤，米黄色或白色，圆形有包膜。超过 3 cm 一般为癌，富有油脂，中心坏死，由于血液供应不足或连续出血引起。有时有黄色闪光点，由泡沫细胞重叠引起，常在外周与假包膜相邻。显微镜下碱性或嗜色细胞型，存在轻度嗜碱染色胞浆重叠的小细胞核位于中心。逆行分化细胞核增大，核仁明显，嗜酸或颗粒细胞浆由线粒体聚集所致。嗜色细胞癌表现为乳头状或小管乳头状生长，在未分化肿瘤变为实性，其乳头的蒂常为充满了脂类的巨噬细胞和局灶性沙样瘤小体，乳头状腺癌预后比非乳头状好。细胞遗传学检查，乳头状腺癌无论大小都表现为特有的 Y 染色体丢失，同时有第 7 和 17 染色体三体性。

3. 嫌色细胞癌　嫌色细胞癌是近年发现的，约占肾癌的 4%，常见一个或多个实性结节，外表轻度分叶状，切面常为橘黄色。显微镜下嫌色细胞的特点是细胞多角型，胞浆透明但有细的网状结构，有明显的细胞膜，很像植物细胞。其另一特点是常规染色细胞浆不染，可以用 Hale 铁染胞浆。其恶性趋势表现为胞浆嗜酸性或颗粒状，因线粒体增多，和嗜酸细胞类似，分化良好的细胞核固缩染色质增多，有的有双核，核仁变为非典型增生，恶性度增高。电镜下可见胞浆内有丰富的网状结构（小泡状），肝糖少。嫌色细胞癌的预后比透明细胞癌好。

4. 肾集合管癌　肾集合管癌位于肾髓质，中部，扩展至肾周围脂肪和肾盂，肿瘤切面为白色，实性，间有散在深色出血灶。肿瘤边缘不规则，在皮质围绕肿瘤有结节，局部扩散至肾上腺和淋巴结。显微镜下中等大小细胞，嗜碱性，胞浆淡，β 糖原颗粒沉积，以 PAS 染色强阳性，常见细胞核退行性发育。

5. 神经内分泌型肾癌　常为大的侵袭性肿瘤，破坏肾实质、肾盂和肾周围脂肪，有明显的血管和淋巴管浸润，实性无明显边界，众多呈灰色，内有深色和软化的坏死灶。显微镜下有分化不良的小细胞癌（燕麦细胞癌），极罕见，高度恶性。文献报道 4 例，3 例在诊断后一年内死亡，1 例表现为神经内分泌分化，可能因肾小细胞癌起源于多能细胞，有多种分化的能力。也有分化良好的嗜酸柱状细胞类癌型。银染可以发现激素前体。

6. 小儿透明细胞癌（小儿肾癌）　小儿肾原发肿瘤除肾母细胞瘤以外，肾癌最为多见。肾癌虽主要在成人发病，但有近7%肾肿瘤发生在21岁以下，绝大多数小儿肾癌在5岁或5岁以上时就诊，但亦有1岁病例的报道。其临床表现与成人肾癌一样，有血尿、腹痛或腰痛、腹部肿物等，也可有消瘦、食欲不振和发热。排泄性泌尿系造影可发现肾盏肾盂变形，钙化比较常见。有学者观察病例20岁以下肾癌占5.6%（8/143），年龄4~18岁，男3例，女5例。有的泌尿系平片即可见肿瘤有壳状钙化灶，病理特点为75%肿瘤（6/8）有钙化灶。小儿肾癌和成人相似，多数为散发，但亦见有家族发病倾向，有一家庭10人通过常染色体显性特点遗传，表现为染色体易位。Von HippeL-Lindau病和多囊肾家族发病率也增加。小儿肾癌容易发生转移的部位是局部淋巴结、骨、肺、肝。小儿肾癌的预后较同龄肾母细胞瘤差，放射、化疗、内分泌治疗效果不好，最有效的是根治性肾切除术。

7. 获得性肾囊性疾病　肾癌、尿毒症患者长期血透析可发生ARCD，约占长期血液透析患者的1/3。ARCD患者主要发生肾腺瘤，但其发生肾癌的机会比常人高出20倍，也有报道高出常人3~6倍。因此有人规定血液透析3年以后应常规定期检查肾。尿毒症患者发生肾癌有以下特点：①平均年龄比一般肾癌患者小5岁。②男女比例为7∶1，高于一般肾癌的2∶1。

四、分期

肾细胞癌的分期较不统一，主要以Robson分期和美国肿瘤协会提出的TNM分期应用最广。

1. Robson分期

Ⅰ期：肿瘤局限于肾包膜内。

Ⅱ期：肿瘤穿破肾包膜侵犯肾周围脂肪，但局限在肾周围筋膜以内，肾静脉和局部淋巴结无浸润。

Ⅲ期：肿瘤侵犯肾静脉或局部淋巴结，有或无下腔静脉、肾周围脂肪受累。

Ⅳ期：远处转移或侵犯邻近脏器。

以上是最简化的Robson分期，便于应用，其缺点是其Ⅱ、Ⅲ期的预后一样，因此近年亦主张TNM分期，将静脉和淋巴结转移分开。

2. TNM分期

T_0：无原发肿瘤。

T_1：肿瘤最大径小于2.5 cm，局限在肾内。

T_2：肿瘤最大径大于2.5 cm，局限在肾内。

T_3：肿瘤侵犯大血管、肾上腺和肾周围组织，局限在肾周围筋膜内。

T_{3a}：侵犯肾周围脂肪组织或肾上腺。

T_{3b}：肉眼可见侵犯肾静脉或下腔静脉。

T_4：侵犯肾周围筋膜以外。

N_0：无淋巴结转移。

N_1：单个，单侧淋巴结转移，最大径小于2 cm。

N_2：多个局部淋巴结转移，或单外淋巴结最大径2~5 cm。

N_2：局部淋巴结最大径大于5 cm。

M_1：远处转移。

五、临床表现

肾在体内位置比较隐蔽，受到周围组织和器官的保护，既不易受伤，有病也不易发现，加上肾癌临床病状多变，肾与外界唯一的联系是尿，肾癌出现尿改变都在肾癌侵犯肾盂以后，所以血尿已经不是肾癌的早期病状。肾癌有许多肾外症状，有时可以因转移癌症状就诊。简而言之，肾癌临床表现的特点是"多变"，大约25%~30%肾癌者求诊时已经有转移。

1. 血尿　血尿是临床上比较常见的症状，肾癌引起的血尿常为间歇性、无痛、全程肉眼可见。间歇中可以没有肉眼可见血尿，但仍有镜下血尿。血尿间歇时间随病程而缩短，即病程越长血尿间歇越短，甚至出现持续血尿。严重血尿可伴肾绞痛，因血块通过输尿管引起。血尿严重程度与肿瘤大小和分期并不一致。邻近肾盂肾盏的肿瘤容易穿破肾盂肾盏出现血尿，而肿瘤向外增长可以达到很大体积，并无血尿发生。临床上也可见到以镜下血尿就诊的肾癌。

2. 胁腹痛　胁腹痛是肾癌常见症状，多数为钝痛，可能因肿瘤长大牵扯肾包膜引起，肿瘤内部出血或尿中血块通过输尿管可以引起剧烈腰痛或腹痛。肿瘤侵犯邻近脏器，疼痛较重且为持续性。

3. 肿物　腰、腹部肿物也是肾癌常见的症状，肾位置深在，肿物必须在相当大体积时方可被发现，表面光滑，硬，无明显压痛，肿物随呼吸活动，如肿物比较固定，可能已侵犯邻近器官和腰肌。

多年来把血尿、腰痛和肿物称为肾癌三联征，三联征齐全时已属晚期病例，存活率很低。一般报道肾癌具三联征者约占10%左右，现在常见的症状为腰痛和血尿，腹部肿物比较少见。随着超声检查等医学影像学的普及，接近半数患者没有任何症状而被体检偶然发现。所谓肾癌三联征实际价值需要重新评估。

肾癌还有几类临床表现：一类是肾外症状，如发热、消瘦、红细胞沉降率增快、贫血、红细胞增多症、高血压、非肝转移引起的肝功能损害、高血钙等。另一类是肾癌的转移症状，如肺转移引起的咯血、骨转移继发的病理骨折、脊椎转移引起的神经病变、肾静脉癌栓引起精索静脉曲张等。

4. 发热　肾癌发热很常见，以往认为属肾癌四联征（血尿、腰痛、肿物和发热），临床上原因不明的发热必须检查肾有无肿物。发热的原因，有人认为是肾癌组织坏死吸收引起，现已明确是肾癌的致热原所致。致热原不仅可引起发热，同时还可以导致消瘦、夜间盗汗、红细胞沉降率增快。有学者观察134例肾癌，体温超过37℃者61例（45.5%），超过38℃者10例，1例超过39℃，多数为低热，持续或间歇性，1例因高热就医发现肾癌，手术切除肾癌后体温降至正常。临床上原因不明的发热，必须注意存在肾癌的可能性。

5. 红细胞沉降率增快　在肾癌比较常见，现认为是致热原所致，有学者等观察134例肾癌，有红细胞沉降率记录104例，其中61例（58.7%）红细胞沉降率增快。红细胞沉降率增快和肿瘤细胞类型、血清蛋白的关系尚不明确，但发热伴红细胞沉降增快是预后不良的征兆。

肾也是内分泌器官，可以产生肾素、前列腺素、激肽释放酶、双羟骨化醇、红细胞生成素、甲状旁腺激素、胰高血糖素、人绒促性素、细胞因子白细胞介素IL-6等。肾癌尚可能产生促肾上腺皮质激素引起库欣综合征，胰高血糖素引起蛋白肠病变，泌乳素引起溢乳，胰岛素引起低血糖，促性腺激素引起男子乳房女性化、性欲降低、多毛症、女性闭经、秃发等，一般行肾癌切除术后即消退，如未消退则预后不良。

6. 红细胞增多　肾癌时肾皮质缺氧，释放促红素，调节红细胞生成和分化，在肾癌患者血中促红素升高3%~10%，这种物质可以是肿瘤产生，也可能由正常肾组织受肿瘤挤压缺氧引起，红细胞增多，但血小板不增加。一组 1 212 例肾癌中红细胞增多症 43 例（3.5%），有学者等观察 63 例肾癌中有红细胞增多症 5 例（7.9%）。在临床肾癌患者中以贫血更为多见，其血清铁和全铁结合蛋白能力下降，和慢性病的贫血相似，铁剂治疗并无效果，切除肾癌可以使红细胞恢复正常。现认为贫血可能是因为有骨髓毒素存在。

7. 高血压 有报道肾癌引起高血压的发生率可以高达 40%，肾素水平升高可能由高分期肾癌中动静脉瘘引起，常见于 40 岁以上病例。由于该年龄段原发性高血压病例较多，必须是肾癌切除后血压恢复正常者才能认为是肾癌导致的高血压。

8. 肝功能改变 肾癌未出现肝转移时即可有肝功能改变，包括碱性磷酸酶升高、胆红素升高、低白蛋白血症、凝血因子时间延长、高 α_2 球蛋白血症，可以同时有发热、虚弱、消瘦，在肾癌切除术后症状消失。肾癌无肝转移引起的肝功能改变称为 Stauffer 综合征。肾癌切除后肝功能恢复正常者是预后较好的表现，88% 有望至少生存 1 年，但罕有生存 5 年以上者。如肝功能改变在肾癌切除后仍持续或反复说明肿瘤复发。

肾癌伴肾外症状可能性大致如下：大约占肾癌患者的 10%~40%。其中贫血的发生率为 20%~40%；消瘦、虚弱、恶液质 33%；发热 30%；高血压 24%；高血钙 10%~15%；肝功能改变 3%~6%；淀粉样变 3%~5%；红细胞增多症 3%~4%；肠病变 3%；神经肌肉病变 3%。亦有报道肿瘤蛋白导致肾小球肾炎。

六、诊断

肾癌临床表现多变，造成诊断困难。近年来，医学影像学飞速发展，尤其是超声检查应用极广，已常规用于健康检查。无症状肾癌已经占所有住院肾癌患者的 1/2 左右，有报道 2/3 局限在肾以内的肾癌是偶然发现的，称为偶发肾癌。

早期可无任何症状，偶尔因健康体检或其他原因行 B 超检查时发现，称为偶发癌，诊断较早。晚期表现为血尿、腰痛、肿块，称为"肾癌三联征"。此外，肾癌还可以引起发热、血沉增快、贫血、体重下降、肝功能异常以及免疫系统的改变。

1. 影像学诊断 肾癌影像学检查能够提供最直接的诊断依据，且大多数情况下可作出正确的肿瘤分期，尤其是后者对治疗方法的选择及判断至关重要。

（1）腹部平片：为肾癌初步和最基本的诊断手段。主要通过肾影增大或变形、腰大肌改变等间接征象来推断。但这些改变亦见于肾脏其他占位病变，因而无特异性。虽然肾癌有 5%~10% 的钙化率，但钙化并非肾癌所特有，仅凭钙化这一征象不能作出准确的诊断。故平片检查在 RCC 检测中有一定限度。

（2）静脉尿路造影：尿路造影所见取决于肾脏肿瘤的大小、部位及对集合系统侵犯的程度。肿瘤发生的不同程度，在胶片上肾盂、肾盏有其特有的表现，但其敏感度与特异度较差，单独应用此项检查有可能致 RCC 误诊甚至漏诊。尚需 B 超、CT 或 MRI 检查协助。但由于其能直观了解泌尿系统形态及双肾功能，迄今仍为一不可缺少的检查方法。

（3）逆行上尿路造影：该项检查对肾癌的诊断帮助不大，但对静脉尿路造影不显影的肾脏，可以用来与其他上尿路病变进行鉴别。

（4）肾动脉造影：肾动脉造影显示肿瘤轮廓，确定肾动脉形态、数目、位置、肾内和肾肿块内血管的形态、结构及分布以及肿块是否接受肾外滋养血管供应等。Widrich 等根据血管形成的多少分为无血管型、少血管型和多血管型三种。肾癌常显示为网状和不规则形杂乱血管伴池状充盈，动静脉漏使静脉早期显影，有些血管可中断或闭塞。肾动脉造影虽可显示肾癌特征性病理血管影，具有重要的定性诊断价值，但由于其具有有创性，因而已被 B 超、CT 与 MRI 等无创性检查所取代。

（5）超声检查：超声检查可发现肾内直径为 1.0 cm 大小的肿块，需与肾囊肿、肾错构瘤鉴别。RCC 为实质肿块，内部回声可不均匀，尤其在肿块有出血、坏死、囊性变时更明显。应注意肾肿瘤与周围组织的关系、有无肿大淋巴结、肾静脉和下腔静脉内有无癌栓、肝有无转移等。由于 B 超等手段的应用，使得肾癌的早期检测，特别是小肾癌及偶发癌的检出成为可能。彩色多普勒超声还可了解静脉受侵犯程度。

（6）CT 检查：CT 具有高的分辨率，不仅对肾癌部位、大小、形态能够显示，而且对邻近脏器的侵及、肾静脉及下腔静脉癌栓的区域性淋巴结转移乃至周围器官的远隔转移亦能显示。CT 扫描表现为形态不规则的软组织密度肿块，有包膜的肾癌边缘较为清楚，浸润性生长的肾癌边缘不清。螺旋 CT（SCT）可增加囊性 RCC 的分隔、结节及强化等恶性特征的显示能力，但也存在一些限度，即不能显示只有病理检查才能见到的细小分隔、结节，仍难免有极少数肾癌病例误诊可能。

（7）MRI 检查：肾癌在 MRI 上有肾脏轮廓异常局部皮髓质分界消失，邻近肾盂、肾盏受压推移及肿瘤假包膜形成等特征性表现。MRI 对肾癌有较高的检出率，在观察肾癌伴出血、坏死或囊变、肾静脉及下腔静脉瘤栓方面比 CT 优越，但显示钙化不如 CT 敏感。磁共振血管造影术（MRA），静脉注射钆前后 T_1 扫描可发生血管增强，尤其适用于肾功能不全或对碘造影剂严重过敏而有指征的患者。磁共振光谱学可明确不同组织代谢特征，可用于鉴别良、恶性变。

（8）放射性核素显像：该法对肾癌的诊断正确率高。放射性动、静脉显像均可显示肾内放射性缺损区或减低区。放射性核素血管造影可以显示肾动脉主干或供血动脉代偿性增粗，肿瘤血管增多及特征性较强的形态不规则的肿瘤血管分布，即失去正常动脉由粗变细的特点，同时可显示肿瘤内存在的静脉瘤。根据其边缘是否光滑及血流情况可以判断其为实质性或囊性。但非绝对可靠指标，需结合其他影像学检查。

（9）分子生物学检查：家族性或遗传性肾癌占 4%，其特征为发生年龄早，倾向于复发性、多发性和双侧性。常见的类型为 Von Hippel Lindau 病（VHL 病）。遗传性乳头状 RCC 和嗜酸细胞性嫌色细胞癌、遗传性乳头状肾细胞癌亦是常染色体显性遗传，但外显率比 VHL 病低。仍需对乳头状肾细胞癌的遗传性评价做进一步研究。

2. 鉴别诊断

（1）肾癌亚型：肾癌各种亚型不仅其起源不同，其生物学特性也有很大差异。有人将肾癌分为典型、肉瘤样、集合管、乳头状、嫌色细胞和嗜酸细胞瘤，预后有极大的差异。

从影像学所见，肾乳头状腺癌与嗜酸细胞瘤和典型肾癌不同。乳头状腺癌占肾癌 5%～15%，没有典型无乳头状肾癌的多血管表现，极少有肿瘤侵入毛细血管和静脉内，绝大部分为Ⅰ期、Ⅱ期肿瘤，生长缓慢，预后较好。

嗜酸细胞瘤可以算作良性肿瘤，应进行保留肾组织的手术治疗。其血管像"车轮辐条"，因该肿瘤有中央瘢痕所致。在血管造影时肾嗜酸细胞瘤实质内为片状影，没有肾癌血管造影所见的造影剂不均匀、泥浆状、动静脉短路、肾静脉受侵犯。但必须注意嗜酸细胞瘤有时也可有肾癌的影像学所见，而影像学上肾癌也有可能和嗜酸细胞瘤相似。CT 所见嗜酸细胞瘤均匀，边缘光滑、清晰。有报告 CT 对 53 例嗜酸细胞瘤和 63 例肾癌的影像进行比较，结论是 CT 不能明确区分。

（2）肾囊性肿物：鉴别肾囊性肿物主要依靠超声扫描。单纯囊肿容易区分，高密度囊肿可以随访 6 个月，观察其变化。脂肪肿瘤表现为强回声，可不做处理。复合囊肿应考虑穿刺对其内容进行细胞学检查，注入造影剂观察囊壁有无肿物，必要时须手术治疗。

（3）肾血管平滑肌脂肪瘤：肾血管平滑肌脂肪瘤即错构瘤，因内部含脂肪，超声表现为中强回声，CT 为极低负值。小的肾癌和错构瘤临床上较难鉴别。错构瘤血管丰富，容易发生自发性肿瘤内出血，胁腹痛，严重的可发生肿瘤自发性破裂、腹膜后大出血、休克、急腹症症状。错构瘤一般为良性病变，没有侵袭和转移，偶尔有见到脂肪侵入下腔静脉。在 CT 问世以前，肾癌和错构瘤在血管造影时不易鉴别，因可能存在恶性肿瘤，一般都行手术切除。CT 问世以后，错构瘤从影像学检查即可确认，一般可等待观察，除非肿瘤大、有出血、破裂或疼痛症状重，才考虑手术切除。手术应争取尽可能保留肾组织。肾癌内有脂肪，可能是因肿瘤侵入肾周脂肪，常在肿瘤外侧，不规则。肾癌内有少量脂肪可能是其非上皮基质部分骨性化生，有骨小梁和骨髓成分。肾癌基质内常可能见到钙化，而在错构瘤中极罕见。以上可以鉴别含脂肪的肾癌和错构瘤。错构瘤已如前述可同时有结节性硬化，且女性多见、有双侧倾向。文献中有报告错构瘤和肾癌发生在同一肾内，也有错构瘤和嗜酸细胞瘤发生在同一肾内。

（4）肾盂移行细胞癌：肾盂癌和肾癌有时很难鉴别，肾盏癌可以侵入肾实质内，肾癌也可穿破肾盂。有几点可以有助于鉴别：①CT 上肾癌典型的多血管，在无坏死或囊性变时，增强比肾盂癌更为显著。②肾盂癌一般位于肾中部，可向肾实质内侵袭，而肾癌往往位于肾外周向内侵袭肾窦。③肾盂癌尿细胞学检查可能阳性，并可能有输尿管、膀胱病变，而肾癌一般尿细胞学检查阴性，病变局限于肾。④肾盂癌早期即有肉眼可见血尿，而肾癌必须肿瘤侵犯肾盂、肾盏以后才见血尿。⑤肾癌诊断主要依靠CT，而肾盂癌诊断依靠排泄性或逆行泌尿系造影。

（5）淋巴瘤：原发肾淋巴瘤比较罕见，肾淋巴瘤多在对死于恶性淋巴瘤患者进行尸检时发现。有报告恶性淋巴瘤致死者中 34% 有肾淋巴瘤，3/4 为双肾病变。因为肾淋巴瘤往往无症状，仅 14% 为生前诊断。

肾淋巴瘤特点是多病灶、双肾、有淋巴结病变，可为结节状或弥散性分布。有报道肾淋巴瘤的表现：①双肾病变占 59%。②腹膜后淋巴结肿大占 40%。③有侵犯肾外组织而无肾实质病变占 10%。④仅 3% 的人为肾内单个病变。肾淋巴瘤不宜手术治疗。必要时为明确诊断可在 CT 或超声指引下活检。

（6）肾转移癌：一般为多病灶，也有单个体积大的转移癌，不易与原发癌鉴别。肾癌转移癌可以诱发于肺癌、乳腺癌、黑色素瘤、食管癌和结肠癌。肺癌和黑色素瘤的肾转移也可至肾周组织。一般肾转移癌不侵犯肾静脉和下腔静脉。

诊断肾癌时必须注意，Von Hippel-Lindau 病者发生肾癌的概率可高达 28%～66%，双侧者占 63%～95%。有 18%～33% 死于肾癌转移。VHL 肾病变有两类：双侧肾多发囊肿占 75%，可混有小肾癌。另一类为实性肿物。凡 VHL 患者都应密切注意肾内病变，病变常为多病灶。

七、治疗

肾癌的基本治疗是根治性肾切除术，肾癌对放射治疗和化学治疗都不敏感，这些方法一般不能作为常规的辅助治疗。生物治疗主要用于晚期有扩散的肾癌，疗效很有限，有待提高。

1. 肾癌根治性肾切除术

（1）适应证：肾癌根治性肾切除术的适应证为局限于肾周筋膜以内的肿瘤。手术前必须系统检查肺相、腹部 CT，如有骨骼系统疼痛或血碱性磷酸酶升高则应进行全身核素骨扫描，以除外骨转移灶。

如已发现有转移，一般不考虑根治性肾切除术。

肾癌者有肾静脉或（和）下腔静脉癌栓虽不是根治性肾切除术的禁忌证，但必须术前了解静脉内癌栓的情况，以便手术切除。肾癌有静脉内癌栓者占3%~7%，手术时切除癌栓可望半数以上生存5年或超过5年，即不影响肾癌手术的预后。肾癌如侵犯下腔静脉，可有下肢水肿、同侧精索静脉曲张、蛋白尿、右心房内占位病变、肺栓子，病肾可能无功能。静脉内癌栓的诊断可用MRI、经腹多普勒超声，诊断不明确时可选用下腔静脉造影。术前可以行动脉栓塞术，不仅可以使癌栓缩小，也可以减少术中出血。近年下腔静脉高位癌栓可在深低温体外循环下进行手术，如手术前疑有冠状动脉供血不全，应行冠状动脉造影，证实梗阻性病变时，可同时行冠状动脉手术。

（2）手术范围：肾癌根治性肾切除术范围包括肾周筋膜、同侧肾上腺、上1/2输尿管、同侧淋巴结（上起肠系膜上动脉起源处，下至肠系膜下动脉起源以上、下腔静脉及主动脉旁淋巴结）。肾癌切除术应先结扎肾动、静脉。手术最关键的是必须从肾周筋膜外开始，有统计肾癌手术时约25%已穿透肾包膜进入肾周脂肪。肾上腺切除术适用于大的肾上部癌与肾上腺邻近时，如肿瘤位于肾下半部可以保留同侧肾上腺。

（3）手术径路：对于肾癌手术切口，我国和欧美国家不完全相同，我国更多采用经腰切口，切除第11或12肋，或第11肋间切口。我国泌尿外科医师在肾结核、结石手术上积累了丰富经验，容易接受腹膜外腰切口径路。但是腹膜外腰切口不容易显露肾动、静脉，且如果患者腹壁厚、脂肪多，手术比较困难。现在国际上一般建议经腹腔手术或胸腹联合切口，优点是容易显露肾蒂，便于先结扎肾动、静脉。在行右侧肾癌手术时，右肾静脉很短，必须注意避免损伤下腔静脉，如果分离肾动脉可以从下腔静脉外侧（左侧）开始，可以在下腔静脉和主动脉间分离结扎肾动脉。对于左肾癌，左肾静脉长，可以先结扎其睾丸或卵巢、肾上腺、腰部分支，肾静脉比较游离，容易显露肾动脉，先结扎肾动脉而后结扎肾静脉。胸腹联合切口适用于巨大肾癌，或便于切除下腔静脉癌栓。

（4）淋巴结清除范围：从膈下肠系膜上动脉起源处到肠系膜下动脉起始部以上，以及下腔静脉和主动脉旁淋巴结清除手术是完全性淋巴结清除术。也有主张局部性淋巴结清除术即切除肾蒂附近淋巴结，目的不是根治而在于分期。也有人不主张淋巴结清除术。

欧洲癌症研究治疗组（EORTC）报告前瞻性、随机、多中心研究。637例临床局限无转移肾癌根治性肾切除术患者，行完全性淋巴结清除术313例、未行淋巴结清除术324例。病例选择完全随机，两组年龄、性别、健康情况、临床分期、并发疾病均是可比的。结果淋巴结清除组发现有转移淋巴结率为5%，病情恶化21例（6.7%）。而未清除淋巴结组病情恶化17例（5.2%），两组差异不显著。但根治性淋巴结清除组手术出血超过1 000mL者占10.6%，而未清除淋巴结组出血超过1 000mL者占5.8%。

另一组报告356例肾癌根治性肾切除术的远期生存情况，对于Ⅰ、Ⅱ期肾癌淋巴结，清除术不影响生存率，对于Ⅲ、Ⅳ期，淋巴结清除术可能改善生存情况。

关于完全性淋巴结清除术和部分性淋巴清除术的比较，有报告肾癌根治性肾切除术511例，分为两组，完全性淋巴结清除组320例、部分性淋巴结清除组191例，结果肿瘤Robson分期均属Ⅰ期或Ⅱ期。完全性淋巴结清除组5年生存率和10年生存率分别为66.05%和56.15%，部分性淋巴结清除组为58.0%和40.9%。完全性淋巴结清除术者生存率优于部分性淋巴结清除组。

肾癌根治术是否行淋巴结清除，完全性还是部分性？至今尚无大家能统一接受的结论。主张淋巴结清除术者认为可以清除肉眼和影像学检查未出现改变的转移淋巴结，提高生存率。不主张淋巴结清除术者认为早期肾癌极少有淋巴结转移，清除淋巴结往往不能发现转移病灶，而清除淋巴结手术增加了手术的创伤和复杂性，并不能提高生存率。至于已经有淋巴结转移的，多数已有血行转移病灶，即使切除了有转移的淋巴结，也不能提高生存率。因此，有待更多的临床实践方可找到更准确的结论。

（5）静脉内癌栓：肾癌容易发生肾静脉、下腔静脉癌栓，癌栓甚至可延伸至右心房。经验表明肾静脉和下腔静脉癌栓如果没有发现局部或远处扩散，肾癌根治性肾切除术时可同时切除癌栓，预后良好。Hatcher 报告 653 例肾癌，手术切除 558 例，有静脉内癌栓 113 例（17.0%）、肾静脉癌栓 65 例（10.0%）、下腔静脉内癌栓 48 例（7.4%）。27 例肾癌局限在肾周筋膜以内，无淋巴结或远处转移（$T_3N_0M_0$），癌栓在下腔静脉内无粘连，取出后 5 年生存率达 69%，中位生存 9.9 年。癌栓直接侵犯下腔静脉壁者 5 年生存率为 26%，中位生存期仅 1.2 年。如果手术中将受侵犯的下腔静脉壁和癌栓一起切除，则 5 年生存率提高至 57%，中位生存期 5.3 年。另有 17 例肾癌患者有下腔静脉癌栓，肿瘤侵犯肾周筋膜或淋巴结，或有远处转移，在下腔静脉癌栓切除术后 5 年生存率低于 18%，中位生存期为 0.9 年以下。

取癌栓时为了控制出血，可以阻断下腔静脉、门静脉和肠系膜上动脉，但血管阻断时间不能超过 20 分钟，所以难以取出复杂的癌栓。Novick 等报告 43 例在深低温体外循环下取出包括右心房内癌栓的成功经验，可达到良好的无肿瘤远期生存。这种手术切口在双侧肋缘下，如检查手术是否可能切除，则向上胸骨正中切开。从肾周筋膜分离，切断肾动脉及输尿管，仅有肾静脉相连，深低温体外循环心脏停搏下取出癌栓，包括已延伸至心房内癌栓。手术可以安全地进行至少 40 分钟，如果冠状动脉需搭桥手术，可以在复温时进行，复温一般从深低温 -（18~20）~37℃需经过 20~45 分钟。

手术并发症发生率可达 20%，死亡率为 2%。并发症有心肌梗死、脑血管意外、充血性心力衰竭、肺栓塞、肺不张、肺炎、栓塞性静脉炎等。手术中必须注意避免损伤腹腔脏器，如有损伤即予以修复。术后可能出现胰瘘、肠麻痹、二次出血、气胸等，也可能出现急性肾功能不全。

（6）肾癌根治性肾切除术是否切除肾上腺：Sandock 报告总结性回顾 57 例肾癌患者同时行同侧肾上腺切除术，其中 3 例肾上腺有转移病灶，仅占 5.3%（3/57），该 3 例均为肾上极大肿瘤，肿瘤已穿透肾包膜，所以又将该期肿瘤确定为 T_{3a} 期，即已侵犯同侧肾上腺。目前肾癌根治性肾切除术切除肾上腺适用于肾上极大的肿瘤和术前已明确肿瘤侵犯肾上腺。

2. 保留肾组织的肾癌切除术　随着医学影像学的进步，可以发现早期、无症状的肾癌。小于 4 cm（亦有主张<3 cm）的肾癌如果位于表浅或一极，可以考虑保留肾组织的肾癌切除术，如部分肾切除术（一极或中部楔形），甚至肿瘤剜出术。但多数主张肾保留组织的手术主要适用于小于 4 cm 小肾癌、双肾癌、孤立肾癌或对侧肾功能低下时。手术前必须明确肿瘤是局限的，无转移灶。

行肾癌保留肾组织手术理想的是先找到其供应的肾动脉分支，予以结扎，找到其切除的界限，可以最大限度地保留肾组织，肾动脉是终动脉，一般不互相联系，肾静脉可以不阻断。如需阻断肾血流，在其表面敷以生理盐水的冰屑 10~15 分钟，使之冷却可达到中心温度 20℃，3 小时以内手术不会引起肾功能损害。一般不主张向肾动脉内灌注冰冻液体，因有可能使肿瘤扩散。在阻断肾动脉以前 5~10 分钟静脉滴注甘露醇，不必应用全身或局部抗凝药物。保留肾组织的肾癌手术，可以选择腰部手术切口进行，在分离时先在肾周筋膜外，以防止有肿瘤可能已侵犯肾周脂肪。

部分肾切除术治疗肾癌可以达到良好效果，有报告和根治性肾切除术疗效相仿。几组病例数较大的报告其 5 年肿瘤特异生存率可以达到 87%~90%。保留肾组织的肾癌切除术主要存在的问题是局部复发，一般统计复发率有 4%~6%。这种复发最可能是肿瘤本身为多病灶。

部分肾切除术的并发症为出血、尿瘘、输尿管梗阻、肾功能不全和感染。术后出血在腹膜外，可令患者卧床休息，紧密观察出血是否发展，必要时可选择性动脉造影将其出血的分支栓塞。严重的出血需再次手术。

部分肾切除手术后切口必须引流，如有尿瘘，在输尿管无梗阻时往往可以自行愈合。

输尿管梗阻往往是因血块堵塞，可以合并尿瘘，等待观察可望自行消退。如尿瘘严重，可在输尿管内置入支架管引流。

肾功能不全常发生在孤立肾或术前肾功能不全者中，多数肾功能减退比较轻，可对症治疗，严重时需透析治疗。

凡保留肾组织的肾癌手术必须紧密随访，术后4~6周，复查肾功能及排泄性泌尿系造影，如果肾功能不好，可以改行超声检查。术后每半年复查一次肝功能、肾功能、肺相、腹部CT或超声检查，确认肾有无肿瘤复发，4年以后每年检查一次。如发现局部复发，可再行部分肾切除或肾切除术。在孤立肾手术后可以有蛋白尿和肾功能不全。体外肾手术自体肾移植容易发生肾功能不全，现在已极少采用。

关于对侧为正常肾是否亦可做保留肾组织的肾癌手术，至今尚无定论。随着超声检查的普及，许多表浅的偶然发现的小肾癌是可以考虑保留肾组织的手术，但应选择位于肾外缘、界限清晰、细胞分化好的肿瘤，肿瘤应小于4 cm。肾癌对侧肾发病机会为1%~2%，多中心的肾癌极少，部分肾切除术后复发率为4%~6%。这些都是肾癌是否应进行保留肾组织手术争议的要点，难以达成共识。

3. 局部已有扩散肾癌的治疗　肾癌体积大，可以侵犯相邻组织，如后腹壁、神经根、腰肌，一般直接侵犯肝的不多见，常见肾癌的肝病变为转移灶。有时肿瘤可以将肝推开并插入，直接侵入肝组织仍不多见。肾癌侵犯十二指肠、胰腺，预后极坏，即使手术亦难达到长期生存。肿瘤侵入血管，可以扩散至肠系膜和结肠。

肿瘤局部扩散唯一可选择的治疗是手术切除，将扩散病灶一起切除。巨大肿瘤部分切除手术，术后生存12个月的仅占12%。多数报告肾癌侵犯相邻组织和脏器手术后生存5年者不足5%。

早年报告术前放疗可以改善生存情况，术前照射和未照射者，5年生存情况相似。但照射组肾窝内复发延迟，常规术后照射也不影响其预后。如果手术时明确未切尽、遗留有肿瘤，放疗偶可延迟其生长。

4. 有转移灶肾癌的手术治疗　已有转移灶的肾癌切除术是姑息性治疗，适用于难以控制的肿瘤出血、疼痛、甲状旁腺激素（PTH）相关的高血钙、没有肝转移的肝功能改变、继发贫血或红细胞增多症。这类患者多数生存不超过6个月，也可考虑介入性肾动脉栓塞治疗。

肾癌单个肿瘤转移病灶可以手术切除，有报告肾癌根治手术加上肺单个转移灶切除术，5年生存率可以达到44%。肾癌的骨转移病灶彻底手术5年生存率可以达到55%。肾癌单个肝转移灶手术切除必须严格选择病例，手术死亡率较高。

已发现有转移的肾癌，单纯根治性手术切除很难延长生存期，但为了配合免疫治疗，切除原发病灶有助于改善免疫治疗的效果。

对化疗配合免疫治疗进行了有益的探讨，结果是令人鼓舞的。有人用氟尿嘧啶与白细胞介素2和α干扰素结合，可以达到良好的效果，有效率达到46%，而CR达到15%，仅有中等毒性。这无疑为肾癌的药物治疗开辟了一个新的途径。

5. 内分泌治疗　早年曾报道可以应用激素治疗转移肾癌，达到一定疗效。但De Kernion回顾该院110例应用黄体酮制剂，没有一个有效者。所以现在认为不能证明激素可以治疗肾癌，如雄激素、孕激素、抗雄激素等。

6. 生物治疗　生物治疗主要是免疫治疗。在过去20年中，转移性肾癌的治疗一直以 IL-2 和 IFN-

α 为主，并被欧洲泌尿外科协会和美国国家综合癌症组织推荐为晚期肾癌治疗的一线用药。

（1）IL-2：Fisher 等州总结了美国食品药品管理局（Federal Drug and Food Administration，FDA）批准静脉高剂量的 IL-2 治疗晚期肾癌临床试验的长期疗效，255 例患者应用 IL-2（60 万~72 万 U/kg，1 次/8 小时），15 分钟内静脉注射，第 1~5 天，第 15、19 天。间隔 9 天后重复 1 次，总有效率为 15%（36/255），其中完全反应（CR）率为 7%（17/255），部分反应（PR）率为 8%（20/255），随访 10 年，中位生存期为 16.3 个月，CR 的患者中 60% 仍无瘤生存，4 例 PR 的患者手术切除转移灶后，已无瘤生存 65 个月，该项研究提示静脉高剂量 1L-2 可能治愈某些晚期肾癌，随后的许多临床试验也验证了这一结果，IL-2 对晚期肾癌的治疗也以该试验为基础，而静脉高剂量给药也成为 IL-2 治疗晚期肾癌的标准方法。然而高剂量 IL-2 静脉给药的有效剂量接近药物的致死剂量，接受治疗的患者需要住监护病房，部分患者需辅助呼吸或用升压药维持血压，死亡率为 4% 左右，这限制了其使用。Yang 等开展的前瞻性随机实验比较了 IL-2 静脉高剂量给药、静脉低剂量给药和皮下注射的疗效，虽然 3 组患者生存率差异无统计学意义，但反应率差别明显，分别为 21%、13%、10%（$P=0.048$）。

（2）IFN：IFN 静脉给药毒副反应大，临床上多为肌内或皮下注射给药。按照受体的不同，IFN 主要分为 IFN-α、IFN-β 和 IFN-γ。IFN-α 和 IFN-β 功能相似，临床实验表明 IFN-γ 对转移性肾癌无明显疗效。目前主要是 IFNα-2a 和 IFNα-2b 用于临床，对晚期肾癌的 II 期临床试验结果显示其疗效无显著提高，副反应也未见减少。研究显示 IFN 治疗主要对肾透明细胞癌有效，对肾细胞癌的其他亚型疗效不佳。

IFN-α 用法通常为每周 3 次，5~10 MU/ITI，其剂量-反应关系尚不明确，治疗的有效率在 10%~30%，平均 15%，其中 CR 率为 2% 左右，治疗反应持续时间为 6~7 个月。近来发表的一项汇总分析表明，对晚期肾癌患者使用 IFN-α 明显优于安慰剂，可提高患者的生存期 3.8 个月，若在使用 IFN-α 前行姑息性肾切除，则较单独使用 IFN-α 延长患者的生存期 4.8 个月，其中对行为状态好和转移局限于肺部的患者疗效更佳。Pyrhonen 等开展的前瞻性临床随机对照研究显示，IFN-α 联合长春碱较单独使用长春碱可提高患者的生存期 6 个月（$P=0.0049$），两组患者的 3 年生存率分别为 11.7% 和 5.1%，5 年生存率分别为 4.1% 和 0。

Motzer 等分析了 453 例患者 IFN-α 治疗与预后的关系，其危险因素为低 Karnofsky 评分、高乳酸脱氢酶、低血红蛋白、高血钙、肾癌诊断到 IFN-α 开始治疗的时间小于 1 年。无危险因素组、中危组（1 或 2 个危险因素）及高危组（3 个以上危险因素）的中位生存期分别为 30、14、5 个月。IFN 常见副反应为流感样症状，其他包括肝功能异常、贫血、白细胞减少等。

（3）靶向治疗：分子靶向治疗是指在肿瘤分子生物学的基础上，以肿瘤相关的特异分子作为靶点，利用靶分子特异制剂或药物进行治疗的手段。靶向治疗是近年来研究的热点，已有多个商业化的药物进入临床试验或上市，包括对肾癌的治疗。

1）血管生成抑制剂：多数肾透明细胞癌都有 Von Hippel-Lindau 肿瘤抑制基因的突变，引起缺氧诱导因子的增加，从而启动血管内皮生长因子、血小板源性生长因子-β、转化生长因子 α（transforming growth factor-α，TGF-α）和促红细胞生成素（erythropoietin，EPO）转录增加，促进新生血管形成和肿瘤的发展。

2）索拉非尼（sorafenib，多吉美）：为 Raf 激酶抑制剂，能抑制 Raf-MEK-ERK 传导通路，从而抑制了 VEGF 和 PDGF。202 例晚期肾癌患者口服 BAY43-9006（400 mg，2 次/天）12 周，目标病变缩小大于 25% 的 37 例（35%），患者继续开放性治疗，其中位 PFS 时间为 48 周，目标病变变化不超过 25% 的 65 例。

患者随机分为 sorafenib 治疗组和安慰剂组，治疗 12 周后，两组中位生存期分别为 23 周和 6 周（$P=0.000\ 1$）。一项 324 例晚期肾癌患者参加的Ⅲ期临床试验中，82% 的患者接受过细胞因子治疗，sorafenib 治疗 12 周后，BAY43-9006 组和安慰剂组无进展存活率分别为 50% 和 79%（$P<0.000\ 01$）。sorafenib 的毒副反应主要为手足综合征，其他包括乏力、厌食、口腔炎等。

3）贝伐单抗（阿瓦斯汀）：是重组人单克隆抗体，可选择性地与 VEGF 结合，减少了细胞质中的 VEGF。在一项临床Ⅱ期试验中，116 例转移性肾癌患者被随机分组，Bevacizumab（3~10 mg/kg）治疗组的进展时间（4.8 个月）显著高于安慰剂组（2.5 个月）（$P<0.001$），但两组患者生存率无差别，Bevacizumab 的毒副反应主要是低血压和无症状的蛋白尿。

八、预后

1. 转移　肾癌可以经淋巴管转移到主动脉旁淋巴结，向上蔓延，可达颈部淋巴结。肾癌可经血道转移到全身各处。最常转移到肺，其次是骨骼。据报告，肾癌除指甲和牙齿没有转移外，身体各个部位和器官均可发生转移。肾癌转移很难预测，变化甚大。有的是肿瘤体积很大，但无转移。有的肾癌体积很小且无症状，但已有远处转移。后者常在远处转移部位出现症状后，追溯检查，发现原发灶是肾癌。

2. 转归　肾癌的自然转归，一般认为极差。一组 443 例未经治疗的肾癌者，3 年生存 4.4%，5 年生存 1.7%；另一组 141 例多发性远处转移者，无论是否行肾切除术，无生存超过 2 年。

（吴　丹）

第二十节　肾盂癌

肾盂癌是发生于肾盂、肾盏的肿瘤，发病率在肾脏肿瘤中居第 2 位，仅次于肾癌，并且发病率正逐年上升，其原因可能与发病者增多或检出率提高有关。我国肾盂癌发病率较西方国家为高，原因尚不清楚，多发生于 40 岁以上中老年，男性多于女性。

一、病因

增加肾盂移行细胞癌的发生率的危险因素众多，主要与应用化工、染料及炼制等相关职业有关。根据中国联苯胺作业工人调查，尿路上皮性肿瘤的发生率为 189.6/10 万，且发病率与发病年龄、从事该职业时间长短有明显关系，发病高峰在工龄 20~24 年，发病年龄平均在 58 岁。这些人中有 68% 的受检者尿脱落细胞检查为阳性。

除染料工业外，其他如橡胶、纺织品印染、电缆、油漆、焦油、农药、制革、电料等行业的工人中发生率亦较高。

吸用高焦油量的烟卷和深度吸烟可大大增加上尿路上皮肿瘤的发病危险性，最高可达 8 倍，且与每日烟卷的消耗量相关，停止吸烟可减少发病的危险性。

咖啡的饮用与肾盂移行细胞癌发病率的关系尚不明确。饮料及甜味剂尚未见资料证实其对人有致癌作用，但认为，此类物质是一种有效促进癌变并与致癌物质有协同作用的物质。

有些物质与尿路上皮肿瘤的发病有关，如解热镇痛剂——非那西汀用量过大时，可导致肾盂细胞癌。其致癌物质可能是 4-乙烯氨苯，该物的化学结构近似已知的尿路上皮性肿瘤的致癌物质。Steffens 报道有 22% 患肾盂肿瘤的患者有滥用非那西汀药物史。其潜伏期约为 24~26 年。

慢性炎症、结石、尿路梗阻均与肾盂移行细胞瘤的发病相关联。

肾盂移行细胞癌和其他尿路上皮肿瘤一样与遗传有关，有些患者有明确的家族史，这类患者因遗传上的缺陷，使其易于受环境中的致癌物质的影响而致癌。

二、病理

1. 肾盂移行细胞癌　移行细胞癌是肾盂恶性上皮性肿瘤最常见的组织学类型。有报告长期服用镇痛药，应用二氧化钍、环磷酰胺治疗以及先天性马蹄肾患者的肾盂移行细胞癌发病率高。肿瘤主要有三种生长方式：①乳头状型，肿瘤质脆，粉白色，有宽窄不同的蒂，多数标本可融合成直径大于 1 cm，表面细颗粒状或绒毛状，多个小肿瘤可融合成直径大于 2 cm 的较大肿瘤，呈菜花状，充塞肾盂，使之扩张。此型向肾盂壁浸润性生长不明显，常推压肾盂肌层形成弧形较清楚的边界。该型肿瘤常多灶性发生，有的病例几乎每一肾盏均见乳头状肿物。②平坦型，肾盂局部黏膜增厚、粗糙、灰白色，病变处由于纤维组织增生、炎性细胞浸润，致使肾盂壁局部增厚、僵硬。③结节肿块型，肿瘤呈球形突入肾盂，基底部向肾盂壁甚至肾实质浸润性生长，形成较大肿物，切面灰白色，颗粒状，质脆，有出血、坏死灶。部分病例癌瘤破坏，占据肾脏一半，甚至全肾。肉眼观察有时与低分化肾细胞癌和黄色肉芽肿性肾盂肾炎鉴别较困难。临床上也难以判断是肾盂癌抑或肾细胞癌，镜下诊断标准同膀胱尿路上皮癌。

2. 肾盂鳞状细胞癌　肾盂鳞状细胞癌少见。常伴有肾盂肾炎、肾结石及肾盂黏膜白斑。也有报告应用二氧化钍肾盂造影后数年发生肾盂鳞状细胞癌。诊断标准应严格，需排除移行细胞癌伴有鳞状细胞化生的亚型。

3. 肾盂腺癌　肾盂腺癌少见。肾盂腺癌常伴有肾盂肾炎和结石，长期炎性刺激导致移行上皮腺性化生，发生腺性或囊性肾盂炎，这是腺癌发生的原因和基础。

4. 肾髓质癌　肾髓质癌是罕见肿瘤。国外一些著作中将其放在肾细胞癌中，而 WHO 肾肿瘤组织学分类中将该肿瘤放入肾盂肿瘤中。该肿瘤几乎唯一发生于镰状细胞病患者中。多见于较年轻的患者（11~40 岁），男性多见，男女比例为 2：1。肿瘤灶位于肾髓质，切面质地不均匀，灰白色，间有出血、坏死灶。在肾盂周围及肾皮质内常有卫星灶。

5. 肾盂未分化癌　在国内外以往著作中没有描述肾盂未分化癌，而 WHO 肾肿瘤组织学分类中明确列出肾盂未分化癌。Mostofi 给该肿瘤下的定义是："低分化恶性上皮性肿瘤，不能将其放入肾盂癌分类的其他任何组中"。"未分化"是组织上的意义，不是作为高级别肿瘤的同义语来使用的。当不分化的肾盂肿瘤侵及肾实质时，与肾实质原发性肿瘤及来自其他部位的转移癌鉴别是困难的。确定肾盂原位癌的存在，在鉴别诊断中具有重要的意义。有学者认为需要病理学家们今后需要积累更多的确切病例进一步阐明该肿瘤的形态学特征。目前，在能除外肾盂低分化移行细胞癌、鳞癌、腺癌和肾髓质癌，以及能排除肾实质发生的低分化癌和转移癌的情况下，可以诊断或考虑为肾盂未分化癌。

6. 肾盂癌肉瘤　该肿瘤罕见，在一个瘤体中确实存在癌的成分和肉瘤成分。根据组织学特征和免疫组织化学染色特点确定癌的成分是容易的。确定肉瘤成分可能容易，也可能困难。如确定骨肉瘤、软骨肉瘤和横纹肌肉瘤成分可能相对比较容易，而确定梭形细胞肿瘤、纤维肉瘤和平滑肌肉瘤成分可能是困难的。首先应除外癌组织中出现的纤维肉瘤样反应性间质增生，否则，癌肉瘤的诊断不能确定。

三、分期

T_X　原发肿瘤隐性，不能评估，例如输尿管引流尿细胞学检查阳性，尚未找到肿瘤。

T_0　未发现肿瘤。

T_{is}　原位癌。

T_a　非浸润性肿瘤乳头状癌。

T_1　肿瘤侵犯上皮下结缔组织。

T_2　肿瘤侵犯肌层。

T_3　肿瘤穿过肌层至肾盂外或输尿管外脂肪。

T_4　肿瘤侵犯邻近器官，或穿透肾组织进入肾周脂肪。

N_X　局部淋巴结不能评估。

N_0　无淋巴结转移。

N_1　单个转移淋巴结不超过 2 cm。

N_2　单个淋巴结大于 2 cm，但不超过 5 cm，或多个淋巴结转移，无大于 5 cm 者。

N_3　转移淋巴结大于 5 cm。

M_X　不能评估存在远处转移。

M_0　无远处转移。

M_1　远处转移。

四、临床表现

肾盂、输尿管癌最常见的临床病状是血尿，肉眼可见或镜下血尿。镜下血尿常见于早期或分化良好的肿瘤。血块通过输尿管部发生肾绞痛，但多数为腰部钝痛或无疼痛。一般临床上不能发现肿大的肾脏，肾盂输尿管癌中有肿物的仅 5%～15%，偶可见到因输尿管癌梗阻引起肾积水。有报道 10%～15% 可以无任何病状而偶然发现，肾盂输尿管癌有膀胱刺激症状的往往是伴发膀胱肿瘤。肿瘤局部扩散可能出现同侧精索静脉曲张、后腹膜刺激症状。肾内有结石多年或合并感染、血尿严重要考虑到可能有鳞癌。输尿管癌大多数在下 1/3，约占 75%，肾盂输尿管癌有 7% 可以表现为恶液质（消瘦、贫血、虚弱）。

五、诊断

1. B 超检查　超声是简单、有效、无创的检查手段，自 1979 年采用该技术，初期诊断阳性率为 50%，以后随着对本病声像图特点掌握及检查方法上的改进，以及超声仪性能的提高，诊断率明显提高。超声检查的直接征象是肾盂内探及实性肿块回声，以肿块边缘极不规律和肿块回声低于肾实质为本病的特点；间接征象是瘤体较小时肾盂集合系统呈局限性扩张，回声不规则。当瘤体较大时集合系统回声中断，扩张明显，肾盂肾盏出现积水，它以肾盂轻度积水和部分肾盏积水扩张为特点。上尿路肿瘤常致不同程度的尿路梗阻，B 超对诊断尿路积水极为敏感，对病灶定位准确。但在有些情况下超声诊断仍会出现困难，例如，①对于肿瘤较大、侵犯肾实质及被膜、难以分辨肿瘤与肾实质的界限者与肾癌难以鉴别。②肿瘤较小、回声低于肾实质，易误诊为肾囊肿。③对于小于 1 cm 的肾盂癌可出现漏诊。④肾窦分离时，肾盂腔内发现小突起物，并非肾盂癌，声像图亦难鉴别。⑤靠近肾盂的肾盂癌瘤体向肾盂内突出时不易与肾盂癌相鉴别，此时可结合 CT 帮助诊断。高分辨率的彩色超声检查可观察到肿瘤内有血流分布，这在肿瘤与血块鉴别诊断中有意义。

2. CT 检查　CT 在本病的诊断及术前分期中具有其他影像学检查无法媲美的优点。CT 检查具有高密度分辨率，在平扫加增强扫描后，能清楚显示病变密度、浸润范围以及与周围脏器的关系，对肾盂癌诊断正确率达 94.3%。肾盂癌的血供较肾癌少，注射造影剂后，仅轻、中度增强，CT 值提高幅度较小，肾盂肿瘤侵及肾实质时，增强扫描肿瘤密度明显低于肾实质。肾盂癌起源于中央尿道上皮，被致密的肾实质包绕，向心性增大和（或）浸润肾实质，即使很大的肾盂癌，肾脏轮廓仍可保持，晚期肾盂癌常造成集合系统阻塞、肾盂积水、肾功能部分或完全丧失，延时扫描时部分散在未受累的肾实质明显强化，往往提示肿瘤为中心性起源和向心性扩张或浸润。CT 扫描不仅可直接清楚显示肿瘤本身，还可鉴别肾盂癌和肾癌侵犯肾盂，清晰观察肾周浸润及区域淋巴结转移，决定手术切口、范围及术前分期具有重要意义。

3. 静脉肾盂造影　静脉肾盂造影是诊断上尿路疾病的重要措施。在本病中，乳头状肿瘤主要表现为偏心性充盈缺损或杯口状梗阻，但当肿瘤导致完全性梗阻或肾功能严重损害而患肾不显影时，严重影响本病的定位及定性诊断。静脉肾盂造影检查除有助于患肾的诊断外，也能了解对侧肾是否有病变及功能情况，对决定治疗方案具有重要意义。因此应作为必要的初步检查方法。静脉肾盂造影有以下缺点和限度，即小病灶往往遗漏；当造影不满意或有气粪影重叠时，难于与伪影区分；不能发现肾盂以外的病灶；不能准确分期。一般文献认为，肾盂癌作静脉肾盂造影时，20% 可无异常发现，30% 显示充盈缺损，25% 显示肾盏扩张和狭窄，单凭静脉肾盂造影做出诊断只有 50% 左右。静脉肾盂造影对肾盏内的肾盂癌的诊断非常有意义，而位于肾盂输尿管开口病灶易引起肾积水，导致静脉肾盂造影不显影而诊断困难。

4. 逆行性肾盂造影　常用于静脉肾盂造影显影不理想者的进一步检查，静脉肾盂造影检查示一侧上尿路不显影者应常规行上尿路逆行造影。逆行肾盂造影可以达到定位诊断，细胞学检查可以满足定性诊断。输尿管插管时导管可盘曲在肿瘤下方扩张的输尿管内，或在输尿管内卷绕以后到达肿瘤上方，称为 Bergman 氏征。插管时发现患侧管口喷血，当导管通过肿瘤上方时则导管引出清亮尿液，或患侧管口无喷血。当导管通过肿瘤时损伤肿瘤，膀胱镜见到输尿管口从导管旁流出血性尿，而输尿管导管引出清亮尿液，对诊断有重要意义。

5. 核磁共振　由于 MRI 具有多平面成像、对软组织分辨率高等优点，当在尿路造影和 CT 图像难以作出肯定诊断时，可作 MRI 检查。磁共振尿路造影（MRU）具有取得泌尿系统全貌影像的优点，一次检查能获得清晰的尿路造影图像，其影像与 IVP 相同，不需要注射造影剂，是诊断肾盂癌，尤其是多器官发病的尿路上皮肿瘤最理想的检查方法。所以核磁共振对已发生梗阻、排泄性尿路造影不显影者尤为适用。

6. 肾盂输尿管镜检查　随着腔道泌尿外科技术的进展，输尿管镜在肾盂癌的诊断中占有极重要的地位。近年来输尿管镜光学和柔韧性技术不断改进，对有经验的泌尿外科医生来说，上尿路和集合系统几乎无盲点可言，同时还可以抓取病变组织进行病检，为诊断提供最直接的依据。

7. 尿细胞学检查　尿路上皮癌尿细胞学检查一直被认为是诊断本病的常用方法，但检出率不高，可能与缺乏反复多次检查有关。肿瘤细胞分化不良者尿细胞学检查阳性率高，尿细胞学阳性者预后低于阴性者。

8. 肾穿刺造影　对排泄性尿路造影不显影、逆行肾盂造影插管不成功者，可采用此方法，但这种造影对肿瘤而言不是完善的诊断方法，它可引起肿瘤种植和扩散，目前应用较少。

9. PET 检查　PET 是将极微量的正电子核素示踪剂注射到人体，然后采用特殊的体外测量装置探测正电子核素在体内的分布情况，通过计算机断层显像方法显示主要器官的结构和代谢功能。^{18}FDG 是临床上应用最广的肿瘤代谢显像方法。^{18}FDG 肿瘤显像的生物学基础在于^{18}FDG 能被肿瘤细胞摄取，肿瘤组织中的^{18}FDG 分布水平明显高于肿瘤周围正常组织，PET 图像上肿瘤组表现为放射性浓聚。^{18}FDG 经尿液排泄，尿路中有较低程度的放射性分布，对尿路上皮肿瘤的诊断价值会受影响，采用延迟显像或采用导尿管、尿路冲洗及利尿剂等措施有一定帮助。PET 可做全身显像是其突出的优点，显示原发灶变化的同时可探测全身其他部位是否存在转移灶，有利于肿瘤分期。PET 断层图像可与 CT 和 MRI 作图像融合。CT 和 MRI 侧重观察肿瘤的形态学变化，PET 在分子水平上显示组织的功能代谢变化。PET 检查价格昂贵，因此限制了其在临床上的广泛使用。另外从肾盂到尿道近端 1/3 的尿路均被附移行上皮细胞，均有机会接触致癌物质而发生癌变，甚至先后或同时发生不同部位的癌变。

由于本病临床表现个体差异性大，常被并发的膀胱癌所掩盖，故漏诊率高。漏诊的原因：①肉眼血尿这一重要信号没有引起足够的重视，实施简单止血，血尿经治疗停止后，未进行进一步诊治。②满足于尿路感染、前列腺增生伴出血、泌尿系统结石等诊断，随后的治疗仅限于以上疾病。③对实施了静脉肾盂造影、逆行造影等检查，而未明确诊断的患者，未进一步实施膀胱镜等特殊检查，甚至未进行必要的随访。④各项辅助检查自身存在的局限性及病灶的大小、位置等均易引起漏诊。

六、治疗

对肾盂癌采取不同的治疗方法会取得不同的治疗效果，应考虑肿瘤细胞分化度和肿瘤侵犯程度，这是选择治疗方法的重要依据和原则。一个低等分级分期的肿瘤患者，采取保守性手术和根治性手术的效果都是较好的；一个中等分级分期的肿瘤患者，则应采取根治性手术为好；高等分级分期肿瘤患者采取保守性手术与根治性手术相比较，有明显的差异。目前认为，保守性手术只能对特殊的孤立肾、肾功能有损害、双侧肿瘤或小的息肉样、低级别的输尿管肿瘤才适用。对较少见的双侧或孤立肾高等分级分期肿瘤，行双肾切除加血液透析，或以后再行肾移植也是较好的治疗方案。

1. 手术治疗　手术方法应根据患者的全身情况、肾功能及肿瘤情况而选择。肾盂癌行肾及部分输尿管切除术后残留输尿管发生率为 40%～84%，残端输尿管肿瘤发生率与输尿管残留长度呈正相关。经典的肾盂癌的手术治疗术式是根治性肾输尿管和包括壁间段输尿管在内的部分膀胱切除术，肾脏需先结扎动、静脉，整块切除 Gerota 筋膜、肾周脂肪、肾、肾蒂及淋巴结。但此手术一般采用腰部（切肾）和下腹部（切输尿管）切口，对患者创伤较大。近年来，内镜被应用于本病的治疗并取得满意成就。早在 1952 年，McDonald 等先使用电切镜经尿道切除输尿管的膀胱壁段，再经腰部切口切除肾及剩余输尿管，减少一个手术切口。Gill 等行膀胱穿刺置入电切镜切除输尿管下段及周围膀胱壁，再用腹腔镜作肾输尿管全切，整块取出标本，多数学者报道腹腔镜行肾盂输尿管全切术可达到根治目的，且并发症少，康复快。Jarrett 等及 Lee 等行经皮肾镜治疗肾盂及输尿管上段肿瘤，效果满意。输尿管镜早就被应用于本病的治疗，随着操作技术普遍提高、可弯曲软镜及激光的应用，输尿管镜不仅能治疗浅表性输尿管肿瘤，也能治疗浅表性肾盂肿瘤。经皮肾镜或输尿管镜尤其适用于浅表肿瘤、独肾或对侧肾功能不全患者的治疗。术后常规行膀胱内药物灌注以预防继发膀胱移行细胞癌是必要的。另外一个未引起重视的问题是由于某些原因手术未能将输尿管全切，那么术中应向输尿管残端内灌注化疗药物，否则这也会导致输尿管残端及膀胱肿瘤发生。

2. 放射治疗　多用于术后防止高等分级分期恶性病变的复发，对姑息性治疗骨转移和疼痛也是常用的手段。系统抗癌药物治疗上尿路上皮肿瘤目前尚无大量报道，长期随访应用 M-VAC（丝裂-长春碱、阿霉素、卡帕）曾使之失望，仅 5% 有永久性疗效。有文献报道肾盂输尿管肿瘤术后有 15.0%～45.6% 的人再发膀胱癌，复发时间常在术后 3 年，因此术后 3 年内应每 3 个月复查一次膀胱镜，早期发现再发膀胱癌，早期治疗。3 年后可适当延长复查间隔，术后亦应在膀胱内灌注化疗药物，以延缓和减少再发膀胱癌。

3. 滴注疗法 治疗上尿路上皮肿瘤，Smith 报道经膀胱内应用丝裂霉素 C 治疗伴有膀胱输尿管反流的末端输尿管肿瘤。灌注途径是逆行输尿管导管或经 PCN 管给药，有报道用于孤立肾取得了较好的效果。

4. 腹腔镜肾盂手术治疗 自从 Glayman 于 20 世纪 90 年代初首次利用腹腔镜技术进行肾切除手术以来，泌尿外科腹腔镜手术发展十分迅速。Rassweiler 等报道了肾输尿管切除手术，丘少鹏等总结了手辅助式腹腔镜技术治疗肾盂癌的临床经验。肾盂癌的腹腔镜手术目前还处于发展的初期，不同的手术方法各有优缺点，手术的操作环节还需要进一步改良。

（1）手术体位：以患侧垫高卧位和侧卧位为主，由于这样的体位能使肠管自然移向健侧，有利于充分暴露腹膜后的肾输尿管。

（2）手术方式：包括腹腔镜手术和手辅助式腹腔镜手术。前者在手术入路的建立到肾输尿管切除的过程中均使用一般常规的腹腔镜器械和技术，因此操作复杂，技术难度高，后者由于有手的参与，克服了常规腹腔镜手术的许多局限性，结和了开放手术和腹腔镜技术的优势，在手术安全性、根治性、操作的灵巧性等方面都得到了明显的提高。

腹腔镜手术治疗肾盂癌具有创伤小、患者恢复快的特点，是一种安全可靠的方法。

七、预后

肿瘤分期、分级，淋巴转移和血管浸润等因素均能影响肾盂癌的预后。肾盂癌同时合并输尿管膀胱癌、同时发生多器官肿瘤可能与肿瘤的种植有关，在某种程度上反映了肿瘤的恶性程度。肾盂壁薄，周围淋巴引流丰富，即使低度恶性的肿瘤也可发生早期浸润、转移而出现不良预后。在影响肾盂癌预后的诸多因素中，肿瘤细胞的分化程度和浸润深度是主要的预后因素。松下靖等报道 G_3 生存率明显低于 G_2，各病理分期之间生存率相比较有明显的差异，随分期升高生存率逐渐下降。肿瘤细胞分级病理分期反映了肿瘤细胞的生物学行为，且常与静脉淋巴浸润相关，肾盂癌肿瘤细胞分级、病理分期是决定预后的主要因素。

（朱文凤）

参考文献

[1] 刘伏友，孙林．临床肾脏病学［M］．北京：人民卫生出版社，2019．

[2] 邹万忠．肾活检病理学［M］．4版．北京：北京大学医学出版社，2017．

[3] 李德爱，孙伟，王有森．肾内科治疗药物的安全应用［M］．北京：人民卫生出版社，2014．

[4] 张春艳，谢二辰，苏从肖．肾脏疾病临床诊疗技术［M］．北京：中国医药科技出版社，2016．

[5] 刘志红，李贵森．中国慢性肾脏病矿物质和骨异常诊治指南［M］．北京：人民卫生出版社，2018．

[6] 余元勋，任伟，陈命家．中国分子肾脏病学［M］．合肥：安徽科学技术出版社，2017．

[7] 袁发焕．实用肾脏病临床诊疗学［M］．郑州：郑州大学出版社，2016．

[8] HELMUT GRENNKE，BRADLEY MDENKER．肾脏病理生理学精要［M］．4版．彭文，译．上海：第二军医大学出版社，2017．

[9] LARRY JAMESON J，JOSEPH LOSCALZO．哈里森肾病学与酸碱代谢紊乱［M］．2版．梅长林，吴明，杨杨，译．北京：科学出版社，2018．

[10] 谌贻璞，余学清．肾内科学［M］．2版．北京：人民卫生出版社，2017．

[11] 梅长林，余学清．内科学：肾脏内科学分册［M］．北京：人民卫生出版社，2016．

[12] 陈香美．肾脏病学高级教程［M］．北京：中华医学电子音像出版社，2016．

[13] 张金锋．临床肾脏病理论与实践［M］．西安：西安交通大学出版社，2015．

[14] 杭宏东．肾内科学高级医师进阶［M］．北京：中国协和医科大学出版社，2016．

[15] 周巧玲．肾内科临床心得［M］．北京：科学出版社，2016．

[16] 左力．慢性肾脏病管理手册［M］．北京：人民卫生出版社，2018．

[17] 付平．连续性肾脏替代治疗［M］．北京：人民卫生出版社，2016．

[18] 梅长林，高翔，叶朝阳．实用透析手册［M］．3版．北京：人民卫生出版社，2017．

[19] 丁小强，滕杰．血液透析血管通路临床规范［M］．北京：人民卫生出版社，2018．

[20] 孟昭泉，绍颖．肾脏病中西医治疗［M］．北京：金盾出版社，2017．